A. Koitschev, C. Koitschev, A. Limberger

Kurzlehrbuch Hals-Nasen-Ohren-Heilkunde

Assen Koitschev Christiane Koitschev
Annette Limberger

Kurzlehrbuch Hals-Nasen-Ohren-Heilkunde

1. Auflage

ELSEVIER
URBAN & FISCHER

URBAN & FISCHER München

Zuschriften an:
Elsevier GmbH, Urban & Fischer Verlag, Hackerbrücke 6, 80335 München

Wichtiger Hinweis für den Benutzer
Die Erkenntnisse in der Medizin unterliegen laufendem Wandel durch Forschung und klinische Erfahrungen. Die Autoren dieses Werkes haben große Sorgfalt darauf verwendet, dass die in diesem Werk gemachten therapeutischen Angaben (insbesondere hinsichtlich Indikation, Dosierung und unerwünschter Wirkungen) dem derzeitigen Wissensstand entsprechen. Das entbindet den Nutzer dieses Werkes aber nicht von der Verpflichtung, anhand weiterer schriftlicher Informationsquellen zu überprüfen, ob die dort gemachten Angaben von denen in diesem Werk abweichen und seine Verordnungen und Entscheidungen in eigener Verantwortung zu treffen.
Für die Vollständigkeit und Auswahl der aufgeführten Medikamente übernimmt der Verlag keine Gewähr.
Geschützte Warennamen (Warenzeichen) werden in der Regel besonders kenntlich gemacht (®). Aus dem Fehlen eines solchen Hinweises kann jedoch nicht automatisch geschlossen werden, dass es sich um einen freien Warennamen handelt.

Bibliografische Information der Deutschen Nationalbibliothek
Die Deutsche Nationalbibliothek verzeichnet diese Publikation in der Deutschen Nationalbibliografie; detaillierte bibliografische Daten sind im Internet über http://www.d-nb.de/ abrufbar.

1. Auflage 2014

Der Urban & Fischer Verlag ist ein Imprint der Elsevier GmbH.

14 15 16 17 18 5 4 3 2 1

Um den Textfluss nicht zu stören, wurde bei Patienten und Berufsbezeichnungen die grammatikalisch maskuline Form gewählt. Selbstverständlich sind in diesen Fällen immer Frauen und Männer gemeint.

Planung: Veronika Rojacher
Lektorat: Petra Eichholz
Redaktion: Ulrike Kriegel
Herstellung: Cornelia Saint Paul
Satz: abavo GmbH, Buchloe/Deutschland; TnQ, Chennai/Indien
Druck und Bindung: Printer Trento, Trento/Italien
Umschlaggestaltung: SpieszDesign, Neu-Ulm

ISBN Print 978-3-437-42192-1
ISBN e-Book 978-3-437-29355-9

Aktuelle Informationen finden Sie im Internet unter **www.elsevier.de** und **www.elsevier.com**

Vorwort

Liebe Leserinnen und Leser,

„HNO ist doch nur ein kleines Fach – lohnt sich da überhaupt ein Lehrbuch?“ Dieser weit verbreiteten Meinung wollen wir das neue Kurzlehrbuch HNO gegenüberstellen!

Das Buch ermöglicht Ihnen ein effizientes Erlernen der prüfungsrelevanten Themen aus dem Fachgebiet der Hals-Nasen-Ohren-Heilkunde. HNO-Kenntnisse sind aber nicht nur für das Examen wichtig. Ein beträchtlicher Teil der Patienten eines Facharztes für Allgemeinmedizin sucht diesen wegen Beschwerden im HNO-Bereich auf. Im Kindesalter stellen HNO-Erkrankungen den häufigsten Grund für einen Arztbesuch dar. Gleichzeitig ist die moderne Kopf- und Halschirurgie die größte zusammenhängende chirurgische Disziplin.

Ziel dieses Buches es, die Inhalte klar strukturiert darzustellen und auf „Kleingedrucktes“ weitgehend zu verzichten. IMPP-Hits, Lerntipps, Praxistipps und klinische Beispiele ermöglichen eine gezielte Vorbereitung auf die „Lieblingsfragen“ des IMPP. Farbiges Bildmaterial hilft beim Lernen der Inhalte. Auch typische radiologische Befunde auf dem HNO-Gebiet werden, soweit prüfungsrelevant, demonstriert.

Ein Kurzlehrbuch ist naturgemäß kein umfassendes Nachschlagewerk. Wir hoffen, mit unserem Buch Ihr Interesse für dieses vielfältige und anspruchsvolle Fach zu wecken.

In diesem Sinne wünschen wir Ihnen mit dem neuen Kurzlehrbuch einen erfolgreichen Einstieg in die HNO-Heilkunde.

Stuttgart und Aalen im Frühjahr 2014
Christiane Koitschev, Annette Limberger, Assen Koitschev

Autoren

Prof. Dr. med. Assen Koitschev, 1983–1989 Studium der Medizin an der Universität Rostock und Pleven (Bulgarien), 1989 ärztliche Prüfung in Rostock, 1990 Promotion an der Universität Rostock, 1990–1994 Facharztausbildung HNO-Heilkunde an der Universitäts-HNO-Klinik Rostock und Tübingen. Ab 1995 Oberarzt und später geschäftsführender Oberarzt und stellvertretender Klinikdirektor der Universitäts-HNO-Klinik Tübingen, 2007 Habilitation, seit 2013 apl. Professur an der Universität Tübingen. Seit 2010 ärztlicher Leiter der Abteilung Pädiatrische HNO-Heilkunde und Otologie des Klinikums Stuttgart/Olgahospital. Klinische Schwerpunkte: pädiatrische HNO, Cochlea-Implantate, implantierbare Hörgeräte, Schädelbasischirurgie und Otologie.

Dr. med. Christiane Koitschev, 1988–1995 Studium der Medizin an der Universität Mainz mit Studienaufenthalt in Zürich, 1995 ärztliche Prüfung in Mainz, 1994 Promotion an der Universität Mainz, 1995–2000 Facharztausbildung HNO-Heilkunde an der HNO-Klinik Tübingen, 2009 Anerkennung als Fachärztin für Sprach-, Stimm- und kindliche Hörstörungen. 2009–2013 Oberärztin des Comprehensive Cochlear-Implant-Centrums Tübingen. Seit 2014 Tätigkeit am CI-Centrum des Klinikums Stuttgart sowie in Praxis für Phoniatrie und Pädaudiologie (Reutlingen). Klinische Schwerpunkte: Cochlea-Implantate, implantierbare Hörgeräte, kindliche Hörstörungen.

Prof. Dr. med. Annette Limberger, 1985–1987 Ausbildung zur Audiologie-Assistentin an der HNO-Universitätsklinik Ulm, anschließend Ausbildung zur Hörgeräteakustikerin in Ulm, bis 1992 Berufstätigkeit als Akustikerin und Audiologie-Assistentin in Ulm und Darmstadt. 1992–1998 Studium der Medizin an der Universität Frankfurt und Tübingen mit Studienaufenthalt in Südafrika, 1998 ärztliche Prüfung in Tübingen, 1998 Promotion an der Universität Tübingen, 1999–2004 Weiterbildung HNO und Phoniatrie und Pädaudiologie an der HNO-Klinik Tübingen, dann 2004–2007 an der HNO-Universitätsklinik Mainz, dort 2005 Anerkennung als Fachärztin für Phoniatrie und Pädaudiologie und bis 2007 Tätigkeit als Oberärztin. Seit 2007 Professorin im Studiengang Augenoptik und Hörakustik an der Hochschule Aalen. Lehrschwerpunkte in den Bereichen Hörsystemanpassung und Pädaudiologie.

Lesen, verstehen, bestehen – die Kurzlehrbücher

Auf die Frage, was ein perfektes Kurzlehrbuch ausmacht, nennen Studenten immer wieder die gleichen Stichworte:

- effektive Vorbereitung auf Semesterprüfungen und Staatsexamen
- Beschränkung auf das Wesentliche, klare Trennung von Wichtigem und Unwichtigem
- didaktisch klar aufbereitetes Wissen und gut strukturierte Texte von Autoren, die verständlich erklären können.

Die neue Kurzlehrbuchreihe ist genau auf diese Bedürfnisse zugeschnitten. Autoren mit viel Erfahrung in der Lehre setzen sich im Vorfeld intensiv mit den bisherigen Examens-Fragen des IMPP auseinander und gestalten ihre Texte anschließend so, dass sie den Studierenden optimal semesterbegleitend und prüfungsvorbereitend durch den Stoff leiten. Die Texte setzen sinnvolle Schwerpunkte, Prüfungsrelevantes ist deutlich gekennzeichnet, Lerntipps helfen bei der Prüfungsvorbereitung.

Die didaktischen Elemente im Überblick

Auf einen Blick relevantes Wissen filtern dank farbig hervorgehobener Textpassagen. Die Kennzeichnungen im Einzelnen:

IMPP-Hits

Wo liegen die Schwerpunkte und was bringt Punkte im schriftlichen Examen? Diese Kästen zu Beginn jedes Kapitels geben einen Überblick über die bisherigen „Lieblingsthemen" des IMPP.

Prüfungsrelevanz auf einen Blick: Für die Prüfung besonders wichtige Absätze sind – wie dieser Abschnitt – mit einem Balken am linken Rand markiert. Ermittelt wurde die Prüfungsrelevanz aufgrund der Häufigkeit der zu dem jeweiligen Thema gestellten Fragen der letzten zehn Examina. Wer diesen Stoff lernt, kann optimal punkten.

Merke

In den Merke-Kästen finden Sie für das Verständnis, die Prüfung oder die Klinik besonders wichtige Hinweise, die es sich einzuprägen lohnt.

Praxistipp

Und wie sieht der klinische Alltag aus? Diese speziellen Kästen enthalten praxisrelevantes Wissen, Tricks und Kniffe.

Klinischer Fall

Anhand von kurzen Fallbeispielen mit charakteristischer Symptomatik können Sie das Gelernte wiederholen und Wissen überprüfen.

Lerntipp

Insider-Know-How von Studenten für Studenten: In diesen Kästen finden sich Eselsbrücken, Merkhilfen, Tipps und Tricks. So sind Sie bestens gewappnet für typische IMPP-Formulierungen und mündliche Prüfungen.

Abkürzungsverzeichnis

A./Aa.	Arteria/Arteriae
AAT	Aachener Aphasie-Test
ADH	antidiuretisches Hormon
AEP	akustisch evozierte Potenziale
ASSR	Auditory Steady State Responses
BAHI	Bone Anchored Hearing Instrument
BB	Blutbild
BERA	Brainstem Evoked Response Audiometry
BOR-Syndrom	branchio-oto-renales-Syndrom
BWK	Brustwirbelkörper
CERA	Cortical Evoked Response Audiometry
CUP	Cancer of Unknown Primary
dB	Dezibel (Lautstärke)
DPOAE	Distorsionsprodukte otoakustischer Emissionen
DVT	digitale Volumentomografie
ECochG	Elektrocochleografie
EMG	Elektromyografie
ENoG	Elektroneurografie
EOAE	evozierte otoakustische Emissionen
ERO	Evoked Response Olfactometry
ESWL	extrakorporale Stoßwellenlithotripsie
FAEP	frühe akustisch evozierte Potenziale
FNAZ	Feinnadelaspirationszytologie
GERD	Gastro-Esophageal Reflux Disease
Gl./Gll.	Glandula/Glandulae
GOT	Glutamat-Oxalacetat-Transaminase
GPT	Glutamat-Pyruvat-Transaminase
h	Stunde(n)
HBO	hyperbare Sauerstofftherapie
HL	Hearing Loss
HWS	Halswirbelsäule
Hz	Hertz (Frequenz/Tonhöhe)
IE	internationale Einheiten
inf.	inferior
JÜR	Jahres-Überlebensrate
Lig./Ligg.	Ligamentum/Ligamenta
LK	Lymphknoten
µPa	Mikropascal
M./Mm.	Musculus/Musculi
N./Nn.	Nervus/Nervi
min	Minute(n)
MKG	Mund-Kiefer-Gesicht
MRT	Magnetresonanztomografie
NET	Nerve Excitability Test
NHS	Neugeborenenhörscreening
NNH	Nasennebenhöhlen
OAE	otoakustische Emissionen
OlKiSa	Oldenburger Kinder-Satztest
OLSA	Oldenburger Satztest
PE	Probeexzision
PET	Positronenemissionstomografie
Proc.	Processus
PTS	Permanent Threshold Shift (kochleäre Lämschädigung)
s	Sekunde(n)
SCIT	subkutane Immuntherapie
SLIT	sublinguale Immuntherapie
SOAE	spontane otoakustische Emissionen
TEOAE	transitorisch evozierte otoakustische Emissionen
TTS	Temporary Threshold Shift (vorübergehende Hörschwellenabwanderung)
UPPP	Uvulopalatinopharyngoplastik
V./Vv.	Vena/Venae
V. a.	Verdacht auf
VRA	Visual Reinforcement Audiometry (visuelle Ablenkaudiometrie)

Abbildungsnachweis

Der Verweis auf die jeweilige Abbildungsquelle befindet sich bei allen Abbildungen im Werk am Ende des Legendentextes in eckigen Klammern.

E246 Thompson, J. T./McFarland, G. K./Hirsch, J. E. et al.: Mosby's Clinical Nursing. Elsevier/Mosby, 5. Aufl. 2002

E273 Afzal Mir, M.: Atlas of Clinical Diagnosis. Elsevier/Saunders, 2. Aufl. 2003

E288 Forbes, C./Jackson, W.: Color Atlas and Text of Clinical Medicine. Elsevier/Mosby, 3. Aufl. 2003

E307 Youngs, R./Stafford, N. D.: ENT in Focus. Elsevier/Churchill Livingstone, 1. Aufl. 2005

E421 Ibsen, O. A. C./Andersen Phelan, J.: Oral Pathology for the Dental Hygienist. Elsevier/Saunders, 5. Aufl. 2008

E422 Weston, W. L./Lane, A. T./Morelli, J. G.: Color Textbook of Pediatric Dermatology. Elsevier/Mosby, 4. Aufl. 2007

E438 Swartz, M. H.: Textbook of Physical Diagnosis. Elsevier/Saunders, 6. Aufl. 2009

E567 Lewis, S. L./Heitkemper M. M./Dirksen, S. R. et al.: Medical-Surgical Nursing in Canada: Assessment and Management of Clinical Problems. Elsevier/Mosby, 1. Aufl. 2006

E580 Drake, R. L./Vogl, A. W./Mitchell, A. W. M.: Gray's Anatomy for Students. Elsevier/Churchill Livingstone, 2. Aufl. 2010

E602 Adams, J. G./Barton, E. D./Collings, J. et al.: Emergency Medicine. Elsevier/Saunders, 1. Aufl. 2008

E653 Flint, P. W./Haughey, B. H./Lund, V. J. et al.: Cummings Otolaryngology – Head and Neck Surgery. Elsevier/Mosby, 5. Aufl. 2010

E846 Rothrock, J. C.: Alexander's Care of the Patient in Surgery. Elsevier/Mosby, 14. Aufl. 2011

E870 Strutz, J./Mann, W.: Praxis der HNO-Heilkunde, Kopf- und Halschirurgie. Thieme, 1. Aufl. 2009

E871 Som P. M./Curtin, H. D.: Head and Neck Imaging. Elsevier/Mosby, 5. Aufl. 2011

E872 Friedmann, M.: Sleep Apnea and Snoring: Surgical and Non-Surgical Therapy. Elsevier/Saunders, 1. Aufl. 2008

E876 Miller, R. D./Eriksson, L. I./Fleisher, L. et al.: Miller's Anesthesia. Elsevier/Churchill Livingstone, 7. Aufl. 2009

E877 Sinnatamby C. S.: Last's Anatomy: Regional and Applied. Elsevier/Churchill Livingstone, 12. Aufl. 2011

E959 Cummings, N./Stanley-Green, S./Higgs, P.: Perspectives in Athletics Training. Elsevier/Mosby, 1. Aufl. 2008

E999 Myers, E.: Operative Otolaryngology: Head and Neck Surgery. Elsevier/Saunders, 2. Aufl. 2008

F444 Castellanos, P. F.: Innovations in Minimally Invasive Laryngeal Laser Surgery. In: Operative Techniques in Otolaryngology – Head and Neck Surgery. Elsevier, Volume 22, Issue 2, Juni 2011

F447 Roy, S./Patel, P. K./Tomita, T.: The LeFort I Transmaxillary Approach to Skull Base Tumors. In: Clinics in Plastic Surgery. Elsevier, Volume 34, Issue 3, Juli 2007

F448 Neskey, D./Anderson Eloy, J./Casiano, R. R.: Nasal, Septal, and Turbinate Anatomy and Embryology. In: Otolaryngologic Clinics of North America. Elsevier, Volume 42, Issue 2, April 2009

F589 Strauss, R. A./Burgoyne, C. C.: Diagnostic Imaging and Sleep Medicine. In: Dental Clinics of North America. Elsevier, Volume 52, Issue 4, Oktober 2008

F593 Dworkin, P.: Laryngitis: Types, Causes, and Treatments. In: Otolaryngologic Clinics of North America. Elsevier, Volume 41, Issue 2, Mai 2008

G058 Leifer, G./McKinney, E. S./Rosner, C. M.: Study Guide to Accompany Introduction to Maternity & Pediatric Nursing. Elsevier/Saunders, 4. Aufl. 2002

G152 Durden, D. D./Williams, D. W.: Radiology of Skull Base Neoplasms. In: Otolaryngologic Clinics of North America. Elsevier, Volume 34, Issue 6, Dezember 2001

G153 Omar, H. S./Briss, B. S./Annino, D. J.: Nasorespiratory Function and Cranofacial Morphology – A Review of the Surgical Management of the Upper Airway. In: Seminars in Orthodontics. Elsevier, Volume 10, Issue 1, März 2004

G154	Pfenninger, J. L./Fowler, G. C.: Pfenninger and Fowler's Procedures for Primary Care. Elsevier/Saunders, 3. Aufl. 2010
G155	Babbush, C. A./Fehrenbach, M. J./ Emmons, M.: Mosby's Dental Dictionary. Elsevier/Mosby, 2. Aufl. 2008.
G156	Weinzweig, J.: Plastic Surgery Secrets. Elsevier/Mosby, 2. Aufl. 2010
L106	Henriette Rintelen, Velbert
L127	Jörg Mair, München
L157	Susanne Adler, Lübeck
L190	Gerda Raichle, Ulm
L231	Stefan Dangl, München
M117	Prof. Dr. med. Gerhard Grevers, Unterföhring
M551	Prof. Dr. med. Dr. h.c. Enno Christophers, Hamburg
M776	PD Dr. med. Assen Koitschev, Stuttgart
M777	Dr. med. Christiane Koitschev, Tübingen
M832	Prof. Dr. med. Annette Limberger, Aalen
O639	Gürkov R./Nagel, P.: Basics Hals-Nasen-Ohren-Heilkunde. Elsevier/Urban & Fischer, 3. Aufl. 2013
R217	Bruch, H.-P./Trentz, O.: Berchtold Chirurgie. Elsevier/Urban & Fischer, 5. Aufl. 2006
R242	Franzen, A.: Kurzlehrbuch Hals-Nasen-Ohren-Heilkunde. Elsevier/Urban & Fischer, 3. Aufl. 2007
S007-2-23	Paulsen, F./Waschke, J.: Sobotta – Atlas der Anatomie des Menschen. Band 2. Elsevier/ Urban & Fischer, 23. Aufl. 2010
S007-3-23	Paulsen, F./Waschke, J.: Sobotta – Atlas der Anatomie des Menschen. Band 3. Elsevier/ Urban & Fischer, 23. Aufl. 2010
T472	Prof. Dr. med. Georg Mathias Sprinzl, Universitätsklinik für Hals-Nasen- und Ohrenheilkunde, Innsbruck
T522	Prof. Dr. med. Thomas Lempert, Berlin
T672	Dr. Desirée Herbold, Paracelsus-Klinik Bad Gandersheim
U351	Bionorica SE, Neumarkt
V544	MED-EL Elektromedizinische Geräte GmbH, Innsbruck

Inhaltsverzeichnis

Christiane Koitschev und Annette Limberger

01 Ohr

IMPP-Hits

Das Ohr ist beim IMPP ganz besonders beliebt, die Hitliste führen hier die Hör- und Vestibularisprüfungen (► Kap. 1.3.4, ► Kap. 1.3.5) an, gefolgt von der Klinik des Innenohrs mit dem peripheren Vestibularisausfall (► Kap. 1.6) und der Klinik des äußeren Ohrs (► Kap. 1.4).

1.1 Wegweiser

Das Ohr enthält nicht nur das Hör- sondern auch das Gleichgewichtsorgan. Damit stellt es ein Schlüsselorgan für die menschliche Kommunikation, die sprachliche und geistige Entwicklung von Kindern sowie für die Orientierung und Bewegung im Raum dar. Erkrankungen des Ohrs haben daher häufig gravierende Auswirkungen auf den Patienten. Während die Erkrankungen des Außen- und Mittelohrs in der Regel einer gezielten medikamentösen oder operativen Therapie zugänglich sind, ist die Pathophysiologie vieler Erkrankungen des Innenohrs Gegenstand aktueller Forschung.

1.2 Anatomische und physiologische Grundlagen

Christiane Koitschev

Das Hör- bzw. Gleichgewichtsorgan besteht aus einem peripheren und einem zentralen Anteil:

- **peripherer Anteil** (► Abb. 1.1):
  - äußeres Ohr
  - Mittelohr

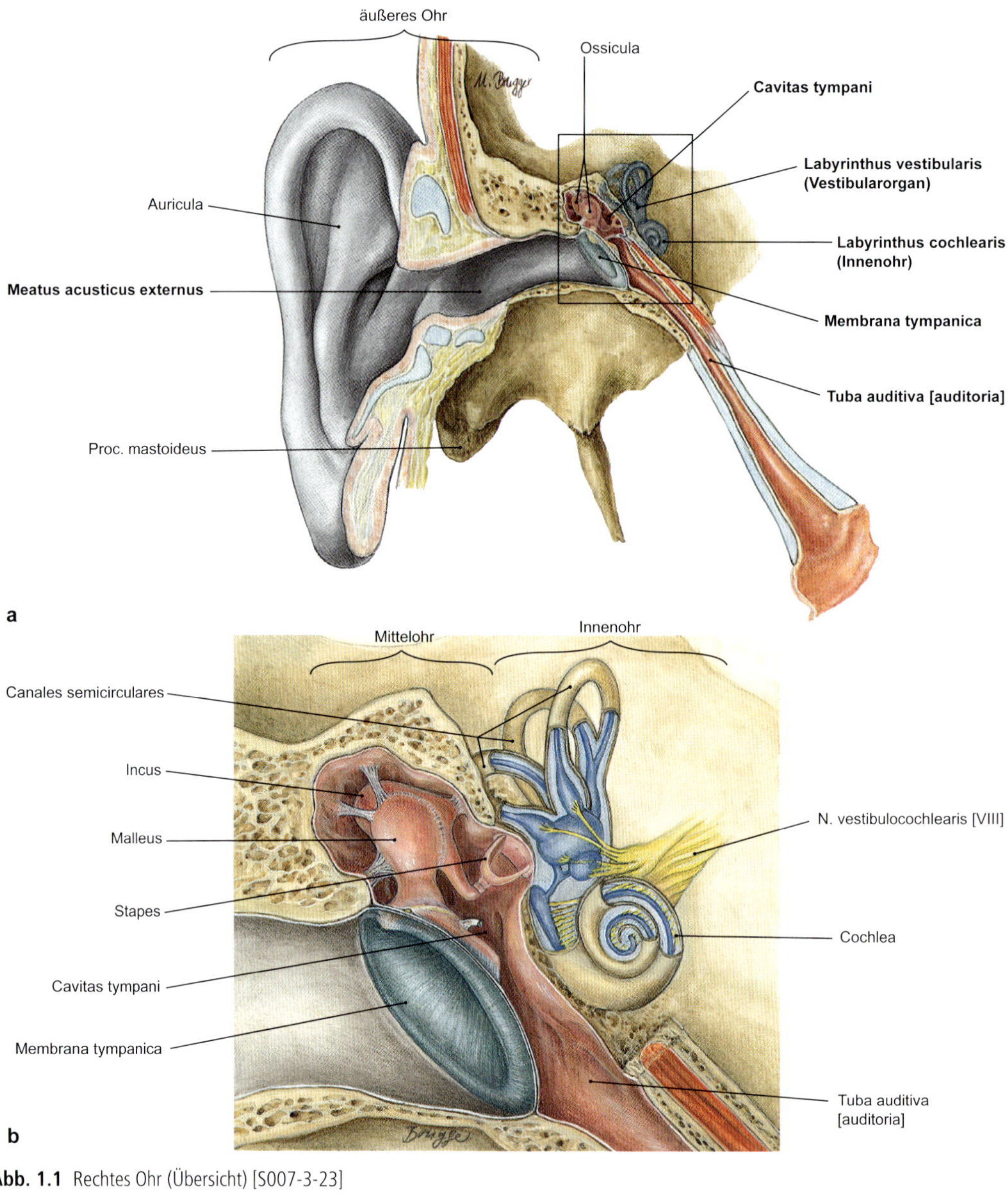

Abb. 1.1 Rechtes Ohr (Übersicht) [S007-3-23]

   - Innenohr (Labyrinth)
   - N. vestibulocochlearis (= VIII. Hirnnerv) bis zum Eintritt in den Hirnstamm
- **zentraler Teil** (► Abb. 1.6):
   - zentrale Hörbahn
   - subkortikale und kortikale Hörzentren
   - zentrale Gleichgewichtsbahnen

1.2.1 Anatomie des äußeren Ohrs

Das äußere Ohr setzt sich aus der Ohrmuschel und dem äußeren Gehörgang zusammen. Seine Funktion besteht in der Aufnahme sowie der Weiterleitung und Resonanzverstärkung von Schallwellen. Die Anatomie des äußeren Ohrs begünstigt die räumliche Ortung von Schallquellen.

Das **Ohrläppchen** enthält nur gefäßreiches Fettgewebe. Es ist daher gut zur Entnahme arterialisierten Blutes geeignet.

Die **Ohrmuschel** (Auricula) besteht aus elastischem Knorpel. Die Haut ist auf der Vorderseite fest mit dem Perichondrium verbunden, auf der Rückseite verschieblich. Die normal angelegte Ohrmuschel weist eine typische Form auf, deren Strukturen in ► Abb. 1.2 benannt werden. Sie geht trichterförmig in den knorpeligen Anteil des äußeren Gehörgangs über.

Der **äußere Gehörgang** mit einer Länge von ca. 3–3,5 cm besteht aus einem **knorpeligen** und einem **knöchernen Anteil.** Zwischen beiden Anteilen bestehen eine Enge **(Isthmus)** und eine Krümmung.

Im Bereich des knorpeligen Anteils befinden sich Haare sowie Talg- und apokrine Knäueldrüsen (fälschlicherweise Zeruminaldrüsen genannt), die mit ihrem Sekret den Talg aufweichen. Das Gemisch aus Drüsensekreten und Epidermisschuppen wird Ohrenschmalz (Zerumen) genannt.

Die **sensible Innervation** erfolgt durch:

- den N. auriculotemporalis aus dem N. mandibularis (Außenfläche Ohrmuschel, Gehörgang vorne oben)
- den N. auricularis magnus aus dem Plexus cervicalis (Rückfläche Ohrmuschel, Gehörgangsboden)
- den R. auricularis des N. vagus (Gehörgang hinten oben)

Praxistipp

Durch die Berührung der Gehörgangshinterwand bei der Otoskopie oder einer Gehörgangsreinigung kann es infolge einer Reizung des N. vagus (R. auricularis) zu Hustenreiz, selten sogar zu vasovagalen Synkopen kommen.

Die enge anatomische Beziehung des äußeren Gehörgangs zu den benachbarten Strukturen begünstigt die Weiterleitung entzündlicher oder tumoröser Prozesse. Der hintere obere Anteil des äußeren Gehörgangs grenzt an das **Antrum mastoideum**

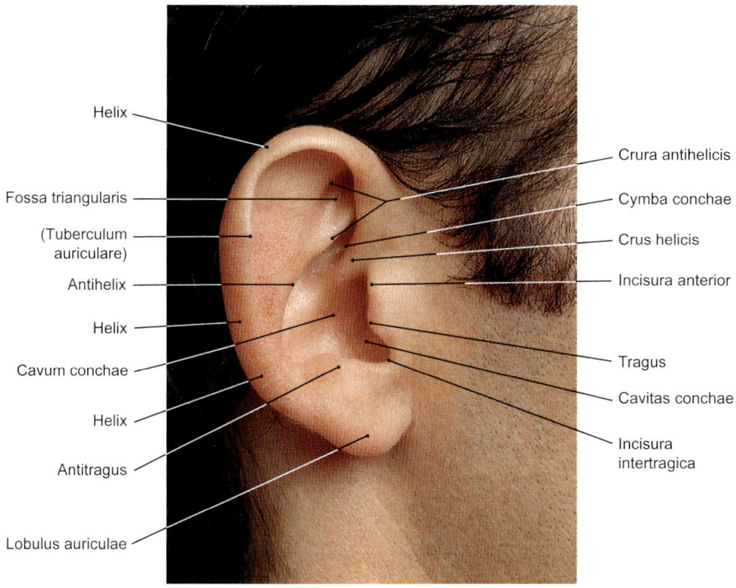

Abb. 1.2 Ohrmuschel [S007-3-23]

und kann sich als klinisches Zeichen einer akuten Mastoiditis absenken. Von der **Gl. parotis** ausgehende Prozesse können in den Gehörgang einbrechen. Der vordere Umfang des knöchernen Gehörgangs bildet einen Teil der Kiefergelenkpfanne und kann bei Traumen des Unterkiefers frakturieren. Der **N. facialis,** der durch die knöcherne untere Gehörgangswand zieht, kann durch Gehörgangsfrakturen ebenfalls geschädigt werden.

1.2.2 Anatomie des Mittelohrs

Unter „Mittelohr" fasst man mehrere luftgefüllte und mit Schleimhaut ausgekleidete Räume im Os temporale zusammen. Der zentrale Raum ist die **Paukenhöhle (Cavum tympani)** mit den **Gehörknöchelchen.** Dorsal der Paukenhöhle liegt das **Antrum mastoideum;** dieses führt in die Cellulae mastoideae. Über die **Tuba auditiva (Eustachi-Röhre)** steht die Paukenhöhle mit dem Nasenrachenraum in Verbindung.

Lerntipp

Erkrankungen des Mittelohrs treten relativ häufig auf. Typische Komplikationen sind durch die enge Lagebeziehung zu den benachbarten Strukturen ableitbar. Prägen Sie sich daher die Anatomie gut ein!

1.2.2.1 Trommelfell (Membrana tympani)

Das Trommelfell schließt den äußeren Gehörgang gegen die Paukenhöhle ab. Es ist in einen fibrösen Ring (Anulus fibrosus) eingelassen und besteht größtenteils aus der dreischichtigen, gespannten **Pars tensa.** Die dünne und spannungslose **Pars flaccida** bildet einen kleinen Teil des Trommelfells hinter und oberhalb des kurzen Hammerfortsatzes. Auf ihrer Innenseite verläuft die **Chorda tympani.** Das Trommelfell besitzt eine nach innen gerichtete Trichterform. Das Ende des gut sichtbaren **Hammergriffs,** der **Umbo,** bildet die Spitze des Trichters.

Praxistipp

Um die Beschreibung eines klinischen Befunds zu erleichtern, wird das Trommelfell in **vier Quadranten** eingeteilt, die sich aus einer gedachten Linie durch den Hammergriff bzw. einer senkrecht dazu durch den Umbo verlaufenden Linie ergeben. Er resultieren jeweils ein vorderer und hinterer oberer bzw. unterer Quadrant (► Abb. 1.3).

1.2.2.2 Paukenhöhle (Cavum tympani)

Die Paukenhöhle enthält die gelenkig miteinander verbundenen Gehörknöchelchen Hammer (Malleus), Amboss (Incus) und Steigbügel (Stapes), außerdem die Mittelohrmuskeln. Die Paukenhöhle wird in drei Etagen gegliedert (► Abb. 1.4):

- Das **Hypotympanon,** der Paukenkeller, liegt unterhalb des unteren Trommelfellrands und direkt über dem Bulbus venae jugularis.
- Das **Mesotympanon,** der Paukenraum, wird nach lateral durch das Trommelfell abgeschlossen. In der medialen Wand bildet die Basalwindung der Schnecke das sog. **Promontorium.** Unterhalb desselben liegt das durch eine Membran verschlossene **runde Fenster,** kranial das **ovale Fenster,** in das die Steigbügelfußplatte beweglich eingelassen ist. Oberhalb des ovalen Fensters verläuft der **N. facialis** (Grenze zum

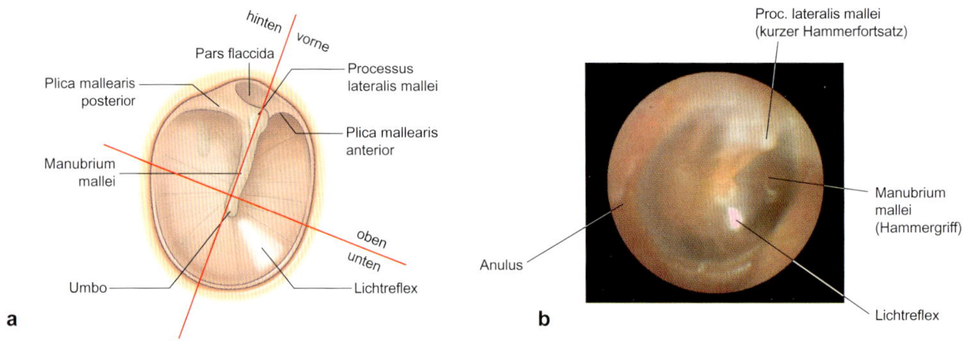

Abb. 1.3 a) Rechtes Trommelfell (vom Gehörgang aus gesehen) [E580]
b) Otoskopie eines normalen Trommelfells [M776]

Epitympanon). Die Sehne des M. stapedius (Innervation: N. facialis) zieht von hinten her zum Stapeshals (Stapediusreflex ▸ Kap. 1.3.4.3). Vorne medial geht die **Tuba auditiva** (▸ Kap. 1.2.2.3) ab. Der knöcherne Kanal der A. carotis interna grenzt vorne unten an das tympanale Tubenostium. Oberhalb der Tube zieht der M. tensor tympani (Innervation: N. trigeminus) zum Hammergriff.

- Das **Epitympanon** steht über den Aditus ad antrum mit dem Antrum mastoideum in Verbindung. Im Epitympanon befinden sich der Hammerkopf und der Ambosskörper. Das Dach des Epitympanons (Tegmen tympani) grenzt direkt an die mittlere Schädelgrube.

1.2.2.3 Ohrtrompete (Tuba auditiva)

Die Tuba auditiva (Syn.: Eustachi-Röhre, Tuba Eustachii, Tube) **verbindet** den **Nasenrachenraum** und das **Mittelohr.** Sie setzt sich aus einem knorpeligen und einem knöchernen Anteil zusammen. Der **knorpelige Anteil** erweitert sich zum Nasenrachenraum (Epipharynx) hin trichterförmig. Seine Öffnung ist bei der Postrhinoskopie als Tubenwulst sichtbar. Der **knöcherne Anteil** liegt im Felsenbein und öffnet sich in das Mesotympanon.

Die Tube sorgt für den **Druckausgleich** im Mittelohr: Beim Schluckakt öffnen die Mm. tensor und levator veli palatini (Innervation: N. trigeminus bzw. N. glossopharyngeus) die Tube, indem sie das Gaumensegel anheben und den rinnenförmigen Tubenknorpel auseinanderziehen. Dieser Vorgang ist oft durch ein „Knacken" subjektiv wahrnehmbar und tritt z. B. beim Fliegen häufig auf (klinische Tubenfunktionsprüfungen ▸ Kap. 1.3.6).

Bei kleinen **Kindern** können Infektionen der oberen Atemwege durch den kurzen und flachen Verlauf der Tube besonders leicht auf das Mittelohr übergreifen. Außerdem werden bei Kindern die Tubenwülste oft durch eine hyperplastische Tonsilla pharyngea („Rachenmandel", Adenoide) verlegt, sodass kein Druckausgleich stattfinden kann. Dies begünstigt wiederum die Entstehung von Paukenhöhlenergüssen und Mittelohrentzündungen (▸ Kap. 1.5).

1.2.2.4 Pneumatisierte Räume

Neben der Paukenhöhle selbst enthält das Mittelohr die lufthaltigen Strukturen des **Antrum mastoideum** sowie die kleineren **Cellulae mastoideae.** Die Pneumatisierung des Proc. mastoideus erfolgt innerhalb der ersten Lebensjahre und unterliegt einer großen Variabilität. Die Luftdurchgängigkeit der Tuba auditiva ist von kritischer Bedeutung für diesen Prozess. Eine schlechte Tubenfunktion in den ersten Lebensjahren bedingt regelmäßig eine

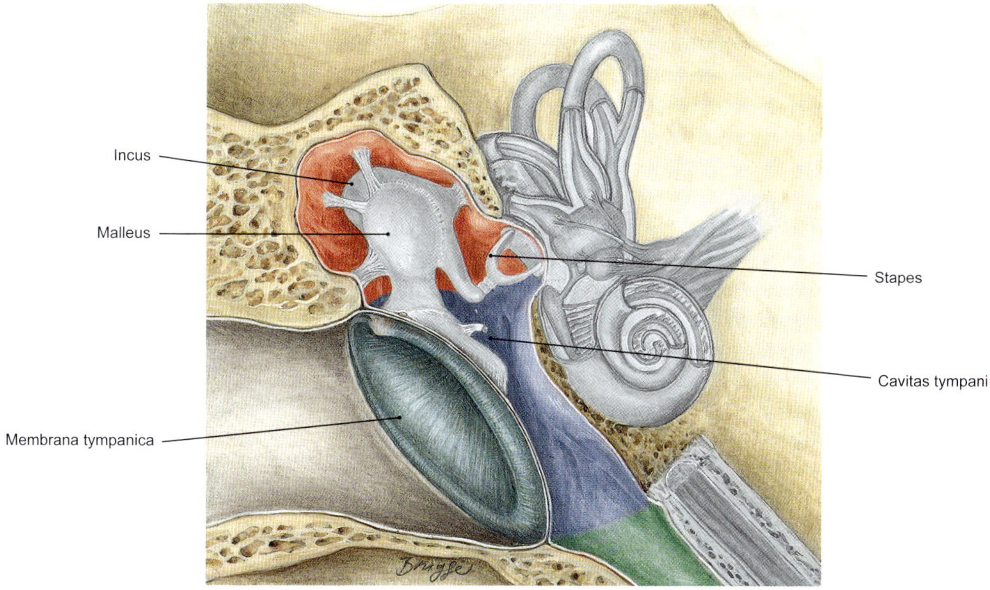

Abb. 1.4 Die drei Etagen der Paukenhöhle; rot: Epitympanon; blau: Mesotympanon; grün: Hypotympanon [S007-3-23]

Pneumatisationshemmung des Mastoids. Eine schlechte Pneumatisation begünstigt wiederum die Entstehung chronischer Mittelohrentzündungen (▶ Kap. 1.5.5).

Praxistipp

Die pneumatisierten Räume des Mastoids zeigen eine enge Lagebeziehung zum N. facialis und zum Sinus sigmoideus. Septische Sinusthrombosen und Fazialisparesen stellen daher typische Komplikationen akuter und chronischer Mittelohrentzündungen dar.

1.2.2.5 Nerven des Mittelohrs

- **N. facialis** (VII. Hirnnerv): der komplexe Verlauf des Nervs vom inneren Gehörgang zum Foramen stylomastoideum durch die Mittelohrräume ist ▶ Abb. 1.8 zu entnehmen.
- **Chorda tympani:** Sie zweigt in seinem mastoidalen Verlauf vom N. facialis ab und verläuft zwischen Hammergriff und langem Ambossschenkel nach vorne zur Fissura petrotympanica. Sie legt sich im weiteren Verlauf dem N. lingualis an und führt sekretorische Fasern für die Gll. submandibulares und sublinguales sowie Geschmacksfasern für die vorderen ⅔ der Zunge.
- **N. tympanicus (Plexus tympanicus):** Er entspringt dem N. glossopharyngeus (IX. Hirnnerv) und innerviert sensibel die Schleimhaut der Paukenhöhle. Als N. petrosus superficialis minor führt er parasympathische Fasern zum Ganglion oticum.

1.2.3 Anatomie des Innenohrs

Das Innenohr oder Labyrinth ist ein in das Felsenbein (Pars petrosa des Os temporale) eingebettetes **Hohlraumsystem.** Es enthält zwei funktionell unterschiedliche Anteile: das **Hörorgan** mit der Schnecke (Cochlea) sowie das **Gleichgewichtsorgan** mit Sacculus, Utriculus und den Bogengängen (▶ Abb. 1.5a). Beide lassen sich morphologisch weiter in ein knöchernes und ein häutiges Labyrinth unterteilen.

- Das **knöcherne Labyrinth** (Labyrinthkapsel) kommuniziert über das runde und das ovale Fenster mit der Paukenhöhle.
- Das **häutige Labyrinth** ist ein Schlauchsystem, das mit einer kaliumreichen Flüssigkeit, der Endolymphe, gefüllt ist und von einer natriumreichen Flüssigkeit, der Perilymphe, umgeben wird.

Die **Endolymphe** wird vorwiegend durch die **Stria vascularis** (Ductus cochlearis) gebildet und im **Saccus endolymphaticus** resorbiert. Das Endolymphsystem enthält die neurosensorischen Strukturen des Innenohrs.

Die **Perilymphe** ist eine extrazelluläre Flüssigkeit, die sich aus Liquor cerebrospinalis und Plasmakomponenten zusammensetzt. Über den **Ductus perilymphaticus** steht das Perilymphsystem mit dem Subarachnoidalraum in Verbindung. Im häutigen Labyrinth befindet sich das **eigentliche Sinnesorgan.**

1.2.3.1 Hörorgan

Das **knöcherne Labyrinth** des Hörorgans gliedert sich in die Cochlea und den Meatus acusticus internus (innerer Gehörgang):

- Die **Cochlea** besteht aus einer Achse (Modiolus), die die Gefäße und Nerven enthält, und einem Kanal, der 2,5 Windungen um diese Achse vollführt. Vom **Modiolus** entspringt die **Lamina spiralis ossea,** an der der häutige Schneckengang **(Ductus cochlearis)** ansetzt. Die Schneckenwindungen werden durch den endolymphhaltigen Ductus cochlearis unterteilt in eine Scala vestibuli (oben) und eine Scala tympani (unten). Die **Scala vestibuli** steht in Verbindung mit dem Vorhof (Vestibulum), einem Teil des Gleichgewichtsorgans. Die **Scala tympani** hat über das membranös verschlossene runde Fenster Kontakt zum Mittelohr. Beide Scalae enthalten Perilymphe und sind an der Schneckenspitze, dem **Helicotrema,** miteinander verbunden.
- Im **Meatus acusticus internus,** dem inneren Gehörgang, vereinigen sich der N. cochlearis und der N. vestibularis zum **N. vestibulocochlearis** (= N. statoacusticus [N. VIII]). Hier liegt das **Ganglion vestibulare.** In den Meatus acusticus treten außerdem der N. facialis, die A. labyrinthi und die Vv. labyrinthi ein.

Das **häutige Labyrinth** des Hörorgans, der **Ductus cochlearis,** liegt zwischen den beiden Scalae im Schneckenkanal (▶ Abb. 1.5a). Sein Boden ist die **Basilarmembran,** die zur Schneckenspitze hin immer breiter wird, sein Dach die **Reissner-Membran.** Die laterale Wand bildet das Lig. spirale, auf der innen die Stria vascularis liegt.

Die Basilarmembran trägt das eigentliche Hörorgan, das **Corti-Organ** (▶ Abb. 1.5b) mit den Sinnes- und Stützzellen. Die Sinneszellen **(Haarzellen)** tragen Stereozilien und gliedern sich in drei

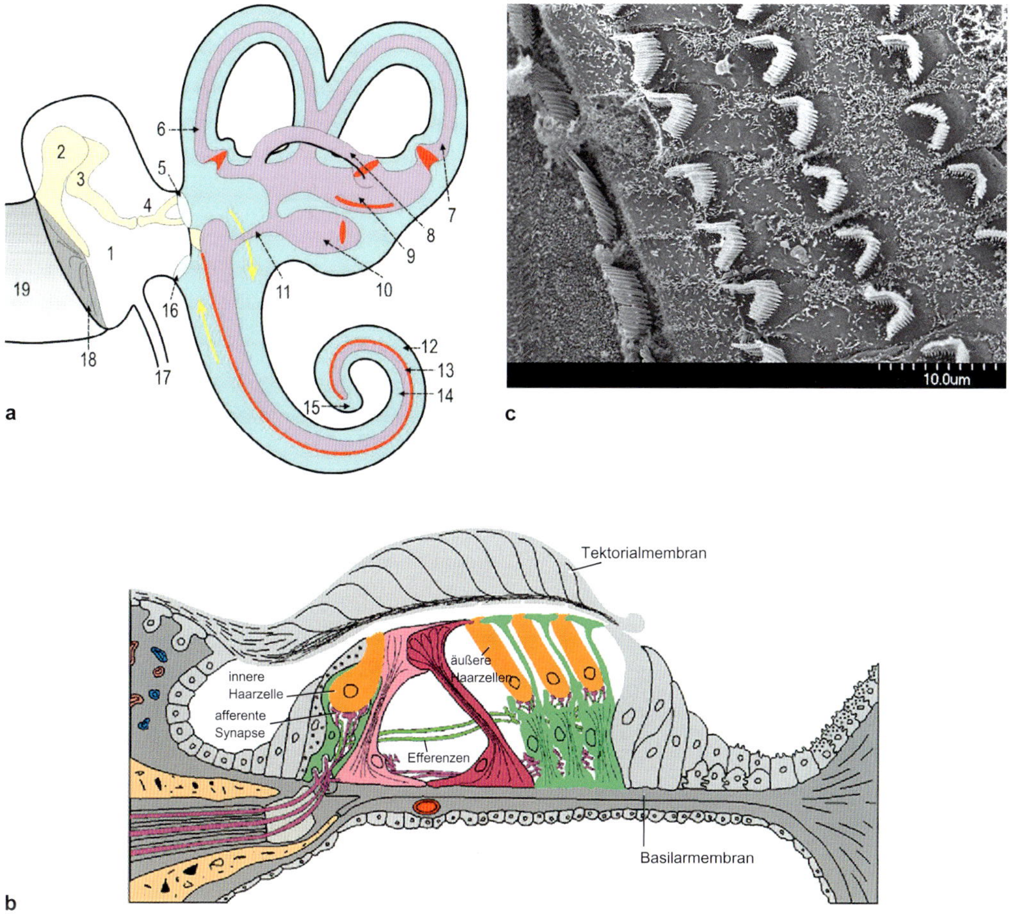

Abb. 1.5 a) Anatomie des Innenohrs [L106];
1: Cavitas tympani; 2: Malleus; 3: Incus; 4: Stapes; 5: Fenestra vestibuli; 6, 7: Canales semicirculares; 8: Ductus semicircularis; 9: Utriculus; 10: Sacculus, 11: Ductus reuniens; 12: Scala tympani; 13: Ductus cochlearis; 14: Scala vestibuli; 15: Helicotrema; 16: Fenestra cochleae; 17: Tuba auditiva; 18: Membrana tympanica; 19: Meatus acusticus externus; b) Schematische Darstellung des Corti-Organs [M776]; c) Elektronenmikroskopische Darstellung der Stereozilien der Hörsinneszellen [M776]

Reihen äußerer und eine Reihe innerer Haarzellen (► Abb. 1.5c). Sie werden von verschiedenen Stützzellen umgeben.

An den **inneren Haarzellen,** den eigentlichen Sensoren, enden v. a. afferente Nervenfasern, deren Perikaryen im Ganglion spirale (im Modiolus) liegen und deren Axone den N. cochlearis bilden. Die **äußeren Haarzellen** besitzen v. a. Verbindungen zu efferenten Nervenfasern, die Signale vom ZNS an die Haarzellen weitergeben. Zur Funktion der Haarzellen ► Kap. 1.2.4. Über den Sinneszellen liegt die gallertige **Membrana tectoria** (Tektorialmembran), die von der Lamina spiralis ossea entspringt.

Bei Ausfall der Haarzellen resultiert eine **Schallempfindungsschwerhörigkeit** (► Kap. 1.3.4.2).

Zentrale Hörbahn

Die **afferenten** Nervenendigungen passieren das Ganglion spirale im Modiolus und bilden den **N. cochlearis (1. Neuron).** Dieser tritt in den Meatus acusticus internus ein und vereinigt sich dort mit dem N. vestibularis zum **N. vestibulocochlearis.** Durch den Porus acusticus internus („innerer Gehörgang") gelangt der Nerv in die hintere Schädelgrube. Mit seinem Eintritt in den Hirnstamm im Bereich des Kleinhirnbrückenwinkels beginnt die **afferente** zentrale Hörbahn, die zum überwie-

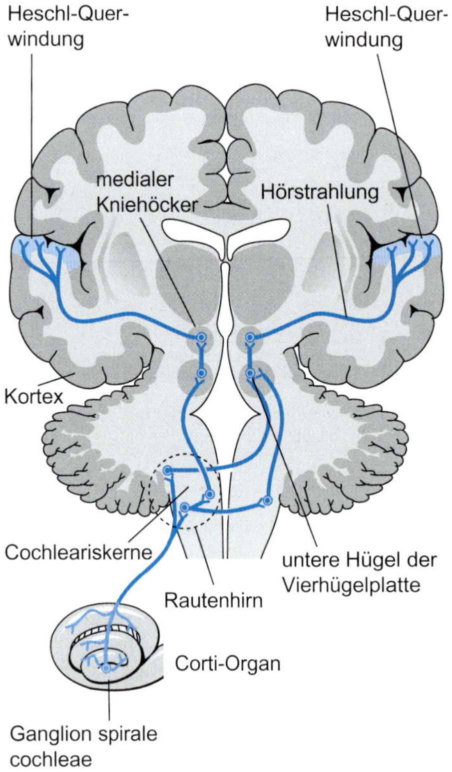

Abb. 1.6 Zentrale Hörbahn [L106]

genden Teil gekreuzt aufsteigt. In ihrem Verlauf wird das Signal zunächst im **Ncl. cochlearis dorsalis** auf das **2. Neuron** umgeschaltet. Weitere Umschaltungen erfolgen in den Kernen des Lemniscus lateralis (Pons) und des Colliculus inferior und nachfolgend des Corpus geniculatum mediale. Von hier verläuft das letzte Neuron zu den **Heschl-Windungen** im Gyrus temporalis transversus (► Abb. 1.6).

Über **efferente** Bahnen, die über die Cochlearis-Kerne wieder zurück zum Corti-Organ ziehen, werden überwiegend die Verstärkereigenschaften der äußeren Haarzellen beeinflusst. So können die Übertragungseigenschaften des peripheren Hörsystems zentral beeinflusst werden.

1.2.3.2 Gleichgewichtsorgan

Das **knöcherne Labyrinth** des Gleichgewichtsorgans besteht aus dem Vorhof und den Bogengängen. Das **häutige Labyrinth** des Gleichgewichtsorgans hat über den Ductus reuniens Kontakt mit dem Ductus cochlearis.

- Der **Vorhof (Vestibulum)** enthält den Sacculus und den Utriculus als Bestandteile des häutigen Labyrinths (► Abb. 1.7). Er steht über das ovale Fenster mit dem Mittelohr in Verbindung.
- **Sacculus** und **Utriculus** enthalten das Sinnesorgan für lineare Beschleunigung, die **Maculae staticae.** Die **Macula sacculi** steht senkrecht, die

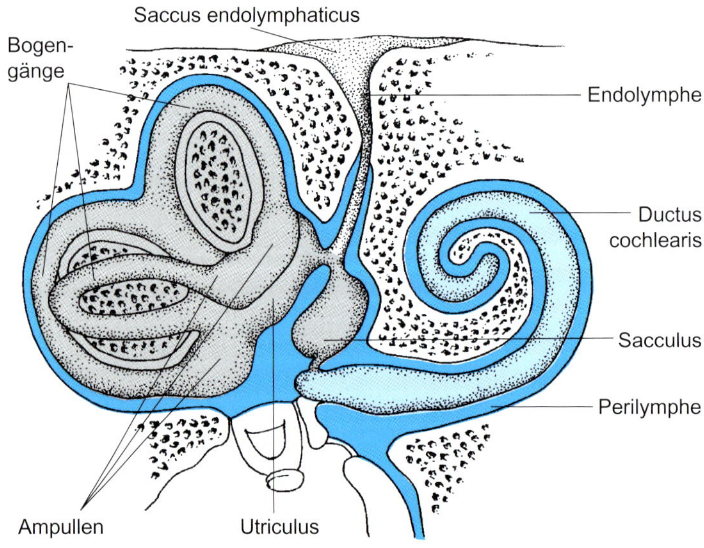

Abb. 1.7 Gleichgewichtssystem [L157]

Macula utriculi horizontal zur Körperachse. Die Maculae bestehen aus Stützzellen und Haarzellen, deren Stereozilien in eine gallertige Masse eingebettet sind. Diese enthält Kristallpartikel, die **Stato-** oder **Otolithen.** An den Haarzellen enden afferente Nervenfasern, deren Perikaryen im Ganglion vestibulare liegen und deren Axone einen Teil des N. vestibularis bilden. Zur Funktion der Maculae ▸ Kap. 1.2.5.

- Die halbkreisförmigen **Bogengänge** stehen in den Hauptebenen des Raums und umschließen gleichnamige häutige Gänge. Vor der Mündung in das Vestibulum erweitern sie sich jeweils zur Ampulle, die die **Crista ampullaris,** das Sinnesorgan für Drehbeschleunigungen, enthält. Die von Stützzellen umgebenen Haarzellen der Crista ragen mit ihren Zilien in eine gallertige Masse, die Cupula, hinein. Auch an diesen Haarzellen enden afferente Nervenfasern des N. vestibularis.

Zentrales Gleichgewichtssystem

Das zentrale Gleichgewichtssystem beginnt in den **Vestibulariskernen** (= Gleichgewichtskernen) am Boden der Rautengrube. Sie erhalten **Afferenzen** aus den peripheren Fasern des Ganglion vestibulare im Fundus des inneren Gehörgangs. Funktionell wichtige, teils gekreuzt, teils ungekreuzt verlaufende **Verbindungen** bestehen zu den **Augenmuskelkernen** (Nystagmusprüfungen ▸ Kap. 1.3.5.3). Weitere Verbindungen erreichen das Kleinhirn, das Rückenmark (Tractus vestibulospinalis), den Nucleus ruber (extrapyramidal-motorisches System) und die Vaguskerne. Durch das Zusammenspiel des Gleichgewichtssystems mit dem Gesichtssinn und der Oberflächen- und Tiefensensibilität wird die Orientierung im Raum ermöglicht.

1.2.3.3 N. facialis

Der Nerv führt motorische Fasern für die **mimische Muskulatur.** Sensorische und sekretorische Fasern verlaufen separat zunächst im N. intermedius durch den inneren Gehörgang und erreichen als **N. petrosus major** die Tränendrüse bzw. die Drüsen der Nasenschleimhäute bzw. in der **Chorda tympani** die Gll. sublinguales und submandibulares (▸ Abb. 1.8). Sensorisch versorgt der Nerv ebenfalls über die Chorda tympani die vorderen ⅔ der Zunge.

> **Praxistipp**
>
> Der Kenntnis des komplexen Verlaufs des N. facialis durch das Felsenbein ist wichtig, um den Ort einer Schädigung bei Fazialisparesen aus dem klinischen Bild ableiten zu können.

1.2.4 Physiologie des Hörvorgangs

Der Schall passiert zunächst das äußere Ohr und wird durch das Trommelfell auf die Gehörknöchelchen übertragen. Das **Mittelohr** dient insbesondere der **Verstärkung** der am Trommelfell auftreffenden Schallwellen. Die Schallverstärkung resultiert zum einen aus der Übertragung des Schalls von einer großen (Trommelfell) auf eine kleine Fläche (Steigbügelfußplatte), zum anderen aus der Hebelwirkung der Gehörknöchelchenkette. Insgesamt wird eine Verstärkung etwa um den **Faktor 22** erreicht. Diese ist notwendig, um den Impedanzsprung von Luft (Mittelohr) zu Flüssigkeit (Perilymphe im Innenohr) überwinden zu können.

Durch die Gehörknöchelchenkette wird der Schall mechanisch auf das ovale Fenster übertragen und an die Perilymphe der Scala vestibuli weitergegeben. Über das Helicotrema erreichen die Schwingungen die Scala tympani und das runde Fenster. Aus der Volumenverschiebung der Perilymphe resultiert eine Auslenkung der Basilarmembran, auf der sich eine **Wanderwelle** in Richtung Helicotrema bildet. In Abhängigkeit von der Schallfrequenz erreichen die Schwingungen an einer bestimmten Stelle der **Basilarmembran** ein Maximum. In diesem Bereich kommt es infolge einer Relativbewegung der Membrana tectoria zu den Haarzellen zu einer Auslenkung der Stereozilien, die den adäquaten Reiz für die Haarzellen darstellt. Die Freisetzung von Neurotransmittern durch die inneren Haarzellen bewirkt eine Umwandlung der Erregung in Aktionspotenziale der entsprechenden Hörnervenfasern **(mechanoelektrische Transduktion).**

> **Praxistipp**
>
> Jede Frequenz wird an einem bestimmten Ort der Basilarmembran abgebildet: Für hohe Töne liegt das Amplitudenmaximum in der basalen Schneckenwindung, für tiefe Töne im Bereich der Schneckenspitze. Dies bezeichnet man als **Tonotopie** oder Ortsprinzip der Cochlea.

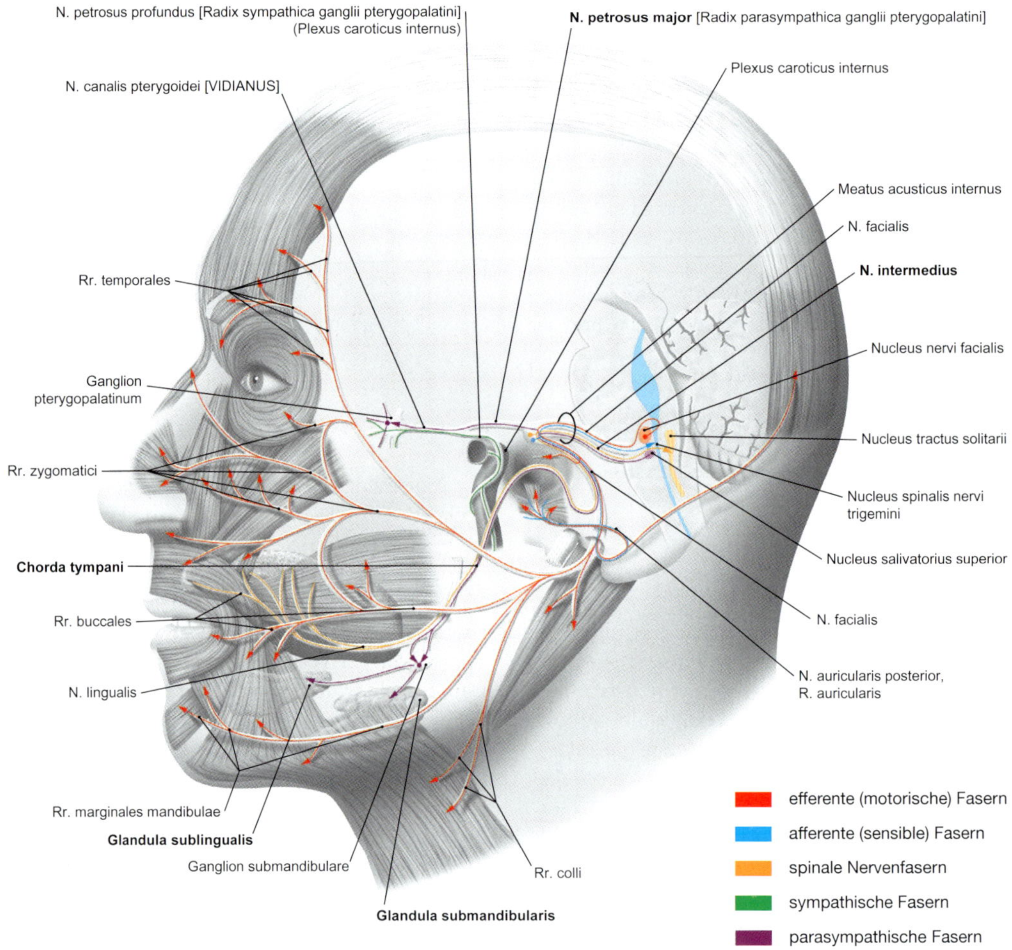

Abb. 1.8 N. facialis [L127]

Die **äußeren Haarzellen** werden auch als **kochleärer Verstärker** („cochlear amplifier") bezeichnet, da diese durch aktive Kontraktionen eine **Verstärkung der Wanderwelle** bewirken können. Hierdurch werden die Wahrnehmung leiser Pegel sowie die Frequenzauflösung des Innenohrs verbessert. Die Motilität der äußeren Haarzellen beruht im Wesentlichen auf dem in der lateralen Zellwand lokalisierten Motorprotein **Prestin.**

Durch die komplexe Physiologie ist das Innenohr in der Lage, **Schalldruckpegel** im Bereich von **0–120 dB** und einen **Frequenzumfang** von **16–20.000 Hz** zu verarbeiten. Hörnerv und zentrale Hörbahn enthalten weiterhin hoch spezialisierte Neurone zur Erkennung und Weiterleitung unterschiedlicher Parameter, wie z. B. Zeit- und Pegelverläufen des eingehenden Schallreizes.

1.2.5 Physiologie des Gleichgewichtsorgans

Das periphere Gleichgewichtsorgan untergliedert sich funktionell zum einen in die für die Erkennung von Vertikal- bzw. Horizontalbeschleunigungen verantwortlichen Maculae sacculi bzw. utriculi, zum anderen in die für die Registrierung von Drehbewegungen zuständigen Bogengänge.

Die senkrecht ausgerichtete **Macula sacculi** erkennt **vertikale,** die waagerecht stehende **Macula utriculi** dagegen **horizontale** Bewegungen des Kopfes. Durch die **Linearbeschleunigung** kommt

es infolge einer Relativbewegung zwischen Statolithenmembran und Haarzellen zu einer Auslenkung der Stereozilien und damit zur **Zellerregung.** Adäquater Reiz für die **Bogengänge** ist die **Drehbeschleunigung.** Bei einer Drehbeschleunigung bleibt die Endolymphe nach dem Trägheitsprinzip zunächst hinter der Bewegung zurück. Dadurch wird die Cupula mit den Stereozilien der Haarzellen abgelenkt. Wird die Bewegung abgebremst, kommt es zu einer gegenläufigen Auslenkung der Cupula. Aufgrund ihrer Eigenelastizität kehrt diese nach Beendigung des Reizes wieder in ihre Ausgangsstellung zurück.
Aufgrund der funktionellen Verschaltung der Vestibulariskerne mit den Augenmuskelkernen kommt es als Folge der Reizung der Vestibularorgane zur Aktivierung des vestibulookulären Reflexbogens. Es resultiert ein **Nystagmus** (▸ Kap. 1.3.5.3).

Lerntipp

Unter einem Nystagmus versteht man zweiphasige konjugierte Augenbewegungen mit einem konstanten Rhythmus. Er dient der Stabilisierung der visuellen Wahrnehmung. Die Richtung des Nystagmus wird nach der schnellen Rückstellphase definiert, die auf die langsame Bewegung folgt. Ein typisches Beispiel für einen physiologischen Nystagmus ist der optokinetische Nystagmus (Eisenbahnnystagmus).

Endolymphströme lassen sich auch durch thermische Reize auslösen. Diesen Umstand macht man sich bei der kalorischen Prüfung der Funktion der peripheren Vestibularorgane zunutze (▸ Kap. 1.3.5.4).

1.3 Untersuchungsmethoden

Christiane Koitschev

1.3.1 Anamnese

Folgende **Leitsymptome** für die Erkrankungen des Ohrs sollten unbedingt erfragt werden:
- Ohrenschmerzen (Otalgie)
- Hörminderung (Hypakusis)
- Ohrgeräusche (Tinnitus)
- Ohrenlaufen (Otorrhö)
- Schwindel (Vertigo)

Lerntipp

Merken Sie sich die Leitsymptome über die **5 „S"**: **S**chmerzen, **S**chwerhörigkeit, **S**ausen (= Tinnitus), **S**ekretion und **S**chwindel.

1.3.2 Inspektion

Bei der Inspektion des **äußeren Ohrs** einschließlich des prä- und postaurikulären Bereichs wird besonders auf Rötungen, Schwellungen, Fehlbildungen und sowie auf Absonderungen aus dem Gehörgang (Schleim/Eiter, Blut, Liquor) geachtet. Retroaurikulär oder oberhalb des Tragus verlaufende Narben sind häufig Hinweise auf Voroperationen.
Im Anschluss erfolgt die **Otoskopie,** d.h. die Inspektion des äußeren Gehörgangs, des Trommelfells und bei Defekten des Trommelfells auch von Teilen der Paukenhöhle. Dazu wird entweder ein Otoskop, bei dem sich Lichtquelle und Trichter in einem Gerät befinden, oder ein Ohrmikroskop mit 6- bis 12-facher Vergrößerung und guter Ausleuchtung zur Beurteilung feinerer Strukturen verwendet.
Zerumen oder andere Verunreinigungen des Gehörgangs müssen ggf. zunächst entfernt werden. Dies kann mit einem speziellen Ohrsauger oder mit stumpfen Küretten unter ständiger Sichtkontrolle geschehen. Ohrspülungen sollten wegen der Gefahr von Mittelohrinfektionen bei nicht erkannten Trommelfelldefekten grundsätzlich vermieden werden.

Praxistipp

Damit man das Trommelfell einsehen kann, muss die Ohrmuschel nach hinten oben gezogen werden, um den Knick im äußeren Gehörgang auszugleichen.

Ein normales (= **differenziertes) Trommelfell** stellt sich otoskopisch wie folgt dar:
- **Farbe:** perlmuttgrau bis grau-gelblich
- **Oberfläche:** glatt, trocken
- **Transparenz:** mäßig. Der lange Hammergriff ist deutlich sichtbar.
- **Lichtreflex:** unterhalb des Umbo, im vorderen unteren Quadranten.
- **Beweglichkeit:** beim **Valsalva-Manöver** deutliche Auswärtsbewegung sichtbar (▸ Kap. 1.3.6.1).

1.3.3 Palpation

Die **Warzenfortsätze** können palpatorisch auf **Schwellungen** sowie **Druck-** und **Klopfempfindlichkeit** des Planum mastoideum im Seitenvergleich untersucht werden. Es folgt die **Palpation der regionären Lymphknoten,** die prä- und retroaurikulär sowie im Kieferwinkel liegen.
Bei **Otalgien** ist außerdem auf das Vorliegen eines Tragusdruck- oder Ohrmuschelzugschmerzes zu achten.

1.3.4 Hörprüfungen

Lerntipp

Die gängigen Hörprüfungen gehören zu den Standardfragen des IMPP. Sie verschaffen sich einen systematischen Überblick über die verschiedenen Hörprüfungen, indem Sie diese in subjektive und objektive Verfahren einteilen.

Die Hörprüfungen lassen sich einteilen in subjektive und objektive Verfahren:
- **Subjektive Verfahren:**
  - Stimmgabelprüfungen
  - Ton- und Sprachaudiometrie
  - Fragebogeninventare
- **Objektive Verfahren:**
  - Impedanzaudiometrie
  - otoakustische Emissionen
  - akustisch evozierte Potenziale

1.3.4.1 Physikalische Grundlagen

Für die Bewertung der klassischen Hörprüfungen ist das Verständnis der physikalischen Größen Frequenz und Lautstärke wichtig.
Die **Frequenz** ist das Maß für die Tonhöhe und wird in **Hertz** (1 Hz = 1 Schwingung/s) angegeben. Die **Lautstärke** bzw. der Schalldruckpegel wird in **Dezibel** (dB) angegeben. Das Dezibel ist ein Verhältnismaß für den Schalldruck. Als Bezugsschalldruckpegel dienen die menschliche (Norm-)Hörschwelle von 1.000 Hz und ein Schalldruck von 20 μPa = 0 dB. Da das menschliche Gehör nicht für alle Tonhöhen die gleiche Empfindlichkeit aufweist, wird bei den klinischen Hörprüfungen die frequenzabhängige, subjektive Hörschwelle in dB HL (HL= hearing level) angegeben. Dadurch liegt die Hörschwelle des Normalhörenden für alle Frequenzen bei 0 dB HL (Einzelheiten s. Lehrbücher der Physiologie).

Merke

Da das Dezibel eine logarithmische Einheit darstellt, ist eine einfache Addition von dB-Werten nicht zulässig. Eine Zunahme des Schalldruckpegels um 6 dB bedeutet bereits eine Verdoppelung des zugehörigen Schalldrucks.

Neben Schallintensität und Tonhöhe verwendet unser Gehör außerdem Zeitmuster sowie Laufzeit- und Pegeldifferenzen zwischen beiden Ohren zur räumlichen Lokalisation von Schallquellen sowie zur Trennung von Nutz- und Störsignalen.
Kennzeichen aller sensorischen Systeme ist die Anpassung bzw. **Adaptation** an Reize. Die Adaptation muss von der Ermüdung abgegrenzt werden, die abhängig von Intensität und Dauer der Beschallung ist. Bei Dauerbeschallung stellt sich eine **Hörermüdung,** die sog. vorübergehende Hörschwellenabwanderung (TTS = **Temporary Threshold Shift**) ein. Die TTS entspricht dem Gefühl der „tauben Ohren" z. B. nach Discobesuchen. Normalisiert sich die Hörschwelle nicht nach wenigen Stunden, handelt es sich bereits um eine PTS (**Permanent Threshold Shift**) als Ausdruck einer **kochleären Lärmschädigung.**

Lerntipp

Lärm stellt die häufigste Ursache für Innenohrschwerhörigkeiten insbesondere bei jungen Menschen dar. Die Lärmschwerhörigkeit als Folge von Lärmarbeit ist als Berufskrankheit anerkannt.

1.3.4.2 Klassische Hörprüfungen

Lerntipp

Das IMPP stellt sehr gerne Fragen zu den verschiedenen Hörprüfungen. Es ist daher sinnvoll, dieses Kapitel genau durchzuarbeiten.

Hörprüfungen dienen dazu, Art und Ausmaß der Hörstörung einschätzen zu können. Grundsätzlich sind folgende Arten von Schwerhörigkeiten zu unterscheiden:
- **Schallleitungsschwerhörigkeit:** betrifft die Schallleitung in Gehörgang oder Mittelohr
- **Schallempfindungsschwerhörigkeit:** betrifft Innenohr oder Hörnerv (= retrokochleär)

- **Kombinierte Schwerhörigkeit:** Sowohl Schallleitung als auch -empfindung sind gestört.

Je nach Lokalisation der Schädigung wird auch von kochleären und retrokochleären (= neurale bzw. zentrale Hörbahn) Hörstörungen gesprochen.

Hörweitenprüfung

Die einfachste Methode, das Gehör zu überprüfen, ist die Hörweitenprüfung, deren klinische Bedeutung heutzutage gering ist. Bestimmt wird die seitengetrennte Hörweite für **Flüster- und Umgangssprache,** indem jeweils ein Ohr z. B. mit einem Gehörschutzstöpsel vertäubt wird. Gewertet wird der Abstand, bei dem mindestens drei zweistellige Zahlen richtig nachgesprochen werden (▸ Tab. 1.1).

Stimmgabelprüfungen

Die Stimmgabelprüfungen dienen hingegen heute noch zur raschen **Differenzierung zwischen Schallleitungs- und Schallempfindungsschwerhörigkeit** und werden mit einer a1-Stimmgabel (440 Hz) durchgeführt. Die Versuche nach Weber und Rinne müssen stets in Kombination bewertet werden (▸ Tab. 1.2)

Tab. 1.1 Hörweiten für Umgangssprache

> 6 m	normales Gehör
4 m	geringgradige Schwerhörigkeit
4–1 m	mittelgradige Schwerhörigkeit
1–0,3 m	hochgradige Schwerhörigkeit
> 0,25 m bis ad concham (direkt vor dem Ohr)	an Taubheit grenzende Schwerhörigkeit

Weber-Versuch

Beim Weber-Versuch wird die **Knochenleitung beider Ohren** verglichen. Man setzt die angeschlagene Stimmgabel mittig auf den Kopf des Patienten und fragt ihn, wo er den Ton hört. Hört der Patient den Ton in der Mitte (Weber median, ▸ Abb. 1.9 links), so ist von einem symmetrischen Gehör auszugehen. Lateralisiert der Patient den Ton auf eine Seite, kann auf dieser Seite eine Schallleitungsstörung vorliegen (▸ Abb. 1.9 Mitte) oder auf der Gegenseite eine Schallempfindungsschwerhörigkeit bestehen (▸ Abb. 1.9 rechts).

Lerntipp

Man kann sich dieses Phänomen etwa so erklären: Normalerweise läuft der Schall der Stimmgabel über die Knochenleitung zum Innenohr, wird dort gehört und kann dann nach außen über das Mittelohr abklingen (sog. **Mach-Abflusstheorie**). Liegt ein Schaden im Bereich des Mittelohrs vor, so bleibt der Ton im Mittelohr „gefangen" und wird daher auf der kranken Seite stärker wahrgenommen.

Rinne-Versuch

Das **Hörvermögen über Luft- und Knochenleitung** des geprüften Ohrs wird beim Rinne-Versuch verglichen. Man setzt die angeschlagene Stimmgabel auf das Mastoid, hält sie anschließend vor den Gehörgang und fragt den Patienten, wo er den Ton lauter hört (▸ Abb. 1.10). Hört der Patient den Ton vor dem Gehörgang (= **Luftleitung**) lauter, so ist die Schallleitung in Gehörgang und Mittelohr normal oder fast normal → **Rinne positiv.** Hört der Patient den Ton jedoch am Mastoid (= **Knochenleitung**), deutet dies auf eine Schallleitungsschwerhörigkeit von > 15 dB hin → **Rinne negativ.**

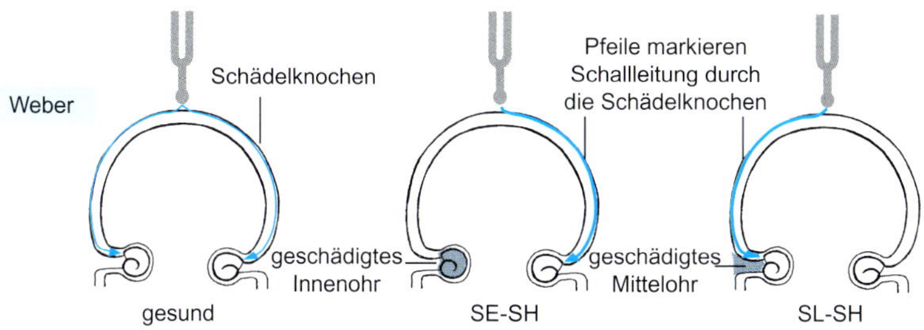

Abb. 1.9 Weber-Versuch (SE-SH: Schallempfindungsschwerhörigkeit, SL-SH: Schallleitungsschwerhörigkeit) [L157]

Tab. 1.2 Beispiele für einige typische Befunde des Stimmgabeltests

Weber	Rinne rechts	Rinne links	Beurteilung
Median	+	+	symmetrisches Gehör (**Cave:** auch symmetrische Schallempfindungsschwerhörigkeit möglich!)
rechts lateralisiert	–	+	V. a. Schallleitungsschwerhörigkeit rechts
links lateralisiert	+	+	V. a. Schallempfindungsschwerhörigkeit rechts

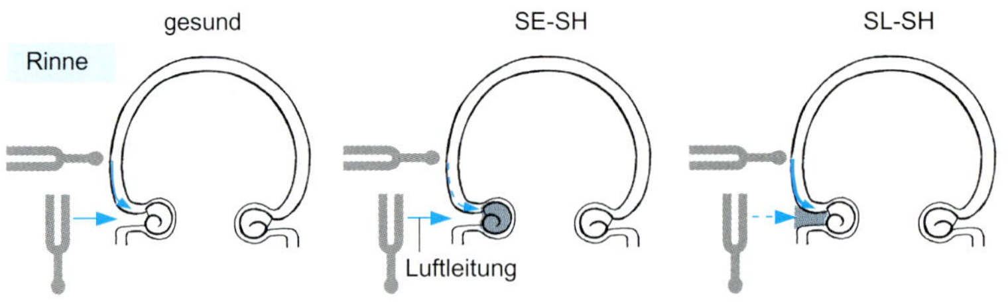

Abb. 1.10 Rinne-Versuch (SE-SH: Schallempfindungsschwerhörigkeit, SL-SH: Schallleitungsschwerhörigkeit) [L157]

1.3.4.3 Elektroakustische Hörprüfmethoden

Man unterscheidet subjektive und objektive Hörprüfmethoden in Abhängigkeit von der erforderlichen Mitarbeit des Patienten.

Subjektive Messmethoden

Zu den subjektiven, psychoakustischen Methoden gehören:

- Tonschwellenaudiometrie
- Sprachaudiometrie
- Békésy-Audiometrie
- überschwellige Methoden, wie Fowler, SISI, Langenbeck
- Hörermüdungstests

Tonschwellenaudiometrie

Zur Erstellung eines **Tonaudiogramms** (▸ Abb. 1.11) verwendet man ein Tonaudiometer, das Töne in Frequenzen von 125–10.000 Hz in einer Lautstärke zwischen 0–120 dB erzeugt. Die Messung muss in schallgedämmten Kabinen durchgeführt werden.

Zunächst wird die **Luftleitung** für jedes Ohr getrennt über einen **Kopfhörer** gemessen. Der Patient soll angeben, wann er den Ton gerade eben wahrnimmt. Diese Lautstärke wird mit der zugehörigen Frequenz in das Koordinatensystem des Audiogramms eingetragen. Zur Messung der **Knochenleitung** wird ein sog. Knochenleitungshörer auf das Mastoid aufgesetzt und man verfährt wie bei der Luftleitung. Die Knochenleitung ermöglicht es, die Leistung des Innenohrs unabhängig von der Schallübertragung im Gehörgang bzw. im Mittelohr zu messen.

Luft- und Knochenleitungsschwelle verlaufen bei Normakusis bzw. bei reiner Schallempfindungsschwerhörigkeit deckungsgleich (▸ Abb. 1.11 a und c). Liegt eine Differenz zwischen beiden Schwellen vor, ist diese Ausdruck einer Schallleitungsstörung (▸ Abb. 1.11b). Handelt es sich um eine reine Schallleitungsschwerhörigkeit, verläuft die Knochenleitung um 0 dB. Im Falle einer **kombinierten Hörstörung** sinkt die Knochenleitung dem Ausmaß der Innenohrschädigung entsprechend ab.

Klinisch orientiert sich die Beurteilung des Schweregrads einer Hörstörung immer an der **Luftleitungsschwelle.** Orientierend gilt folgende Einteilung:

0–20 dB	Normalgehör
20–40 dB	geringgradige Schwerhörigkeit
40–60 dB	mittelgradige Schwerhörigkeit
60–80 dB	hochgradige Schwerhörigkeit
80–90 dB	an Taubheit grenzende Schwerhörigkeit
> 90 dB	Taubheit

Merke

Die Knochenleitungsschwelle im Tonaudiogramm kann physiologischerweise nicht schlechter sein als die Luftleitung. Ist dies dennoch einmal der Fall, kann eine

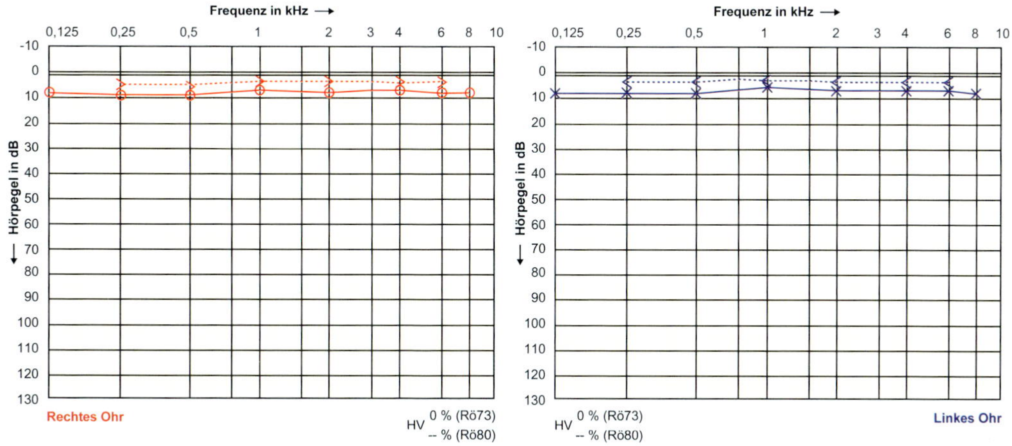

Abb. 1.11a Tonaudiogramm eines Normalgehörs; auf der X-Achse wird die Frequenz (f in kHz) von tief nach hoch und auf der Y-Achse die Lautstärke (in dB HL) von oben leise nach unten laut aufgetragen. [M777]

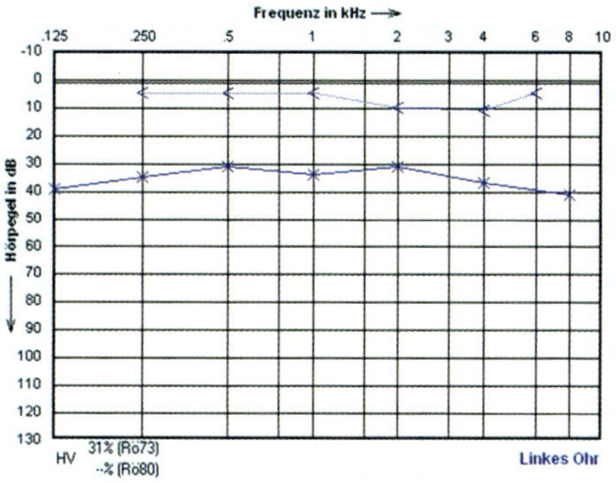

Abb. 1.11b Audiogramm einer Schallleitungsschwerhörigkeit (Pfeile mit unterbrochener Linie = Knochenleitung, Kreuze für die linke Seite mit durchgezogener Linie = Luftleitung) [M777]

fehlerhafte Kalibrierung oder ein Messfehler die Ursache sein. In Einzelfällen kann dies auch einen Hinweis auf eine Simulation durch den Patienten darstellen.

Liegt ein **asymmetrisches Hörvermögen** vor, so muss das bessere Ohr „vertäubt" werden. Dazu wird das bessere Ohr mit einem Rauschen beschallt, damit der Ton nicht vom schlechteren auf das bessere Ohr übergehört werden kann. Bei Nichtbeachtung der „Vertäubungsregeln" können schwerwiegende Messfehler resultieren.

Sprachaudiometrie

Der Sprachaudiometrie kommt ein hoher diagnostischer Stellenwert zu, da das Sprachverständnis für den Patienten wesentlicher ist als das Tongehör.

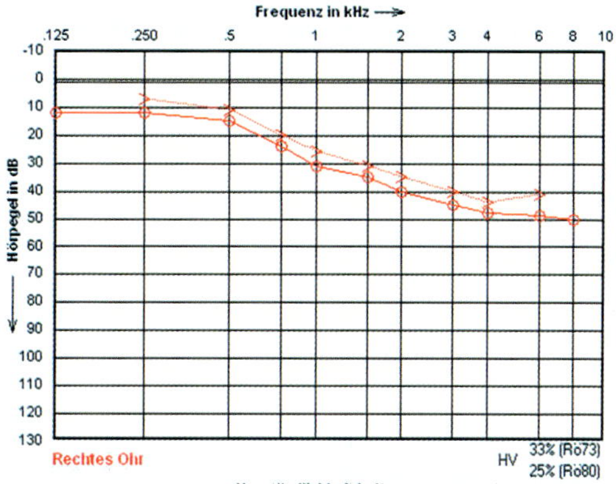

Abb. 1.11c Schallempfindungsschwerhörigkeit, dargestellt für die rechte Seite (Kreise für die Luftleitung, Knochenleitung = Pfeile und unterbrochene Linie, läuft deckungsgleich zur Luftleitung = Kreise und durchgezogene Linie) [M777]

Der nach wie vor am häufigsten verwendete deutsche Sprachtest ist der **Freiburger Sprachverständnistest (DIN 45 621),** der auch Eingang in eine Norm gefunden hat (▸ Abb. 1.12).

Der „Freiburger" umfasst:

- **Zweistellige Zahlen:** Geprüft wird der **Hörverlust für Sprache** in dB. Dieser entspricht der Lautstärke, bei der der Patient 50 % der Zahlen versteht.
- **Einsilbige Worte:** Geprüft wird die Verständlichkeit bzw. Diskrimination. Der **Diskriminationsverlust** gibt die Differenz zum vollständigen Verständnis aller Worte, entsprechend 100 %, an.

Zunehmend gehören auch Satztests, die teilweise auch für die Anwendung im Störgeräusch normiert sind, zum sprachaudiometrischen Standardmaterial (z. B. **Oldenburger Satztest** = OLSA). Sie besitzen eine höhere klinische Aussagekraft als der klassische Freiburger-Test.

Für **Kinder** stehen spezielle Sprachtests zur Verfügung. Am häufigsten werden der „Mainzer" bzw. der „Göttinger" Kindersprachtest angewendet, die jeweils in verschiedenen Schwierigkeitsstufen und mit oder ohne Bildkarten in Abhängigkeit vom Stand der Sprachentwicklung des Kindes angeboten werden können. Auch für Kinder gibt es Satztests zur Anwendung im Störgeräusch (z. B. Oldenburger Kinder-Satztest = OlKiSa).

Recruitmenttests (überschwellige Methoden)

Bei Innenohrschwerhörigkeiten werden auf dem kranken Ohr leise Töne oder Geräusche zunächst gar nicht oder leiser als auf dem gesunden Ohr wahrgenommen. Mit zunehmender Lautstärke wird der Lautheitsunterschied zwischen beiden Ohren geringer bzw. verschwindet völlig. Dieses Phänomen wird als **positives Recruitment** bezeichnet.

Vor der Einführung moderner objektiver Methoden der Innenohrdiagnostik (s. u.) spielten die verschiedenen überschwelligen (d. h. Prüfpegel oberhalb der Hörschwelle) Recruitmenttests eine wichtige Rolle. Vollständigkeitshalber seien hier der Fowler-Test, der SISI (Short Increment Sensitivity Index nach Jerger), die Geräuschaudiometrie nach Langenbeck und der Lüscher-Test erwähnt.

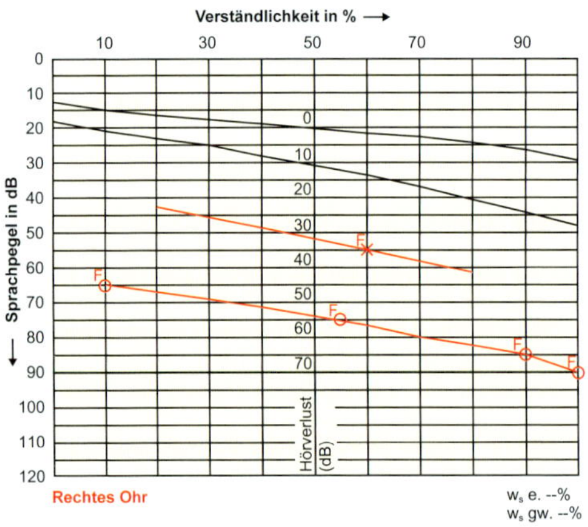

Abb. 1.12 Sprachaudiogramm; auf der X-Achse wird die Verständlichkeit in Prozent (ganz rechts 100 %) und auf der Y-Achse der Sprachschallpegel in dB SPL aufgetragen. Im Formular schwarz bereits eingetragen sind die Normkurven für Mehrsilber (Zahlen, obere Kurve) und Einsilber (untere Kurve). [M777]

> **Merke**
>
> Ein positives Recruitment ist ein typisches Zeichen der kochleären Schwerhörigkeit. Ein negatives Recruitment ist dagegen für retrokochleäre Hörschäden kennzeichnend.

Hörermüdungstest

Zu den Hörermüdungstests gehören die **Békésy-Audiometrie** sowie der **Cahart-Test.** Hier wird jeweils getestet, nach welcher Zeit ein schwellennaher Ton nicht mehr hörbar ist. Typisch für retrokochleäre Hörschäden ist die pathologische Hörermüdung, d. h. die Lautstärke des Tons muss ständig erhöht werden. Auch die Hörermüdungstests haben ihre Bedeutung zugunsten objektiver Verfahren verloren.

Diagnostik der zentralen Hörverarbeitung

Bei der zentralen Hördiagnostik wird die Analyse des Sprachsignals im Bereich der zentralen Hörbahn untersucht. Ein klassischer Bestandteil der zentralen Hördiagnostik ist die Überprüfung des dichotischen Hörens. Bei den **dichotischen Tests** werden dem Patienten auf beiden Ohren über Kopfhörer gleichzeitig verschiedene Wörter angeboten. Für Erwachsene steht der dichotische Diskriminationstest nach Feldmann, für Kinder der Test nach Uttenweiler zur Verfügung.

Hörprüfungen im Kindesalter

Hörprüfungen im Kindesalter stützen sich stark auf objektive Methoden (s. u.). Da subjektive Tests eine Mitarbeit der Kinder erfordern, müssen sie dem Entwicklungsstand des Kindes angepasst sein.

Reaktionsaudiometrie/Reflexaudiometrie:

- für Säuglinge etwa bis zum 6. Lebensmonat
- Das Kind wird zwischen Lautsprecher platziert und beobachtet.
- Bei lauten Geräuschen zeigt sich ein Saug-, Schreck-, oder Moro-Reflex.

Visual Reinforcement Audiometry (VRA = visuelle Ablenkaudiometrie):

- für Kinder zwischen 6 Monaten und ca. 2 Jahren
- Das akustische Signal wird mit einem visuellen Reiz (z. B. einem aufleuchtenden Bild) gekoppelt und das Kind dadurch konditioniert, auf den akustischen Reiz mit einer Blickwendung zum Bild zu reagieren.

Spielaudiometrie:

- etwa ab 2½ Jahren
- Das Kind wird spielerisch angewiesen, bei einem akustischen Signal z. B. ein Klötzchen auf eine Platte zu stecken.

Merke

Kinder reagieren **altersabhängig** auf Lautstärke. Ein Neugeborenes reagiert erst bei ca. 80 dB. Erst ab etwa 4 Jahren wird ein Kind eine Hörschwelle wie ein Erwachsener angeben. Das bedeutet aber nicht, dass Kinder schlechter hören; sie finden leise Signale nur nicht interessant!

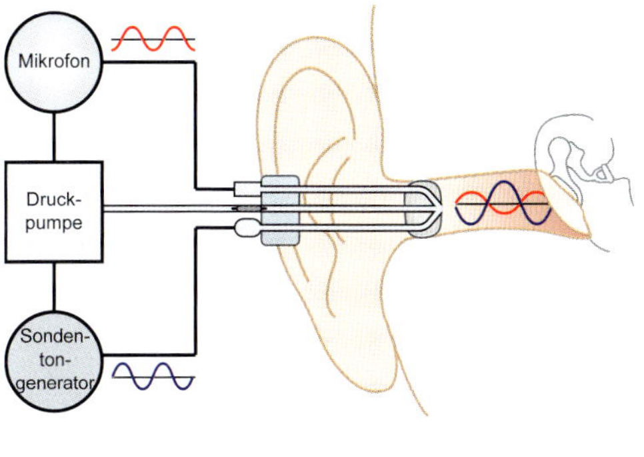

Abb. 1.13 Prinzip der Impedanzmessung [L231]

Objektive Messmethoden

Alle bisher beschriebenen subjektiven Untersuchungen sind nur dann aussagekräftig, wenn der Patient zuverlässig mitarbeitet. Ist diese Mitarbeit z. B. bei Säuglingen oder geistig behinderten Patienten nicht gewährleistet, ist die Anwendung objektiver Messmethoden zwingend erforderlich. Zu den objektiven Tests gehören:

- Impedanzmessung (Tympanometrie)
- Stapediusreflexmessung
- otoakustische Emissionen (OAE)
- akustisch evozierte Potenziale (AEP, auch „auditory evoked potentials")

Die Messung der Impedanz und des Stapediusreflexes erfasst Funktionen des Mittelohrs, OAE und AEP beziehen sich auf Funktionen des Innenohrs.

Impedanzmessung (Tympanometrie)

Bei der Tympanometrie wird die **Schwingungsfähigkeit des Trommelfells** bei unterschiedlichen Druckverhältnissen ermittelt. Physiologischerweise herrschen vor und hinter dem Trommelfell die gleichen Drücke. Dies ermöglicht eine maximale Schwingungsfähigkeit des Trommelfells.

Für die Impedanzmessung wird eine luftdicht abschließende Sonde mit drei Kanälen in den Gehörgang eingeführt. Das Prinzip der Messung verdeutlicht ► Abb. 1.13. Über die Sonde wird der Druck

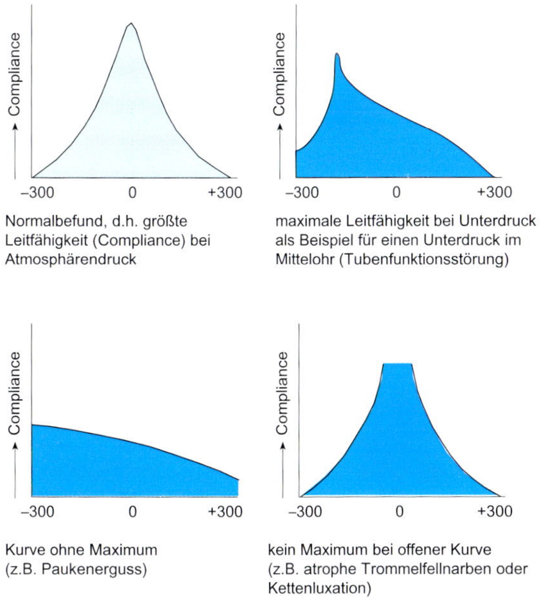

Abb. 1.14 Charakteristische Impedanzkurven [O639]

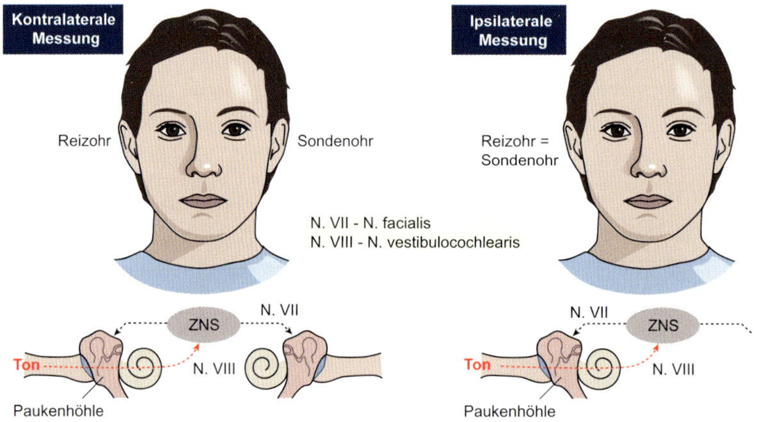

Abb. 1.15 Ipsi- bzw. kontralaterale Messung des Stapediusreflexes (N. VII = N. facialis, N. VIII = N. vestibulocochlearis) [L157]

im äußeren Gehörgang variiert, gleichzeitig wird die Reflexion eines 220-Hz-Sondentons (bei Kleinkindern 1.000-Hz-Sondenton) am Trommelfell gemessen. Der akustische Widerstand (= Impedanz) des Trommelfells ist abhängig von seiner Steifheit, die sich mit den Druckverhältnissen ändert. Über die sich ebenfalls ändernde Schallreflexion am Trommelfell ergeben sich typische Kurvenverläufe des **Tympanogramms** (▸ Abb. 1.14). Die Normalkurve verläuft spitzgipfelig mit einem Maximum bei 0 daPa, d.h., der Mittelohrdruck entspricht dem Druck im äußeren Gehörgang.
Die Impedanzmessung ist sekundenschnell auch bei unkooperativen Patienten durchzuführen.

Stapediusreflexmessung

Nach dem Prinzip der Impedanzmessung (▸ Abb. 1.13) lässt sich auch der Stapediusreflex registrieren. Hier wird die **Impedanzänderung** aufgezeichnet, die entsteht, wenn sich der M. stapedius kontrahiert. Die Kontraktion führt zu einer Versteifung der Gehörknöchelchenkette und dadurch zu einer Verringerung der Compliance des Trommelfells.
Den afferenten Schenkel des Stapediusreflexes bilden Mittelohr, Innenohr und Hörnerv, den efferenten der N. facialis (▸ Abb. 1.15). Da die Umschaltung im Hirnstamm auf beide Fazialiskerne erfolgt, kann der Reflex sowohl durch die Beschallung des ipsi- als auch des kontralateralen Ohrs ausgelöst werden. Die wichtigsten Anwendungsbereiche sind die **Mittelohrdiagnostik** insbesondere bei V.a. Otosklerose (▸ Kap. 1.5.8) sowie die Topodiagnostik und Verlaufskontrolle bei **Fazialisparesen.** Normalerweise lässt sich der Reflex bei Lautstärken zwischen 70 und 90 dB SPL auslösen und wird mit vier Prüffrequenzen zwischen 250 und 4.000 Hz gemessen.

Otoakustische Emissionen (OAE)

Ein wesentlicher Baustein der objektiven Audiometrie ist die Messung der otoakustischen Emissionen (OAE). Durch die motorische Aktivität der äußeren Haarzellen entstehen Töne, die retrograd über das Mittelohr den äußeren Gehörgang erreichen können. Diese leisen **Schallaussendungen des Innenohrs** können mit einem empfindlichen Mikrofon im äußeren Gehörgang gemessen werden. Otoakustische Emissionen können spontan vorhanden sein (= **spontane** otoakustische Emissionen, **SOAE**) oder die „Antwort" auf einen akustischen Reiz darstellen (= **evozierte** otoakustische Emissionen, **EOAE**). Die EOAE sind bei 90 % aller normal hörenden Kinder und Erwachsenen nachweisbar. Je nach Art des auslösenden Schallreizes werden bei den EOAE die **transitorisch evozierten** otoakustischen Emissionen **(TEOAE)** und die **Distorsionsprodukte** otoakustischer Emissionen **(DPOAE)** unterschieden. TEOAE sind nicht frequenzspezifisch und bis zu einem Hörverlust von ca. 30 dB nachweisbar. DPOAE lassen sich bis zu einem Hörverlust von ca. 50 dB nachweisen und sind frequenzspezifisch.
Die Messung der EOAE ist über eine Gehörgangssonde vollautomatisch, schnell und schmerzlos möglich, erfordert jedoch eine ruhige Umgebung. Das Hörscreening bei **Neugeborenen** basiert auf der Messung der **TEOAE,** die in der Regel am schlafenden Säugling erfolgt. Weitere Anwen-

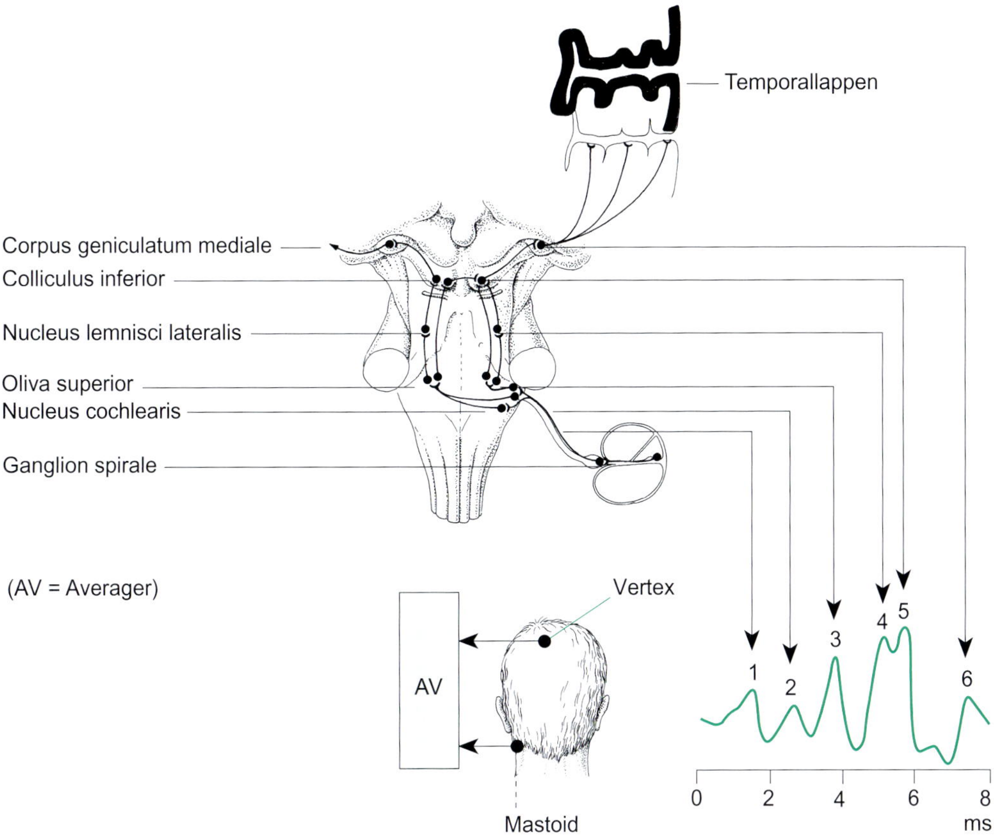

Abb. 1.16 BERA [L106]

dungsgebiete der OAE-Messung sind die Differenzialdiagnose kochleärer und retrokochleärer Hörstörungen sowie Verlaufskontrollen unter einer Therapie mit ototoxischen Medikamenten.

> **Lerntipp**
>
> Bei Mittelohrerkrankungen, wie z. B. Paukenergüssen, ist die OAE-Messung nicht möglich. Auf diese Weise können z. B. im Rahmen des Neugeborenen-Hörscreenings falsch-negative Messergebnisse entstehen. Eine weiterführende pädaudiologische Diagnostik aller im TEOAE-Screening auffälligen Kinder ist unbedingt erforderlich.

Akustisch evozierte Potenziale (AEP)

Die akustisch evozierten Potenziale (AEP) haben ebenfalls einen hohen Stellenwert in der objektiven audiologischen Diagnostik. Sie werden routinemäßig insbesondere zur objektiven Hörschwellenbestimmung bei Säuglingen und Kleinkindern eingesetzt. Bei der Messung wird über Oberflächenelektroden ein EEG abgeleitet und gleichzeitig je ein Ohr über Kopf- oder Schlauchhörer akustisch gereizt. Durch elektronische Mittelung des EEG-Signals werden die reizabhängigen Potenziale des Hörnervs bzw. der zentralen Hörbahn herausgefiltert. In Abhängigkeit von der Latenz der elektrischen Antwort auf den Schallreiz wird zwischen frühen (0–10 ms), mittleren (10–50 ms) und späten akustischen Potenzialen (ab 100 ms) unterschieden. Die höchste klinische Aussagekraft kommt hierbei den **frühen (FAEP-)Potenzialen** zu. Ihre Messung wird auch als **BERA** (Brainstem Evoked Response Audiometry) bezeichnet. Das typische Potenzialmuster der BERA kann bestimmten anatomischen Regionen der Hörbahn zugeordnet werden (▸ Abb. 1.16). Ausgewertet werden die **absoluten Latenz-**

zeiten und die **Interpeaklatenzen (IPL)** der einzelnen Potenziale.
Anwendung findet die BERA insbesondere bei der objektiven Hörprüfung von Säuglingen und Kleinkindern in Kombination mit der OAE-Messung. Für Screening-Untersuchungen stehen vollautomatisch ablaufende Messverfahren mit Untersuchungszeiten von wenigen Minuten zur Verfügung. Die „Screening-BERA" ist eine wichtige Ergänzung des OAE-Screenings, da ihre Ergebnisse durch Mittelohrpathologien weniger stark verfälscht werden. Außerdem wird die BERA zur Diagnostik von Tumoren im inneren Gehörgang bzw. im Kleinhirnbrückenwinkel, wie z. B. Akustikusneurinomen, eingesetzt. Auch in der neurologischen Diagnostik kommen die AEP häufig zur Anwendung.
In der **klinischen Diagnostik** spielen folgende **weitere AEPs** eine Rolle:

- **Elektrocochleografie (ECochG):** dabei wird eine Nadelelektrode durch das Trommelfell auf das Promontorium gesetzt und Antworten der inneren Haarzellen (Cochlear Microphonics = CM), bzw. das Summationspotenzial durch Auslenkung der Basilarmembran (SP) und das Summenaktionspotenzial (SAP) des Hörnervs abgeleitet.
- **CERA (Cortical Evoked Response Audiometry):** Ableitung von der Hörrinde, die Antworten werden den späten Potenzialen (= SAEP) zugerechnet.
- **ASSR (Auditory Steady State Responses):** ermöglichen eine frequenzspezifische objektive Abschätzung der Hörschwelle.

Lerntipp

Besteht bei einem Patienten eine asymmetrische Schallempfindungsschwerhörigkeit, so muss eine retrokochleäre Störung ausgeschlossen werden.
Zur Diagnostik einer retrokochleären Störung können sowohl die Hirnstammaudiometrie (BERA) als auch die Kernspintomografie sinnvoll eingesetzt werden.

1.3.5 Vestibularisprüfungen

Schwindel ist eine Gleichgewichtsstörung, die entsteht, wenn die Auskünfte verschiedener Sinnesrezeptoren einander widersprechen. Die Ursachen sind äußerst vielfältig, sodass eine gründliche Erhebung der Anamnese die Voraussetzung für eine sinnvolle Planung der weiteren Diagnostik darstellt.
Für den HNO-Arzt ist zunächst eine klinische Abgrenzung gegenüber internistischen und neurologischen Schwindelursachen wichtig (▸ Kap. 10.9).
Vestibularisprüfungen kommen immer dann zum Einsatz, wenn klinisch der Verdacht auf einen vestibulär bedingten Schwindel besteht. Je nach Ursache unterscheidet man zwischen einem in **Innenohr** oder N. vestibularis entstehenden **peripher-vestibulären** und einem im **zentralen Gleichgewichtssystem** lokalisierten **zentral-vestibulären** Schwindel. Charakteristisches Merkmal aller vestibulären Schwindelformen ist das Vorliegen eines **pathologischen Nystagmus** (▸ Kap. 1.3.5.3).
Auf die Anamnese folgen die klinischen Untersuchungen auf Spontan-, Blickrichtungs- oder Kopfschüttelnystagmus mit der Frenzel-Brille, dann die Koordinationsprüfungen. Die kalorische Prüfung ermöglicht als einziges Verfahren die seitengetrennte Untersuchung der peripheren Gleichgewichtsorgane. Die anderen Prüfungen untersuchen immer das Zusammenspiel beider Gleichgewichtsorgane und geben Hinweise auf die Lokalisation der Störung im peripheren oder zentralen vestibulären System.

1.3.5.1 Schwindelanamnese

Folgende Punkte sollten erfragt werden (▸ Tab. 1.3):

1. **Schwindelanalyse:** Dreh-, Lift- oder Schwankschwindel, Gangunsicherheit, Fallneigung?
2. **Begleitsymptome:** Hörstörungen Tinnitus, Übelkeit, Erbrechen, Sehstörungen, neurologische Ausfälle?
3. **Auslöser** des Schwindels: Umdrehen im Bett, Aufstehen, Bücken, Kopfdrehen, Blickwendung, Kinetosen (Auto, Schiff, Flugzeug)?
4. **Beschwerdedauer:** Sekunden, Minuten, Stunden, Tage, Monate?
5. **Grunderkrankungen:** insbesondere Herz- und Kreislauferkrankungen, neurologische Erkrankungen, Z. n. Schädel-Hirn-Trauma?
6. **Einnahme von Medikamenten:** insbesondere Blutdruckmedikation, Sedativa?

1.3.5.2 Koordinationsprüfungen (vestibulospinale Reflexe)

Romberg-Test

Der Romberg-Test prüft die **Standsicherheit** des Patienten bei geschlossenen Augen und parallel nach vorne gehaltenen Armen über mindestens

Tab. 1.3 Differenzialdiagnose peripherer/zentraler Schwindel

Symptom/Befund	Peripherer Schwindel	Zentraler Schwindel
Schwindel	Drehschwindel	ungerichteter Schwindel
Spontannystagmus	richtungsbestimmter, horizontal schlagender Nystagmus	vertikaler, alternierender, rotatorischer Nystagmus
Blickrichtungsnystagmus	nicht vorhanden	vorhanden, regelmäßig oder regellos
Befund bei der Lageprüfung	richtungsbestimmter Lage- oder Lagerungsnystagmus	länger anhaltend und richtungswechselnd
Befund bei der thermischen Prüfung	einseitig verminderter oder fehlender Nystagmus: Unter- oder Unerregbarkeit des gereizten Bogengangs	der Nystagmus ist auf einer Seite stärker ausgeprägt: Richtungsüberwiegen

15 s. Bei einer akuten peripheren Schädigung des Gleichgewichtsorgans oder des N. vestibularis tritt eine **Fallneigung zur erkrankten Seite auf (Romberg positiv). Zentrale** Gleichgewichtsstörungen verursachen eine **regellose Fallneigung.**

Unterberger-Tretversuch

Der Patient tritt mit geschlossenen Augen und parallel vorgestreckten Armen mindestens 50–60 Schritte auf der Stelle, wobei die Knie deutlich angewinkelt werden müssen. Eine Abweichung im Sinne einer Rotation um die Körperachse ab 45° gilt als pathologisch. Bei **peripheren** Läsionen erfolgt die **Rotation zur betroffenen Seite. Zentral-vestibuläre** Schädigungen verurachen **regellose Abweichungen in alle Richtungen.**

Blindgang

Der Patient läuft mit geschlossenen Augen mindestens 4 m geradeaus. Er wird bei einer **peripher-vestibulären** Läsion in einem Bogen **zur erkrankten Seite abweichen.**

Bei zentralem Schwindel hat der Blindgang keinen charakteristischen Befund.

Weitere Tests

Der Finger-Nase-Versuch und die Prüfung der Diadochokinese geben Aufschluss über die zerebelläre Funktion. Beim **Finger-Nase-Versuch** führt der Patient mit geschlossenen Augen den Zeigefinger aus der Streckstellung des Arms heraus zur Nase. Die **Diadochokinese** beinhaltet den schnellen Wechsel zwischen der Pro- und Supinationsstellung des Unterarms.

1.3.5.3 Nystagmus

Man unterscheidet verschiedene **Formen des pathologischen Nystagmus:**

- Spontannystagmus
- Provokationsnystagmus
- Lage- und Lagerungsnystagmus.

Physiologische Nystagmen sind der optokinetische (Eisenbahnnystagmus) und der Endstell-Nystagmus.

Spontannystagmus/Blickrichtungsnystagmus

Unter einem **Spontannystagmus** sind unwillkürliche Augenbewegungen, die nicht durch äußere optische oder vestibuläre Reize ausgelöst werden, zu verstehen. Durch die Blickfixation wird ein Spontannystagmus gehemmt. Für die Registrierung wird daher entweder eine **Frenzel-Leuchtbrille** (▸ Abb. 1.17b) verwendet, die die Fixation durch stark brechende Gläser aufhebt und gleichzeitig die Augen für den Untersucher vergrößert, oder es erfolgt die Ableitung eines **Elektronystagmogramms.** Hierbei werden die Augenbewegungen über Oberflächenelektroden oder heutzutage meist als Video-Nystagmogramm aufgezeichnet.

Peripher-vestibuläre Läsionen verursachen in der Regel einen **richtungsbestimmten, horizontalen** Spontannystagmus, d. h. dieser schlägt unabhängig von der Blickrichtung des Patienten immer in dieselbe Richtung und meist zur gesunden Seite hin **(Ausfallnystagmus).** Wird der Ausfall des Gleichgewichtsorgans nach einiger Zeit kompensiert, so kann die Richtung des Nystagmus wechseln **(Erholungsnystagmus).** Ein **rotatorischer** oder vertikal-richtungsbestimmter Spontannystagmus deutet dagegen auf eine **zentral-vestibuläre** Störung hin.

Für die Untersuchung auf **Blickrichtungsnystagmus** wird der Patient angewiesen, in die fünf Hauptblickrichtungen zu schauen. Beim **regelmäßigen** Blickrichtungsnystagmus folgt die Richtung des Nystagmus jeweils der Blickrichtung; beim Blick geradeaus tritt kein Nystagmus auf. Dieser Nystagmus ist auf eine **zentral-vestibuläre** Läsion zurückzuführen z. B. infolge von Intoxikationen mit Alkohol oder Barbituraten.

Beim **regellosen** Blickrichtungsnystagmus findet sich dagegen auch ein Nystagmus beim Blick geradeaus. Bei Änderung der Blickrichtung wechselt außerdem die Intensität des Nystagmus. Dieser kommt bei Läsionen der zentralen Gleichgewichtsbahnen im Rahmen einer neurologischen Erkrankung, wie z. B. der multiplen Sklerose vor.

► Abb. 1.17a zeigt, wie ein Nystagmus klinisch dokumentiert wird.

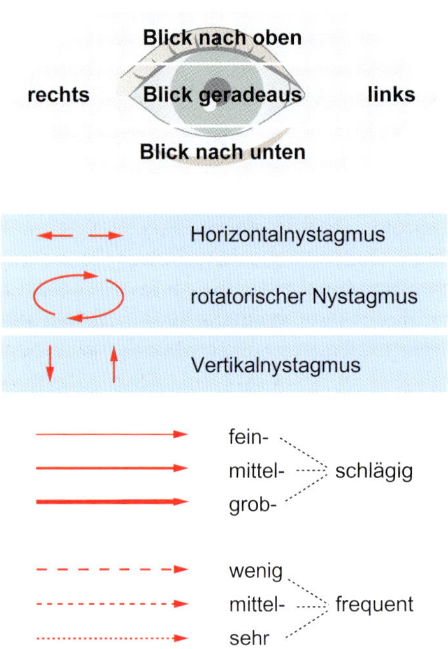

Abb. 1.17a Schema für die Eintragung von Nystagmusrichtungen [L157]

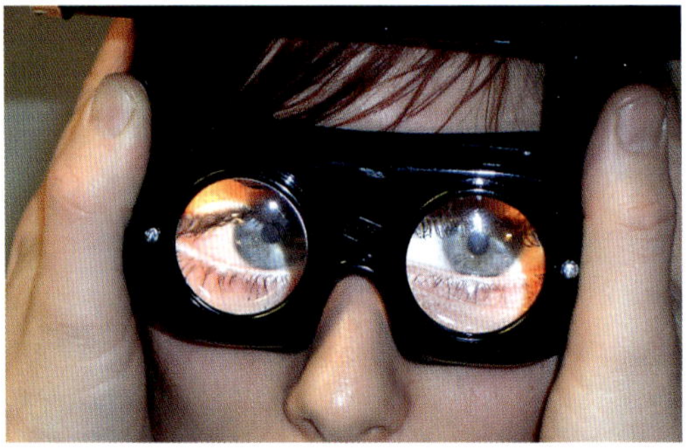

Abb. 1.17b Frenzel-Brille [T522]

Provokationsnystagmus

Auch für die Untersuchung auf Provokationsnystagmus wird die Frenzel-Brille verwendet. Dieser tritt erst nach Provokation durch Kopfschütteln oder schnelle Lage- oder Kopfstellungsänderungen auf. Ein Provokationsnystagmus ist immer durch eine **Störung des vestibulären** Systems bedingt.

Lage- und Lagerungsnystagmus

Der **Lagenystagmus** ist ein **statischer, kontinuierlicher** Nystagmus, der nach Einnahme einer bestimmten Körperlage auftritt und meist durch **zentral**-vestibuläre Läsionen ausgelöst wird. Der **Lagerungsnystagmus** wird dagegen durch den schnellen Wechsel zwischen sitzender und liegender Position nur für kurze Zeit provoziert.

Eine relativ häufige Form ist der sogenannte **benigne paroxysmale Lagerungsnystagmus,** der durch eine Störung der Funktion der Cupulae der Bogengänge (Cupulolithiasis, ► Kap. 1.6.8.1) ausgelöst wird. Charakteristisch ist hier das Auftreten des Nystagmus mit einer kurzen Latenz, horizontal-rotatorischer Schlagrichtung zum unten liegenden Ohr und teilweise heftigem Drehschwindel. Der Nystagmus dauert für ca. 30 s an und tritt beim Wiederaufrichten des Patienten gelegentlich mit entgegengesetzter Schlagrichtung erneut auf.

1.3.5.4 Experimentelle Nystagmusprüfungen

Diese Untersuchungen prüfen die Erregbarkeit des Gleichgewichtssystems durch Temperatur- oder Bewegungsreize. Durch die Erregung wird über den vestibulo-okulären Reflex ein Nystagmus ausgelöst, der unter der Frenzel-Brille oder im Videonystagmogramm registriert wird.

Thermische (kalorische) Prüfung

Bei dieser Prüfung kann die Funktion der peripheren Gleichgewichtsorgane **getrennt** voneinander untersucht werden. Die Gehörgänge werden auf jeder Seite jeweils mit Wasser einer Temperatur von 44 °C und anschließend von 30 °C für 30 s gespült. Durch die Temperaturänderungen im Innenohr kommt es zu einer **Endolymph-**

strömung im lateralen Bogengang, die über den vestibulo-okulären Reflex einen Nystagmus auslöst. Die Nystagmen werden für jede Temperatur addiert und mit dem Gegenohr verglichen. Es lässt sich auf diese Weise eine normale Funktion von einer Untererregbarkeit sowie einem vollständigen Ausfall der Gleichgewichtsorgane differenzieren.
Bei Trommelfellperforation muss die Untersuchung wegen der Infektionsgefahr mit temperierter Luft erfolgen.

Merke

Die Warmspülung löst normalerweise einen zum gespülten Ohr gerichteten Nystagmus aus, die Kaltspülung verursacht einen zum Gegenohr gerichteten Nystagmus.

Rotatorische Prüfung

Sie dient der Prüfung der **Koordinationsfähigkeit beider Gleichgewichtsorgane.**
Man unterscheidet die Rotationsprüfung und die Pendelstuhlprüfung. Beide Tests werden auf einem Drehstuhl durchgeführt.
Bei der **Rotationsprüfung** dreht sich der Stuhl mit definierter Geschwindigkeit für 3 min um die eigene Achse und wird dann abrupt angehalten. Registriert werden der perrotatorische Nystagmus, der in Drehrichtung schlägt und der postrotatorische Nystagmus, der entgegengesetzt schlägt.
Bei der **Pendelstuhlprüfung** pendelt der Stuhl jeweils hin und her. Ausgewertet wird wiederum das Symmetrieverhalten beider Augen und damit beider Gleichgewichtsorgane.

Posturografie

Hierbei wird die **Standfähigkeit** geprüft. Der Patient steht auf einer Platte, die nach vorne und hinten oder zur Seite gekippt werden kann. Gemessen wird die Schwerpunktverlagerung mithilfe von Sensoren, die sich in der Platte befinden. Ausgewertet werden die Körperschwankungen pro Minute, die grafisch dargestellt und mit Normalwerten verglichen werden.

Mechanische Prüfung des Fistelsymptoms

Liegt eine Fistel im Bereich des horizontalen Bogengangs oder an einer anderen Stelle der Labyrinthkapsel vor, so können durch Druckerhöhung im äußeren Gehörgang Schwindel und Nystagmus hervorgerufen werden.
Zur Prüfung des Fistelsymptoms wird ein **Politzer-Ballon** in den äußeren Gehörgang eingesetzt und Druck bzw. Sog aufgebaut:

Lerntipp

- **K**ompression = Nystagmus zum **k**ranken Ohr
- **A**spiration = Nystagmus zum **a**nderen Ohr

Merke

Bei klinischem Verdacht auf ein Mittelohrcholesteatom ist die Überprüfung des Fistelsymptoms obligat.

1.3.6 Tubenfunktionsprüfungen

Über die Tuba auditiva wird der Druck zwischen Mittelohr und Umgebung ausgeglichen. Voraussetzung dafür ist eine **durchgängige Tube.** Die Tube ist im Ruhezustand geschlossen und öffnet sich beim Schlucken durch den Zug der Gaumensegelmuskulatur (Mm. tensor und levator veli palatini).
Ein Unter- oder Überdruck im Mittelohr entsteht z. B. beim Fliegen und kann bei normaler Tubenfunktion durch kräftiges Schlucken ausgeglichen werden.
Mit einfachen klinischen Verfahren lässt sich die Durchgängigkeit der Tube prüfen.

1.3.6.1 Valsalva-Versuch

Der Patient soll bei geschlossenem Mund und zugehaltener Nase die „Wangen aufblasen". Durch dieses Manöver wird Luft in die Paukenhöhle gepresst und das Trommelfell wölbt sich bei durchgängiger Tube nach außen, was unter dem Ohrmikroskop beobachtet werden kann.

1.3.6.2 Politzer-Verfahren

Ein Politzer-Ballon wird an einem Nasenloch über eine Olive luftdicht aufgesetzt und das andere Nasenloch zugehalten. Der Patient wird aufgefordert, **K-Laute** zu sprechen (z. B. Kuckuck, Coca-Cola), die über eine Kontraktion des Gaumensegels einen Abschluss des Epipharynx und eine Tubenöffnung hervorrufen. Gleichzeitig wird durch einen Helfer über den Ballon Luft in die Nase gepresst, während der Untersucher die Trommelfellbewegungen beobachtet.

Merke

Die klinischen Tubenfunktionsprüfungen dürfen bei floriden Infekten der oberen Luftwege nicht durchgeführt werden, um einer Verschleppung von Keimen in das Mittelohr vorzubeugen.

1.3.7 Untersuchungen des Schläfenbeins mittels bildgebender Verfahren

1.3.7.1 Röntgen

Da durch die Anatomie des Felsenbeins bei konventionellen Röntgenaufnahmen starke Überlagerungseffekte auftreten, wurden die früher regelmäßig durchgeführten Röntgenaufnahmen nach Schüller und Stenvers weitgehend durch die Computertomografie ersetzt. Gelegentlich erfolgt heutzutage noch die Aufnahme nach Schüller, die die Pneumatisation des Mastoids und den Luft- bzw. Sekretgehalt der Zellen darstellt.

1.3.7.2 Computertomografie (CT)

Das hochauflösende CT des Felsenbeins mit 1- oder 2-mm-Schichten erlaubt eine detaillierte Darstellung der Mittel- und Innenohrstrukturen (► Abb. 1.18). Neben knöchernen Veränderungen können auch Schleimhautschwellungen und Sekretansammlungen dargestellt werden. Die wichtigsten **Indikationen** sind:

- Felsenbeinfrakturen
- Mittelohrfehlbildungen
- Mastoiditis
- Cholesteatome

1.3.7.3 Magnetresonanztomografie (MRT)

Die Magnetresonanztomografie bietet gegenüber der CT eine bessere Darstellung von Weichteilgewebe, die durch Kontrastmittelgabe (Gadolinium) weiter optimiert wird. In der **T2-Wichtung** können das flüssigkeitshaltige, häutige Labyrinth sowie die Nervenstrukturen des inneren Gehörgangs und des Kleinhirnbrückenwinkels detailliert beurteilt werden. Eine Hauptindikation ist daher der V.a. **Akustikusneurinome** (► Kap. 1.6.7), die mit der MRT bereits bei sehr geringer Größe erkannt werden können. Die Diagnostik von **Glomustumoren** (► Kap. 1.5.7.1) wird durch ein **Angio-MRT** optimiert. Weiterhin dient die MRT dem Nachweis entzündlicher Veränderungen bei intrakraniellen Komplikationen infolge von Mittelohr- oder Nasennebenhöhlenentzündungen.

1.3.8 Fazialisdiagnostik

Vor der klinischen Diagnostik bei Fazialisparese sind anamnestisch insbesondere begleitende Ohrsymptome, Schädeltraumen, stattgehabte Ohr-Operationen und neurologische Erkrankungen zu erfragen. Die Konstellation der Ausfallserscheinungen erlaubt eine Topodiagnostik der Fazialisparesen (► Kap. 1.5.2.4).

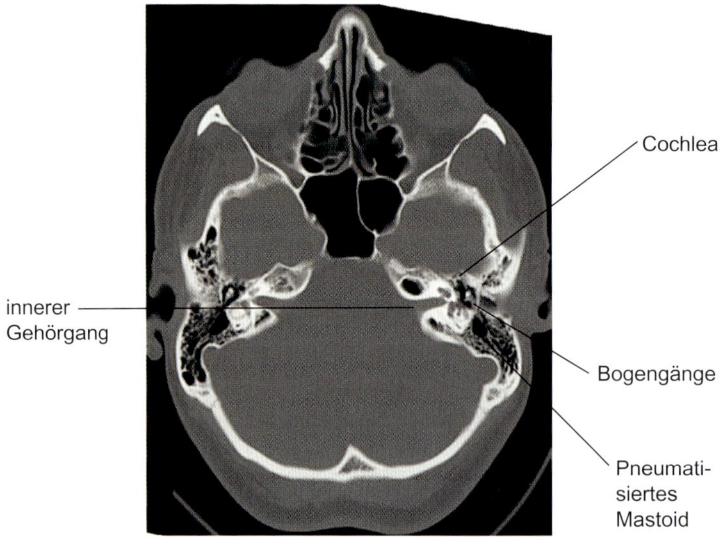

Abb. 1.18 Hochauflösendes Felsenbein-CT [T672]

Praxistipp

Zur Unterscheidung zwischen einer zentralen und einer peripheren Lähmung des N. facialis lässt man den Patienten die Stirn runzeln:
- **periphere** Fazialisparese: Stirnrunzeln i. d. R. nicht möglich
- **zentrale** Fazialisparese: Stirnrunzeln möglich

Anschließend werden die einzelnen **Funktionsbereiche** geprüft:

1. motorisch:
- Stirnrunzeln, Augen zukneifen, Zähne zeigen, pfeifen
- Kontraktion des M. stapedius (Stapediusreflex)

2. sekretorisch:
- Tränensekretion (N. intermedius – N. petrosus major)
- **Schirmer-Test:** In den Konjunktivalsack wird beidseits ein Fließpapierstreifen eingelegt und die durchfeuchtete Strecke abgemessen. Der Test ist pathologisch, wenn eine Seitendifferenz von 30 % in 5 Minuten besteht.

3. sensorisch:
- Geschmacksprüfung in den vorderen ⅔ der Zunge (Chorda tympani – N. intermedius)

Topische Fazialisdiagnostik
- **Schirmer-Test:** Die Läsion liegt proximal des Abgangs des N. petrosus major im Ggl. geniculi.
- **Stapedius-Reflex:** fällt aus, wenn die Schädigung des N. facialis proximal des Abgangs des N. stapedius liegt.
- **Gustometrie:** Läsion proximal des Abgangs der Chorda tympani

Ergänzend ermöglichen **elektrophysiologische Tests** Aussagen über den Schweregrad der Lähmung und deren Prognose:
- **Elektromyografie (EMG):** Messung von Muskelaktionspotenzialen mit einer Nadelelektrode bei willkürlicher Anspannung der Muskulatur. Nicht geeignet für die Akutdiagnostik, da Denervierungspotenziale erst nach 12 Tagen ableitbar sind. Einzige Methode zum Nachweis der Reinnervation, damit ist eine Verlaufsprognose möglich.
- **Elektroneuronografie (ENoG):** Messung von Summenaktionspotenzialen der Gesichtsmuskulatur. Durch Vergleich beider Seiten kann die Anzahl degenerierter Fasern annähernd bestimmt werden.
- **Nervenerregbarkeitstests** (= Nerve Excitability Test, **NET**): Der Nerv wird bis zur Auslösung einer Muskelkontraktion elektrisch gereizt. Bei fortschreitender Degeneration entsteht ein deutlicher Seitenunterschied.

1.4 Klinik des äußeren Ohrs

Annette Limberger

1.4.1 Fehlbildungen

1.4.1.1 Dysplasien

Ätiologie

Es handelt sich um Fehlentwicklungen insbesondere während des 7. Embryonalmonats.

Formen

Unterschieden werden:
- Dysplasie **1. Grades:** Fehlformen der Ohrmuschel wie z. B. Darwin-Höcker oder abstehende Ohrmuscheln (Otapostasis), als häufigste Form der Fehlbildung mit Unterentwicklung der Anthelixfalte und einem häufig zu großen Cavum conchae.
- Dysplasie **2. Grades:** Mikrotien der Ohrmuschel; es handelt sich um nur rudimentär angelegte Ohrmuscheln, oft auch kombiniert mit Gehörgangs- und Mittelohr- oder Gesichtsfehlbildungen.
- Dysplasie **3. Grades:** Anotie, vollständiges Fehlen der Ohrmuschel (▶ Abb. 1.19).

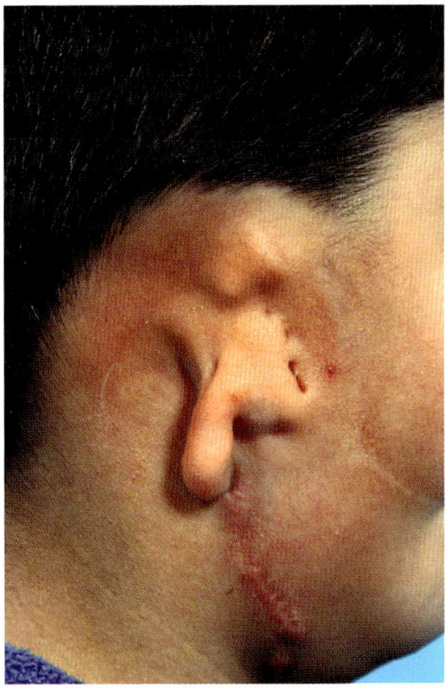

Abb. 1.19 Aurikularanhänge, Anotie [G156]

Diagnostik
- Inspektion
- Audiogramm zum Ausschluss von Innenohrschwerhörigkeiten
- ggf. Bildgebung CT/MRT

Therapie
Je nach Ausmaß der Fehlbildung:
- Korrektur einer Otoapostasis durch Reduktion des Knorpels im Cavum conchae bzw. Modellierung der Anthelixfalte (**Otopexie**)
- plastische Rekonstruktion mit Knorpelgewebe (**Otoplastik**), Kunststoffepithese
- bei zusätzlichen Mittelohrfehlbildungen: hörverbessernde Operation oder Knochenleitungshörsysteme

1.4.1.2 Gehörgangsstenose oder -atresie, Fehlbildungen des Mittelohrs
Vorkommen meist **zusammen** mit anderen **äußeren Fehlbildungen.** Dabei ist die Ausbildung des äußeren Gehörgangs unvollständig.

Symptome
Mittel- bis hochgradige Schallleitungsschwerhörigkeit.

Diagnostik
- Inspektion
- Audiometrie
- Bildgebung (CT, MRT)

Therapie
Bildung oder Erweiterung des Gehörgangs und **Tympanoplastik** (Trommelfellplastik). Falls keine operative Therapie möglich ist, kommt auch ein knochenverankertes Hörgerät infrage (BAHI = Bone Anchored Hearing Instrument). Liegt eine beidseitige Atresie vor, so muss frühzeitig (bis zum Alter von 6 Monaten) ein Knochenleitungshörgerät (mit Stirnband oder Kopfbügel) angepasst werden, damit das Kind sprechen lernen kann. Die Knochenverankerung kann i. d. R. erst im Vorschulalter mit Ausbildung der notwendigen Dicke der Schädelkalotte erfolgen.

1.4.1.3 Fehlbildungen im Rahmen von Syndromen
Beispielsweise:
- Goldenhar-Syndrom
- Franceschetti-Syndrom (auch Treacher-Collins-Syndrom)
- BOR-Syndrom (branchio-oto-renales Syndrom)

Allen Syndromen gemein sind Ohrmuschel, Gehörgangs- und Mitteohrfehlbildungen mit Schallleitungsschwerhörigkeit sowie Fehlbildungen des Gesichtsschädels.

Diagnostik
► Kap. 1.4.1.1.

Therapie
Operative Rekonstruktion in mehreren Schritten unter Zusammenarbeit von Mund-Kiefer-Gesichts(MKG)-Chirurgen, Ophthalmologen, Kieferorthopäden und HNO-Ärzten.

1.4.1.4 Aurikularanhänge
Meist zwischen Tragus und Mundwinkel lokalisierte Hautanhängsel mit Knorpelkern (► Abb. 1.19).

Diagnostik
- Inspektion
- Audiometrie
- ggf. Bildgebung

Therapie
Aurikularanhänge werden meist aus ästhetischen Gründen entfernt.

1.4.1.5 Ohrfistel
Unvollständiger Verschluss der Kiemenbögen. Der Gang kann mehrere Zentimeter lang sein, ist epithelialisiert und erstreckt sich u. U. bis zum seitlichen Hals. Die Öffnung der Fistel, aus der sich Detritus entleert, befindet sich meist in der Nähe des Tragus.

Diagnostik
- Inspektion
- Sondierung des Gangs
- Audiometrie
- ggf. Bildgebung

Therapie
Ohrfisteln werden bei rezidivierenden Entzündungen exzidiert.

1.4.2 Nichtentzündliche Prozesse des äußeren Ohrs

1.4.2.1 Othämatom
Nach einem Stoß oder Schlag auf das Ohr (z. B. Boxer oder Ringer, Menschen, die Lasten über der Schulter tragen) oder längerem Liegen auf umgeklappter Ohrmuschel bildet sich ein subperichondrales Hämatom an der Vorderseite der Ohrmuschel (► Abb. 1.20).

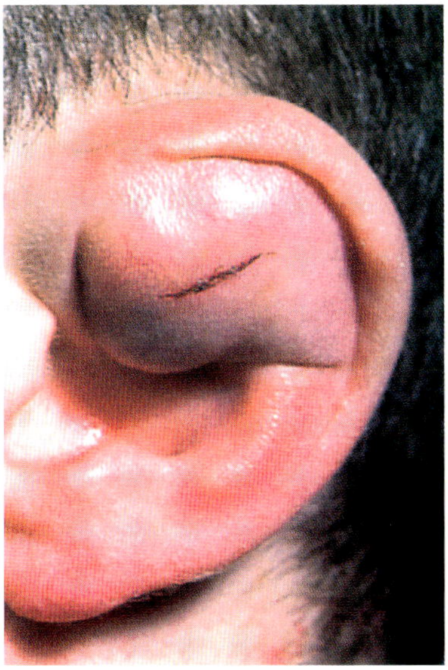

Abb. 1.20 Othämatom [E307]

Diagnostik

Inspektion.

Therapie

Retroaurikuläre Inzision, Anlegen eines Knorpelfensters und sorgfältige Ausräumung des Hämatoms.

Komplikationen

Eine **Infektion** mit nachfolgender Perichondritis und Einschmelzen des Knorpels kann zu irreversibler Deformation der Ohrmuschel führen, insbesondere wenn die Behandlung unterbleibt („Boxer-", „Ringer-", „Blumenkohlohr").

1.4.2.2 Ohrmuschelverletzungen durch Riss, Stich, Biss

Therapie

Anfrischen der Wundränder, vorsichtige Exzision freiliegender Knorpelteile, primäre Naht. Tetanusprophylaxe, Antibiotikum!

Komplikationen

Perichondritis!

Praxistipp

Abgetrennte Teile der Ohrmuschel können sehr gut wieder angenäht werden, dies ist daher die Therapie der ersten Wahl. Knorpelige Teile, die nicht sofort vernäht werden können, sollten unter die Mastoidhaut implantiert werden, um später zur Verfügung zu stehen.

1.4.2.3 Erfrierungen der Ohrmuschel

Erfrierungen der Ohrmuschel werden in **drei Schweregrade** eingeteilt:

1. weiße Ohrmuschel, gefühllos, später Hyperämie und Schwellung
2. Blasenbildung
3. Nekrosen

Therapie

Die Therapie von Erfrierungen orientiert sich am klinischen Schweregrad:

- **Grad 1:** Aufwärmen, evtl. mit Wärmelampe (38–42 °C); sterile Abdeckung, evtl. mit Betaisodona-Lösung bestreichen
- **Grad 2:** Blasen steril eröffnen, jedoch Epithel belassen, antibiotische Salben
- **Grad 3:** Abtragung von Nekrosen, Antibiose

1.4.2.4 Verbrennungen/Verätzungen der Ohrmuschel

Auch bei Verbrennungen/Verätzungen werden **drei Schweregrade** unterschieden:

1. Hautrötung
2. Blasenbildung
3. Nekrosenbildung

Therapie

Wie bei Erfrierungen (▸ Kap. 1.4.2.3), zusätzlich kortisonhaltige Salben.

Als **Sonderform** gilt die Schweißperlenverletzung von Gehörgang und Trommelfell (beim Schweißen gelangen Tropfen heißen Metalls in den Gehörgang bzw. auf das Trommelfell). Sie geht oft mit hartnäckig sezernierenden Wunden und therapieresistenten Trommelfellperforationen einher. Auch Gehörgangsstenosen gelten als Spätfolgen.

1.4.2.5 Cerumen obturans

Gelbbraune Talgmassen verlegen den Gehörgang vollständig (= **Ohrschmalzpfropf**). Normalerweise wandert das bakterizide Zerumen zusammen mit abgeschilfertem Epithel zum Gehörgangseingang. Wird dieser Prozess durch Selbstreinigungsversuche gestört, so kann Zerumen den gesamten Gehörgang verlegen, insbesondere nach dem Baden oder Duschen, wenn es durch die Feuchtigkeit zusätzlich aufquillt.

Praxistipp

Reinigung des Gehörgangs ohne entsprechende Sichtkontrolle kann Verletzungen von Gehörgang und Trommelfell nach sich ziehen. Ferner wird das Zerumen meist nur in die Tiefe geschoben und fördert dadurch Verlegung und Entzündungen.

Symptome
Plötzlicher Druck im Ohr mit Hörminderung (Schallleitungsschwerhörigkeit). Schmerzen treten z. T. bei länger bestehendem Pfropfen auf.

Therapie
Mechanische Entfernung mit Kürette, Ohrsauger, oder Ausspülen des Gehörgangs mit körperwarmem Wasser, u. U. ist zuvor ein Aufweichen des Pfropfs mit Ohrentropfen oder H_2O_2 notwendig.

Komplikationen
Es kann zu Verletzungen von Gehörgang und Trommelfell kommen. Weiterhin sind Spülungen bei V. a. Trommelfellperforationen kontraindiziert!

1.4.2.6 Gehörgangsexostosen

Ätiologie
Kommen gehäuft bei Schwimmern oder Wassersportlern bei chronischem Kältereiz vor.

Symptome
Häufig keine, bei stärkeren Exostosen sind Gehörgangsentzündungen mit Schmerzen und Schallleitungsschwerhörigkeit möglich.

Diagnose
Inspektion des Gehörgangs.

Therapie
Abtragung bei Beschwerden oder z. B. vor einer Hörgeräteversorgung.

1.4.2.7 Gehörgangsfremdkörper

Fremdkörper im Gehörgang kommen vor allem bei Kindern (Murmeln, Glasperlen, kleine Bausteine etc.), gelegentlich aber auch bei Erwachsenen (vergessene Wattereste, Ohropax®-Reste) vor.

Therapie
Mechanische Entfernung unter ohrmikroskopischer Kontrolle. Nie mit Pinzette, da die Gefahr des Abrutschens und damit des weiteren Eindringens des Fremdkörpers sowie u. U. der Trommelfellperforation besteht.

1.4.3 Entzündungen

1.4.3.1 Ohrmuschelperichondritis

Ätiologie und Pathogenese
Bakterielle Infektion der Ohrmuschel nach Traumen (Othämatom), nach Ohr-OP, im Gefolge von persistierender Otorrhö (chronische Otitis media, Cholesteatom). Erreger sind meist Staphylokokken, aber z. T. auch Problemkeime wie *Pseudomonas* und *Proteus*.

Symptome
Teigige Schwellung des Perichondriums, starke Schmerzen, evtl. später Fluktuationen (Abszessbildung!).

Differenzialdiagnose
Erysipel der Ohrmuschel (flammende Röte über Ohrmuschel hinausgehend).

Diagnostik
- Inspektion
- ggf. Palpation
- Abstrich bei Abszedierung

Therapie
Gezielte systemische, knorpelgängige Antibiotikatherapie (Clindamycin, Gyrasehemmer), lokal Salbenumschläge mit antibiotika- und kortisonhaltiger Salbe. Wenn nötig, Abtragung des nekrotischen Knorpels und Drainage.

Komplikationen
Durch Knorpeleinschmelzungen können Ohrdeformitäten entstehen (► Kap. 1.4.2.1).

1.4.3.2 Otitis externa diffusa (Gehörgangsekzem)

Ätiologie und Pathogenese
Die Otitis externa tritt gehäuft **nach Mikrotraumen** (z. B. Wattestäbchen) auf. Außerdem kommt sie als Folge von Gehörgangsstenosen, nach dem Besuch von öffentlichen Bädern, besonders im Zusammenhang mit bestehenden Exostosen sowie bei chronisch eitrigen Mittelohrentzündungen vor. Auf diesem Boden können bakterielle, pilzbedingte oder virale Entzündungen von Kutis und Subkutis des Gehörgangs entstehen, z. T. mit Beteiligung des Trommelfells (Myringitis). Die Kontaktdermatitis, als Reaktion z. B. auf Haarpflegemittel, Modeschmuck oder Medikamente, ist davon abzugrenzen.

Symptome

Beginn mit Juckreiz, dann starke Schmerzen v. a. beim Kauen, Tragusdruckschmerz, evtl. Schallleitungsschwerhörigkeit durch Gehörgangsschwellung, häufig schmierige Sekretion.

Diagnostik

Inspektion, Abstrich zur Erregerbestimmung.

Therapie

Reinigung des Gehörgangs von Sekret und Detritus mit sterilem Sauger. Einlage eines mit 70-prozentigem Alkohol getränkten Streifens und/oder **antibiotika- und kortisonhaltiger** Salbe, oft auch unter Zugabe eines Antimykotikums. Falls die Entzündung weniger stark ausgeprägt ist, genügt es auch, antibiotika- und kortisonhaltige Ohrentropfen anzuwenden. Bei Beteiligung der Ohrmuschel oder der regionären Lymphknoten zusätzlich systemische Gabe von Antibiotika. Nach Abschwellen des Gehörgangs sollten eine chronische Otitis media sowie ein Cholesteatom ausgeschlossen werden.

1.4.3.3 Otitis maligna sive necroticans

Schwere nekrotisierende Entzündung des Gehörgangs, die auf dem Boden einer Otitis externa entstehen kann, vor allem bei Diabetikern. Diese Erkrankung ist potenziell lebensbedrohlich!

Ätiologie und Pathogenese

Häufigster Erreger ist *Pseudomonas aeruginosa*, der durch Gewebespalten einwandert und Knorpel sowie Knochen zerstört.

Symptome

Anfangs wie bei einer Otitis externa, dann folgen Ohrdruck und (Kopf-)Schmerzen. Es kommt zu blutigem, fötidem Ausfluss und Gehörgangsgranulationen, gefolgt von Kieferklemme, Parotisschwellung und Schwerhörigkeit sowie Schwindel bei Innenohrbeteiligung. Im weiteren Verlauf der Erkrankung auch deutlich reduziertes Allgemeinbefinden.

Diagnostik

- Inspektion
- Bildgebung (CT und ggf. MRT)
- Knochenszintigrafie

Therapie

- internistische Behandlung des Diabetes mellitus
- **tägliche Gehörgangstoilette,** Ausschaben der Granulationen
- antibiotikahaltige **Ohrentropfen,** die gegen *Pseudomonas aeruginosa* wirken, sowie alkoholhaltige Ohrentropfen
- parenterale, hoch dosierte Therapie mit **Breitspektrum-Antibiotika,** z. B. mit β-Laktamantibiotika, Aminoglykosiden, Gyrasehemmern
- **hyperbare Sauerstofftherapie** (HBO) bei ausgedehnter Osteomyelitis des Felsenbeins
- **Analgetika,** z. B. Ibuprofen
- evtl. operative Sanierung

Komplikationen

Ausdehnung in Parotis, Foramen stylomastoideum und/oder jugulare (Hirnnervenausfälle). Ausbreitung im Bereich der Schädelbasis, Sinus-sigmoideus-/cavernosus-Thrombose, Sepsis, Meningitis, Epiduralabszess; u. U. letaler Ausgang!

1.4.3.4 Gehörgangsfurunkel

Ätiologie und Pathogenese

Entzündung einer **Haarbalg-** oder **Talgdrüse,** meist bedingt durch **Staphylokokken.**

Symptome

Tragusdruckschmerz, Schmerzen beim Kauen. Umschriebene Schwellung des Gehörgangs. Lymphknotenvergrößerung vor der Ohrmuschel oder retroaurikulär.

Therapie

Gabe von Analgetika, Einlage von mit Alkohol getränkten Streifen, später Einlage von Streifen mit antibiotikahaltiger Salbe. Bei multiplen Furunkeln auch systemische Antibiotika-Gabe. Bei Fluktuation bzw. zentraler Einschmelzung Stichinzision.

Praxistipp

Differenzialdiagnostisch auch an eine Otitis externa maligna, an einen Tumor oder einen Fremdkörper denken.

1.4.3.5 Zoster oticus

Ätiologie

Durch eine Reaktivierung von Varicella-Zoster-Viren im Ganglion trigeminale kommt es zu einer Ausbreitung der Entzündung im Bereich der Ohrmuschel, des Gehörgangs (▸ Kap. 1.6.1.2) und weiterer angrenzender Hautareale.

Symptome
In Grüppchen angeordnete herpetiforme Bläschen mit deutlicher Rötung. Starke neuralgiforme Schmerzen.

Diagnostik
Inspektion, Nachweis von Antikörpern gegen das Varizella-Zoster-Virus z. B. mit ELISA.

Therapie
Gabe von Virustatika. Ausreichende Analgesie zur Prophylaxe einer Post-Zoster-Neuralgie wichtig! Je frühzeitiger die Therapie beginnt, desto wirksamer.

Komplikationen
Durch Befall der Hirnnerven VII (N. facialis) oder VIII (N. vestibulocochlearis) kann es zu Gesichtsnervenlähmungen, Schwerhörigkeit bis hin zum Ausfall des Gleichgewichtsorgans mit Nystagmus und Schwindel kommen.

Merke

Die Konstellation von Otalgie, gerötetem Gehörgang und N.-facialis-Parese passt zum Zoster oticus. Neben der klinischen Untersuchung bedarf es immer einer **otoneurologischen Diagnostik,** da die Entzündung auch das Innenohr und die Hirnnerven VII und VIII betreffen kann.

1.4.4 Tumoren

1.4.4.1 Benigne Tumoren

Chondrodermatitis nodularis helicis chronica

Ätiologie und Pathogenese
Durch chronischen Reizzustand, z. B. Liegen auf der Ohrmuschel, oder durch Erfrierungen entstandene Veränderung des Epithels, Bindegewebes und Knorpels.

Symptome
Reiskorngroßes, hoch schmerzhaftes Knötchen am freien Rand der Ohrmuschel.

Differenzialdiagnose
Basaliom, Plattenepithelkarzinom, Gichttophus, Druckulkus.

Therapie
Exzision.

Atherom

Ätiologie
Talgdrüsenretentionszyste.

Symptome
Schmerzlose Schwellung meist hinter der Ohrmuschel.

Therapie
Exzision der gesamten Talgdrüse mit dem scharfen Löffel.

1.4.4.2 Maligne Tumoren

Basaliome, Plattenepithelkarzinome (Spinaliome)

Ätiologie
Prädisponierende Faktoren sind chronische Sonneneinstrahlung (betroffen sind z. B. Bauern und Straßenarbeiter), chronische Hautinfektionen, Psoriasis sowie chemische Verätzung.

Symptome
Meist schmerzlose, z. T. ulzerierende, erhabene, mit Krusten bedeckte Tumoren (▶ Abb. 1.21). Basaliome wachsen oft langsam und sind scharf begrenzt, Plattenepithelkarzinome dagegen wachsen häufig schnell und sind unscharf begrenzt.

Therapie
- großzügige Exzision mit histologischer Schnellschnittkontrolle der Resektionsränder
- evtl. zusätzlich Neck Dissection (▶ Kap. 6.4.4.4) und adjuvante Radiatio
- ggf. plastische Rekonstruktion der Ohrmuschel

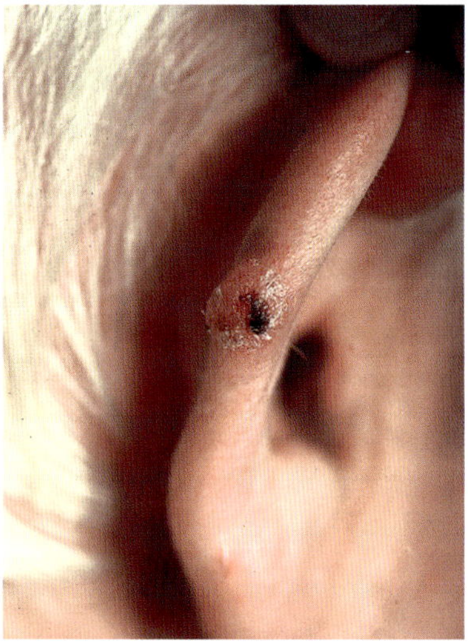

Abb. 1.21 Basaliom [R242]

1.5 Klinik des Mittelohrs

Annette Limberger

1.5.1 Fehlbildungen

Fehlbildungen des Mittelohrs kommen häufig gemeinsam mit Fehlbildungen des äußeren Ohrs (▸ Kap. 1.4.1) und des Gesichtsschädels vor. Bei Kindern sind – besonders bei beidseitigen Fehlbildungen – die frühzeitige Diagnostik und die rasche Intervention mittels Operation oder Hörsystemversorgung entscheidend für die weitere Entwicklung.

1.5.2 Verletzungen

1.5.2.1 Trommelfell

Direkte Verletzungen des Trommelfells durch:

- **eingebrachte Gegenstände** wie Streichhölzer, Stricknadeln, Wattestäbchen etc.
- **Verätzungen** oder **Verbrennungen**
- sog. Schweißperlenverletzung (beim Schweißen gelangen Tropfen heißen Metalls auf das Trommelfell)
- **iatrogen,** z. B. bei der Parazentese, bei der das Trommelfell im vorderen unteren Quadranten inzidiert wird, um Sekret hinter dem Trommelfell abzulassen.

Indirekte Verletzungen des Trommelfells durch:

- ausgeprägte **Druckänderungen,** wie z. B. bei einer Ohrfeige, bei Aufprall der Ohrmuschel auf Wasser oder sehr lauten Schallereignissen (Explosionen)
- Einreißen atropher Narben beim Schneuzen oder Valsalva-Versuch
- Komplikation bei Ohrspülungen

Symptome

Stechender Schmerz, Schwerhörigkeit, Tinnitus, evtl. Schwindel, Blutung.

Diagnostik

- Inspektion
- Stimmgabelprüfung
- Audiometrie

Therapie

Kleine, frische, nichtinfizierte **Perforationen** werden mit Silikonfolie unter mikroskopischer Sicht geschient. Bei **Schweißperlenverletzungen** mit Sekretion lokale antibiotische Therapie. Bei zusätzlichem **Innenohrtrauma** Behandlung wie beim Hörsturz (▸ Kap. 10.8).

Komplikationen

Jede Trommelfellperforation birgt das Risiko einer Otitis media und einer zusätzlichen Fraktur der Gehörknöchelchenkette. Daher müssen eine genaue Inspektion und ggf. gründliche Ohrtoilette erfolgen.

Praxistipp

Nach Schienung des Trommelfells muss darauf geachtet werden, dass über 2 Wochen nicht geschneuzt wird, kein Wasser ins Ohr kommt oder Ohrentropfen verwendet werden.

1.5.2.2 Gehörknöchelchenkette

Wird zusätzlich zur Trommelfellverletzung die Gehörknöchelchenkette luxiert, ist es wichtig, die normale Funktion wiederherzustellen (Tympanoplastik, ▸ Kap. 1.5.6).

1.5.2.3 Felsenbeinbrüche

Je nach Verlauf des Frakturspalts unterscheidet man Felsenbeinlängs- und -querbrüche.

Felsenbeinlängsbrüche

Die Verletzung entsteht durch **direkte Gewalteinwirkung** auf den seitlichen Schädel. Die **Frakturlinie** verläuft durch Mittelohr, Mastoid, Tegmen tympani, Trommelfell, Gehörgang, Tube und/oder den tympanalen oder mastoidalen Fazialiskanal (▸ Abb. 1.22).

Symptome

- Hämatotympanon (Blutansammlung in der Paukenhöhle)
- Blutung aus dem Gehörgang
- bei Durazerreißung auch Otoliquorrhö
- bei Gehörgangsverletzung Stufenbildung
- bei Trommelfellverletzung und Verletzung der Gehörknöchelchenkette Schallleitungsschwerhörigkeit
- Parese des N. facialis (10–20 % der Fälle, meist Spätparese)

Diagnostik

- **Otoskopie**
- **bildgebende Verfahren:** CT, MRT
- **Hörprüfungen:** Stimmgabelprüfung, Audiogramm, Stapediusreflex

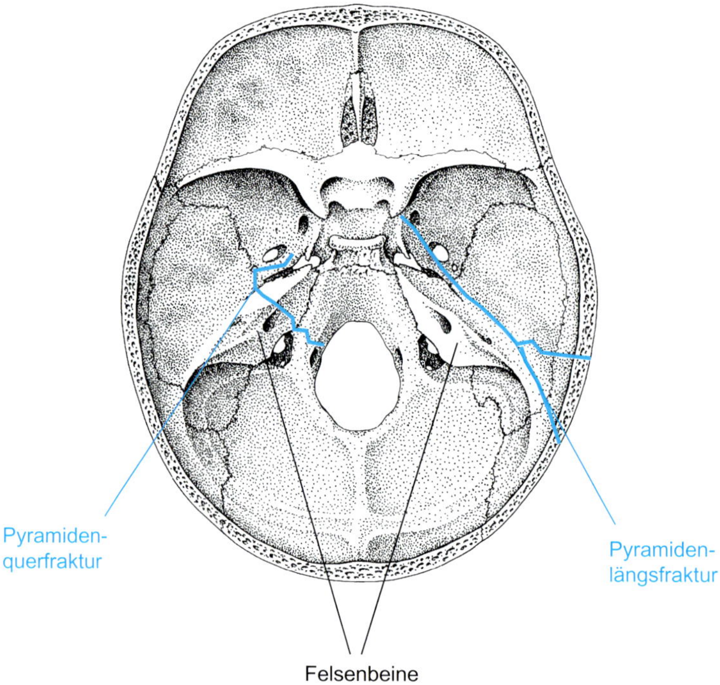

Abb. 1.22 Felsenbeinfrakturen, Blick von kranial auf die Schädelbasis. Die blau eingezeichneten Linien zeigen die Frakturverläufe. [L157]

Therapie

Ohr steril abdecken, Gabe liquorgängiger Antibiotika, Bettruhe. Besteht mehrere Tage lang eine Liquorrhö, ist eine Duraplastik indiziert. Bei primärer Fazialisparese operative Revision, bei sekundärer Fazialisparese konservative Therapie. Bei persistierender Schallleitungsschwerhörigkeit im Intervall: Tympanoplastik (▸ Kap. 1.5.6).

Komplikationen

- aufsteigende Meningitis
- posttraumatisches Cholesteatom

Felsenbeinquerbrüche

Die Verletzung entsteht durch **temporoparietale oder latero-parietale Gewalteinwirkung.** Die **Frakturlinie** verläuft durch die Felsenbeinpyramide und das Labyrinth (▸ Abb. 1.22). Eine irreversible Schädigung des Labyrinths ist die Folge. Das Trommelfell wird nicht verletzt.

Symptome

- Ertaubung
- Drehschwindel mit richtungsbestimmtem Nystagmus zur gesunden Seite durch den Labyrinthausfall
- evtl. Hämatotympanon
- Fazialisparese (Sofortparese) in etwa 50 % der Fälle
- Ist die Dura eingerissen, fließt Liquor durch die Tuba auditiva ab: Pseudorhinoliquorrhö.

Diagnostik

- **Otoskopie**
- **bildgebende Verfahren:** CT, MRT
- **Hörprüfungen:** Stimmgabelprüfungen; Audiogramm: irreversible Taubheit auf dem betroffenen Ohr
- Glukosestreifen, besser β_2-Transferrin-Test zum Nachweis der Liquorrhö

Therapie

Liquorgängige i. v. Antibiotikatherapie, Bettruhe. Falls die Liquorrhö nicht zum Stillstand kommt, ist eine Duraplastik indiziert. Bei Fazialisparese operative Exploration, ggf. Versuch der End-zu End-Anastomose oder Nerventransplantat.

1.5.2.4 Fazialisverletzungen

Einteilung/Diagnostik

Unterschieden werden zentrale und periphere Fazialisparesen:

- **Zentrale Fazialisparese:** Die Schädigung liegt auf Höhe der Kerne im Hirnstamm. **Kennzeichen:** Stirnrunzeln ist weiterhin möglich, da der Kernanteil für den Stirnast von beiden Großhirnhälften aus innerviert wird.
- **Periphere Fazialisparese:** Die Schädigung liegt peripher des Hirnstamms. **Kennzeichen:** Stirnrunzeln ist nicht möglich.

Bei traumatischen Schädigungen wird außerdem unterschieden zwischen:

- **Primärer Fazialisparese:** Die Lähmung tritt sofort nach der Schädigung ein. Sie bildet sich meist nur unvollständig zurück, da häufig eine Durchtrennung oder starke Dehnung des N. facialis zugrunde liegt.
- **Sekundärer Fazialisparese:** Die Lähmung tritt mit einer Latenz von einigen Tagen auf. Sie bildet sich meist vollständig zurück. Häufig ist der Nerv gequetscht, z. B. durch ein Hämatom.

Therapie/Prognose

Primäre Fazialisparesen werden möglichst operativ behandelt (Dekompression, ggf. Nervenanastomose), dann sollte der Patient **Physiotherapie** bzw. eine Anleitung zum Training der mimischen Muskulatur bekommen. Schließt das Auge der betroffenen Seite nicht mehr, ist darauf zu achten, dass es nicht austrocknet, z. B. mit einem Uhrglasverband und Augentropfen oder -gel. Im Verlauf ggf. Einsatz von Lidimplantaten.
Die **Prognose** hängt entscheidend vom Grad der Schädigung ab.

1.5.3 Tubenfunktionsstörungen

Das Mittelohr steht über die Tuba auditiva mit der Außenluft in Verbindung. So wird ein Druckausgleich gewährleistet (▸ Kap. 1.2.2.3, ▸ Kap. 1.3.6). Störungen der Tubenventilation werden in den **akuten** und **chronischen Tubenverschluss** sowie das Syndrom der offenen (klaffenden) Tube unterteilt.

1.5.3.1 Akuter Tubenverschluss (Serotympanon)

Ätiologie und Pathogenese

Verschluss der Tube durch Schleimhautschwellung oder Verlegung der Ostien durch eine Raumforderung, bei Kindern meist in Form vergrößerter Adenoide. Durch verminderte Mittelohrbelüftung entwickelt sich ein **Unterdruck** im Mittelohr, der eine **Ansammlung von Transsudat** zur Folge hat (seröser Erguss, Serotympanon).

Symptome

Meist im Rahmen einer Erkältung auftretender **Druck im Ohr,** manchmal begleitet von kurzen, stechenden Schmerzen, Schwerhörigkeit und knackenden Geräuschen beim Schlucken.

Diagnostik

- **Otoskopie:** retrahiertes Trommelfell, Injektion des Hammergriffs und der Trommelfellgefäße, evtl. Flüssigkeitsspiegel sichtbar
- pathologisches **Tympanogramm** (▸ Abb. 1.14).

Therapie

Normalisierung der Tubenbelüftung durch:

- abschwellende Nasentropfen
- wiederholtes Valsalva-Manöver (▸ Kap. 1.3.6.1)
- Mukolytika
- evtl. Parazentese

1.5.3.2 Chronischer Tubenverschluss (Seromukotympanon, chronischer Tubenmittelohrkatarrh)

Ätiologie und Pathogenese

Ursachen sind vergrößerte Rachenmandeln, chronische Entzündungen der Nasennebenhöhlen, Gaumenspalten mit gestörter Funktion des Gaumensegels, Nasenrachentumoren. Infolge rezidivierender Tubenmittelohrkatarrhe wandelt sich die Schleimhaut des Mittelohrs um und Becherzellen produzieren viskösen Schleim: Mukotympanon bzw. Leimohr („glue ear“).

Symptome

Rauschen, Druck und Völlegefühl im Ohr, begleitet von einer progredienten Schallleitungsschwerhörigkeit. Meist keine Schmerzen. Gegebenenfalls Nasenatmungsbehinderung.

Diagnostik

Wie Serotympanon (▸ Kap. 1.5.3.1); häufig ist ein dunkelgelber Erguss hinter dem Trommelfell sichtbar.

Therapie

- Beseitigung der Ursache, z. B. Adenotomie, Nasennebenhöhlen-OP
- Parazentese, Absaugen des Ergusses und Einlage eines Paukenröhrchens

Komplikationen

Ist das Trommelfell dauerhaft eingezogen, können sich Mittelohradhäsionen (Adhäsivprozess) bilden. Aus Retraktionstaschen des Trommelfells können sich im Laufe der Zeit Cholesteatome entwickeln.

Merke

Bestehen bei Kindern auf beiden Seiten länger als 3 Monate Paukenergüsse, können Sprachentwicklungsstörungen entstehen!

1.5.3.3 Syndrom der offenen Tube

Ätiologie

Ist an der Tubenöffnung zu wenig Fettgewebe (z. B. nach exzessivem Gewichtsverlust) vorhanden, kann die Tube nicht vollständig verschlossen werden. Aber auch ein Narbenzug, z. B. nach Adenotomie, kann eine klaffende Tube verursachen ebenso wie hormonelle Faktoren.

Symptome

Autophonie (die eigene Sprache wird dröhnend gehört).

Diagnostik

- **Otoskopie:** atemsynchrone Trommelfellbewegungen
- **Tympanogramm**

Therapie

Gewichtszunahme, falls die Tube infolge einer Abmagerungskur klafft. Flüssigkeitssubstitution bei Exsikkose. Wechsel oder Absetzen von Ovulationshemmern.

Injektionen von Fettgewebe oder Kollagen in das Tubenostium sind kritisch zu sehen.

1.5.4 Akute Mittelohrentzündung

1.5.4.1 Otitis media acuta

Ätiologie

Es handelt sich um eine akute, meist über die Tube fortgeleitete Infektion aus dem Nasenrachenraum **(endogene Infektion).** Bei Trommelfellperforation kann die Infektion auch exogen sein. Die häufigsten **Erreger** sind *Streptococcus pneumoniae* (30 %), *Haemophilus influenzae* (20 %), β-hämolysierende Streptokokken (10 %), *Staphylococcus aureus, Pseudomonas aeruginosa, Branhamella catarrhalis* (10 %) und Mykoplasmen.

Die Entstehung wird v. a. bei Kindern durch große Adenoide sowie chronische Infekte der oberen Luftwege begünstigt. Die Otitis media acuta kommt in jedem Alter vor, aber bevorzugt bei Kindern bis zum 6. Lebensjahr.

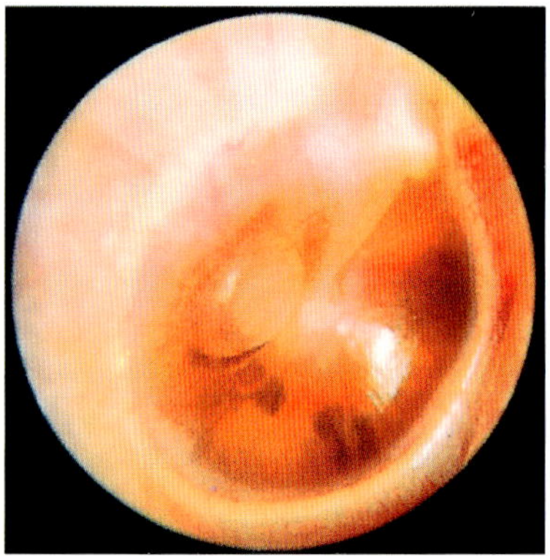

Abb. 1.23 Otitis media [E438]

Symptome

Allgemeines Krankheitsgefühl, Fieber (bei Kindern rasch über 39 °C), pulsierende, stechende Ohrschmerzen, Schwerhörigkeit (► Kap. 10.10).

Diagnose

- **Inspektion:** abstehende gerötete Ohrmuschel (Hinweis auf Mastoiditis)
- **Otoskopie:** hochrotes oder gelbliches, vorgewölbtes, pulsierendes Trommelfell (► Abb. 1.23), nicht selten Spontanperforation mit Eitertropfen
- **(Post-)Rhinoskopie:** gerötete Schleimhäute, Eiterstraßen
- **Hörprüfungen:** Schallleitungsschwerhörigkeit
- evtl. **Abstrich**

Therapie

- abschwellende Nasentropfen
- orale Antibiotika (Amoxicillin, Cephalosporine, Makrolide)
- evtl. lokal Wärme
- Analgetika/Antipyretika/Antiphlogistika
- Mukolytika
- bei stark schmerzhafter Trommelfellvorwölbung und anhaltend hohem Fieber Parazentese
- bei vergrößerten Rachenmandeln und rezidivierenden Entzündungen Adenotomie

Komplikationen

Die möglichen Komplikationen sind zahlreich: Mastoiditis (► Kap. 1.5.4.2), akute Labyrinthitis (Schwindel, Ertaubung; ► Kap. 1.6.1.1), Thrombophlebitis des Sinus sigmoideus, Fazialisparese.

Als **intrakranielle Komplikationen** können eine otogene Meningitis, ein Epiduralabszess sowie intrazerebrale Abszesse (Subdural- oder Epiduralabszess) auftreten. Alle genannten Komplikationen

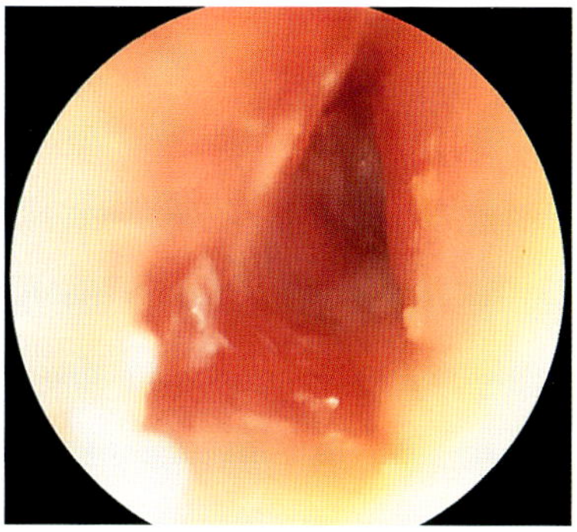

Abb. 1.24 Grippe-Otitis [E959]

sind lebensgefährlich und werden in der Regel unverzüglich ohrchirurgisch im Sinne einer Mastoidektomie, ggf. in Kombination mit neurochirurgischen Eingriffen sowie hoch dosierter parenteraler Antibiotikagabe therapiert.

Sonderformen der Otitis media acuta

Grippe-Otitis (Otitis externa bullosa haemorrhagica)

Ätiologie

Aufsteigende Infektion mit Grippeviren.

Symptome

Otalgie, Schallleitungsschwerhörigkeit, häufig auch toxische Innenohrschädigung.

Diagnostik

Otoskopie: Blutbläschen auf dem Trommelfell und im Gehörgang (▸ Abb. 1.24). Wegen der möglichen Innenohrschädigung regelmäßige Audiogrammkontrollen.

Therapie

Wie bei akuter Otitis media, Antibiotika bei V. a. bakterielle Superinfektion. Bei Innenohrschädigung ggf. Parazentese und Einleitung einer Infusionstherapie.

Scharlach- und Masern-Otitis

Ätiologie

Hämatogene Streuung bei Scharlach- oder Maserninfektion, heute selten. Es kann zu einer Mastoiditis, Labyrinthitis mit Ertaubung und Einschmelzung des Trommelfells mit bleibendem Defekt kommen.

Therapie

Hoch dosiert Antibiotika, laufende Befundkontrolle, bei Trommelfelldefekt Operation.

Säuglingsotitis

Pathogenese

Die bei Säuglingen noch kurze, weite Tube begünstigt das Aufsteigen einer Infektion. Bei schweren Verläufen bricht der Eiter vom Antrum des Mastoids aus häufig mit einer Latenz von wenigen Tagen retroaurikulär durch, da die Schädelnähte noch offen sind. Leichte Formen führen oftmals nur zu unklaren Allgemeinsymptomen.

Symptome

Häufiges Greifen ans Ohr, Fieber, gastrointestinale Reaktionen.

Therapie

Hoch dosiert Antibiotika, Antipyretika, Bettruhe und Wärme. Bei Durchbruch operative Sanierung und Ausräumung des Entzündungsherds (Antrotomie, Parazentese).

1.5.4.2 Akute Mastoiditis

Ätiologie

Die Mastoiditis ist die Folge einer **nicht ausgeheilten Otitis media.** Die Cellulae mastoideae schmelzen infolge einer bakteriellen Schleimhautentzündung ein. Typisch ist ein Wiederauftreten von Ohrenschmerzen und Fieber 1–3 Wochen nach einer akuten Mittelohrentzündung infolge einer ausgebliebenen oder unzureichenden antibiotischen Therapie bzw. hoher Erreger-Virulenz.

Symptome

- Ohrenschmerzen, Klopfen im Ohr
- Druckschmerz über dem Warzenfortsatz
- retroaurikuläre Schwellung und Rötung mit abstehendem Ohr
- aus dem Gehörgang entleert sich eitrig-rahmiges Sekret
- hohes Fieber
- Schallleitungsschwerhörigkeit

Diagnostik

- CT des Felsenbeins
- **Hörprüfungen:** Schallleitungsschwerhörigkeit
- **Labor:** BSG erhöht, BB: Leukozytose und Linksverschiebung

Therapie

Mastoidektomie und Parazentese; niemals konservativ! Gezielte hoch dosierte Antibiotika-Gabe.

Komplikationen

Bei Einbruch des Eiters in die das Mastoid umgebenden Räume (▸ Abb. 1.25) können sich ein Sub-

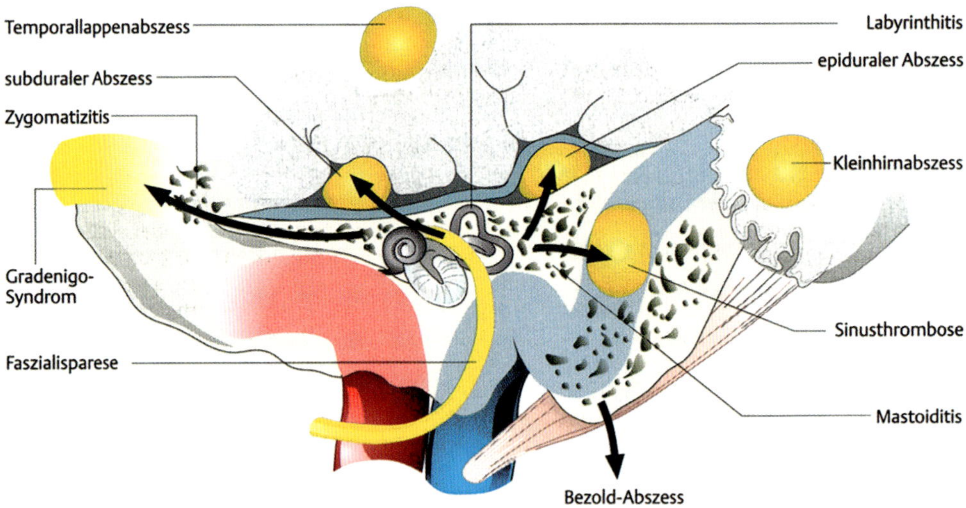

Abb. 1.25 Ausbreitungswege der Mastoiditis [E870]

periostal-Abszess, eine Pyramidenspitzeneiterung, Sinusthrombose, Meningitis, ein Hirnabszess, eine Fazialisparese oder eine Labyrinthitis entwickeln.

Klinischer Fall

Familie S. kommt mit Ihrem 5-jährigen Sohn Julian in die Klinik. Er leidet unter heftigsten Ohrenschmerzen und Fieber. Hinter dem Ohr haben die Eltern eine zunehmende Schwellung festgestellt. Julian hatte vor 2–3 Wochen bereits eine Mittelohrentzündung auf dem gleichen Ohr, hat aber das Antibiotikum nur 2 Tage lang genommen, da es nicht geschmeckt hat. Zunächst ging es ihm auch besser, jedoch kam es jetzt erneut zu einer Verschlechterung.

1. Wie lautet die wahrscheinlichste Diagnose?
2. Welche Therapie ist erforderlich?

Antwort: Bei der Befunderhebung zeigte sich eine teigige, gerötete und überwärmte Schwellung hinter dem Ohr. Untersuchung und Vorgeschichte lassen mit großer Sicherheit auf eine akute Mastoiditis schließen. Notfallmäßig wurde eine Mastoidektomie durchgeführt, die innerhalb von 2 Wochen zur Beschwerdefreiheit führte.

1.5.5 Chronische Mittelohrentzündung

1.5.5.1 Otitis media chronica

Es werden zwei verschiedene Formen der chronischen Otitis media unterschieden:
- chronisch-**mesotympanale** Otitis media
- chronisch-**epitympanale** Otitis media

Chronisch-mesotympanale Otitis media

Ätiologie

Die chronisch-mesotympanale Otitis media ist durch eine persistierende Infektion der Mittelohrräume oder eine Infektion nach traumatischer Trommelfellperforation bedingt. Die häufigsten **Erreger** sind *Staphylococcus aureus, Proteus, Pseudomonas aeruginosa, Escherichia coli, Streptococcus viridans,* Klebsiellen und Pilze. Tubenfunktionsstörungen und eine behinderte Nasenatmung mit oder ohne chronische Sinusitis sind **prädisponierende Faktoren.** Kennzeichen ist ein **zentraler Trommelfelldefekt.**

Symptome
- wenig Schmerzen
- schleimig-eitiges, geruchloses Sekret im Gehörgang
- Schallleitungsschwerhörigkeit

Diagnostik
- **Anamnese:** chronisch-rezidivierende Otorrhö
- **Otoskopie:** bohnen- oder nierenförmiger, zentraler Trommelfelldefekt in der Pars tensa (► Abb. 1.26). Dahinter erscheint die Paukenhöhlenschleimhaut blass, grau und trocken. Bei Superinfektion Rötung, eitrige Sekretion, evtl. Polypenbildung der Mittelohrschleimhaut

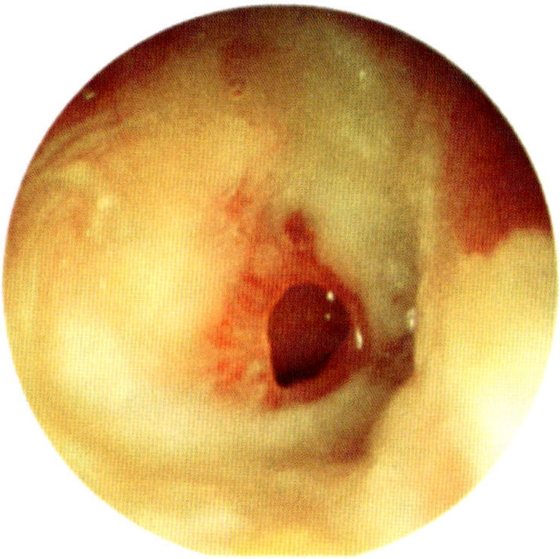

Abb. 1.26 Chronische Otitis media mesotympanalis mit zentralem Trommelfelldefekt [E870]

> **Merke**
>
> Diagnostisches Kennzeichen ist der **zentrale** Trommelfelldefekt.

Differenzialdiagnose

Cholesteatom, Ohrtuberkulose, Mittelohrkarzinom.

Therapie

- Verschluss des Trommelfelldefekts (► Kap. 1.5.6) bei trockener und keimarmer Paukenhöhle
- ggf. vor dem Eingriff:
  - gezielte Antibiose nach Erregerbestimmung
  - desinfizierende Gehörgangsspülungen
- Unterstützend kann unter Umständen eine NNH-Sanierung notwendig sein.

Chronisch-epitympanale Otitis media

Die chronisch-epitympanale Oitis media setzt im Gegensatz zur chronisch-mesotympanalen Otitis media mit einem zentralen Trommelfelldefekt einen **randständigen Defekt** am Trommelfell voraus. Die Pathogenese, Symptome, Diagnostik und Therapie sind prinzipiell gleich wie bei der chronisch-mesotympanalen Otitis media, allerdings besteht hier das hohe Risiko der Entstehung eines **Cholesteatoms,** da am Übergang des Defekts zur Paukenhöhle Plattenepithel in die Paukenhöhle einwachsen kann.

> **Merke**
>
> Charakteristikum und diagnostisches Zeichen ist der **randständige** Trommelfelldefekt.

1.5.5.2 Cholesteatom

Ätiologie

Das Cholesteatom ist eine chronisch-eitrige Mittelohrentzündung, die dadurch entsteht, dass verhornendes Plattenepithel des äußeren Gehörgangs über die randständige Trommelfellperforation in die Mittelohrräume einwächst. Als Folge der Entzündung wird **Knochen zerstört.**

Beim angeborenen, sog. **primären** Cholesteatom liegt die Ursache in zurückgebliebenen Plattenepithelresten im Mittelohr bei intaktem Trommelfell.

Symptome

- fötider (!) Ohrfluss
- zunehmende Schallleitungsschwerhörigkeit
- i. d. R. geringe oder keine Ohrenschmerzen
- bei Bogengangsfistel oder Labyrinthitis Schwindel, Innenohrschwerhörigkeit oder Ertaubung
- bei angeborenem Cholesteatom bis zum Auftreten von Komplikationen lediglich Schwerhörigkeit

Diagnostik

- **Ohrmikroskopie:** randständige Perforation epitympanal, weißliche Hornhautschuppen
- Audiometrie: Schallleitungsschwerhörigkeit
- Prüfung auf Fistelsymptom (Labyrinthitis circumscripta ► Kap. 1.6.1.1)
- **bildgebende Verfahren:** Dünnschicht-Felsenbein-CT

Therapie

Die einzige Chance für eine völlige Ausheilung ist die **Operation** mit radikaler Ausräumung aller von der Entzündung betroffenen Mittelohrstrukturen unter weitestmöglicher Schonung des N. facialis bzw. des Innenohrs. Gegebenenfalls erfolgt nach einem Jahr eine weitere Operation zum Ausschluss eines Rezidivs (Second-look-OP). Die sofortige Operation ist angezeigt, sobald eine Fazialisparese oder ein plötzlicher Nystagmus als Hinweis auf eine Labyrintharrosion auftritt.

Komplikationen

Bei Ausbreitung der Entzündung und fortschreitender Zerstörung des Knochens kann es zu Stauungsmastoiditis, Labyrinthitis, Labyrinthfistel, Fazialisparese, Subperiostalabszess, epiduralem Empyem, Meningitis, Hirnabszess oder Sinusthrombose kommen.

1.5.6 Mittelohrrekonstruktion – Tympanoplastik

Je nach notwendigem Ausmaß der Rekonstruktion werden nach Wullstein folgende Formen der Tympanoplastik unterschieden (▸ Abb. 1.27):

- **Typ I:** alleiniger Verschluss einer Trommelfellperforation bei intakter Gehörknöchelchenkette
- **Typ II:** Wiederaufbau der Gehörknöchelchenkette mit autologem Knochen oder Knorpeltransplantat
- **Typ III:** direkte Übertragung der Schallwellen vom Trommelfell auf den Steigbügel mittels Prothesen
- **Typ IV:** Schallübertragung direkt auf das ovale Fenster, zum Schutz des runden Fensters wird ein Stück Trommelfell direkt darüber gelegt
- **Typ V:** Ist das ovale Fenster knöchern fixiert, kann es sinnvoll sein, den Schall direkt auf ein Bogengangsfenster zu übertragen (Fensterungsoperation)

Typ IV und V sind heute absolet, da in diesen Fällen Prothesen eingesetzt werden.

Prothesenarten:

- **PORP:** Partial Ossicular Replacement Prothesis (▸ Abb. 1.28)
- **TORP:** Total Ossicular Replacement Prothesis. Hierzu werden meist Stoffe wie Titan Platin oder Keramik verwendet.

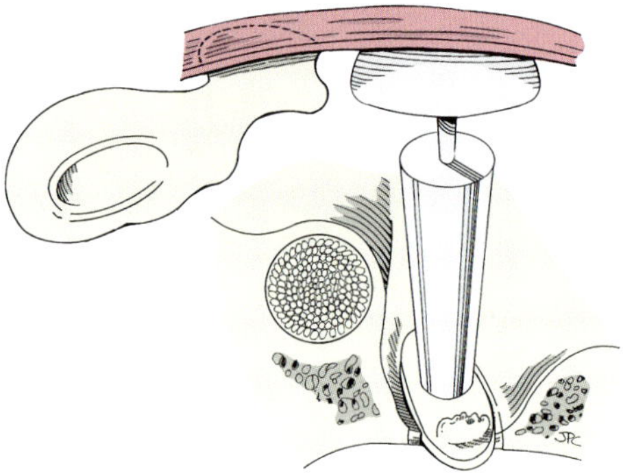

Abb. 1.28 PORP: Prothese zur Mittelohrrekonstruktion; Ersatz von Hammer und Amboss [E999]

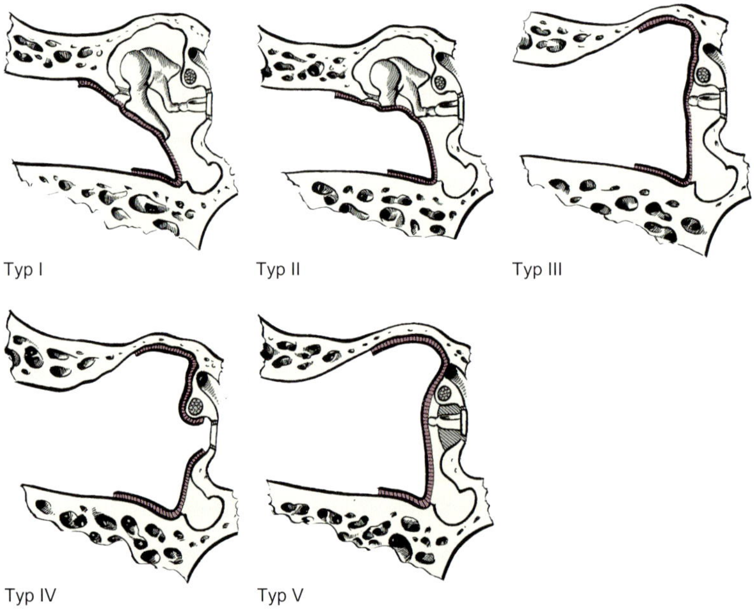

Abb. 1.27 Arten der Tympanoplastik nach Wullstein [E999]

1.5.7 Tumoren des Mittelohrs

1.5.7.1 Glomustumor (Paragangliom)

Ätiologie

Der äußerst **gefäßreiche** Glomustumor geht von den nichtchromaffinen Paraganglionzellen des Glomus caroticus, des Bulbus venae jugularis (Glomus jugulare) oder des Plexus tympanicus (Glomus tympanicum) aus. Er ist gutartig und dehnt sich meist Richtung Paukenhöhle aus (▸ Abb. 1.29).

Symptome

Erste Symptome sind das pulssynchrone Ohrgeräusch sowie eine zunehmende Schwerhörigkeit.

Diagnostik

- **Otoskopie:** bläulich-rote Verschattung im Hypotympanon
- pulsierende Geschwulst
- **Bildgebung:** CT und MRT
- **Angiografie** (digitale Subtraktionsangiografie, MR-Angiografie)

Therapie

Operative Entfernung nach zuvor erfolgter präoperativer Embolisation des Tumors. Falls keine Operationsfähigkeit besteht, ist eine Radiatio indiziert.

Komplikationen

Bei Nichtbehandlung kann es zu

- Einwachsen in das Labyrinth mit Taubheit und Vestibularisausfall,
- spontanen Blutungen,
- Befall der Hirnnerven IX bis XI (Durchtritt durch das Foramen jugulare),
- Lähmungen des VII. Hirnnervs,
- Bradykardie und Hypotonie

kommen.

Merke

Wegen der erhöhten Blutungsgefahr ist eine Probeexzision bei diesem Tumor kontraindiziert!

1.5.7.2 Plattenepithelkarzinom

Ätiologie

Das verhornende Plattenepithelkarzinom des Mittelohrs ist selten. Bei Erwachsenen tritt es meist in der Paukenhöhle auf. Der Tumor entsteht nach langjähriger chronisch sezernierender Otitis media oder auf dem Boden einer Otitis externa chronica.

Symptome

- anhaltende, anfangs schmerzlose, später sehr schmerzhafte, fötide Otorrhö
- frühzeitige Fazialisparese
- bei Trommelfellperforation Schallleitungsschwerhörigkeit

Diagnostik

- **Ohrmikroskopie:** fleischiges, polypöses Gebilde auf Trommelfellniveau, im Gehörgang oder in einer durch Knochenzerstörung entstandenen Höhle sichtbar
- **Bildgebung:** Dünnschicht-Felsenbein-CT, MRT zur Weichteildarstellung

Therapie

Abtragung aller befallenen Strukturen, adjuvante Radiatio.

Prognose

Da bei Stellung der Diagnose meist schon die regionären Lymphknoten befallen sind, ist die Prognose schlecht.

1.5.8 Otosklerose

Es handelt sich um einen **entzündungsähnlichen Prozess des Knochenumbaus** (Otospongiose), der von einer Sklerosierung (Otosklerose) gefolgt ist. Er geht meist von der Grenzzone zwischen enchondraler Ossifikation und Periost im Labyrinth aus.

Ätiologie

Die Erkrankung kommt familiär gehäuft vor, daher muss von einer genetischen Prädisposition ausge-

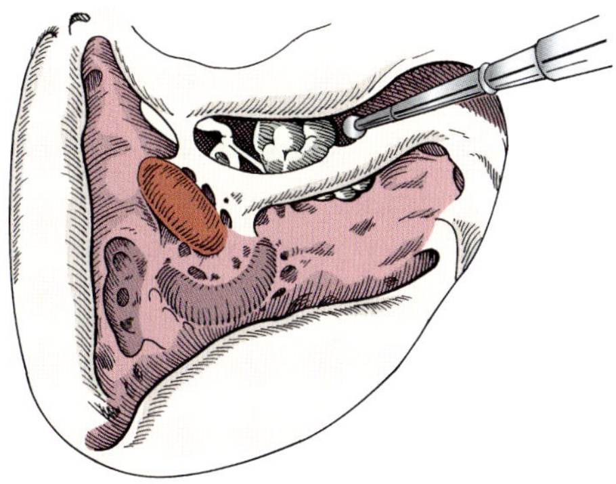

Abb. 1.29 Glomustumor, Tumor schon in Knochen eingebrochen (dunkel schraffiert) [E999]

gangen werden. Bei den betroffenen Patienten sind die Titer von **Anti-Masernvirus-IgG-Antikörpern** sowohl im Blut als auch in der Perilymphe **signifikant erhöht.** Dies deutet auf einen Masernvirus-assoziierten Prozess hin. Da etwa doppelt so viele Frauen wie Männer betroffen sind und sich die Krankheit meist während einer Schwangerschaft oder nach einer Geburt verschlimmert, lässt sich auch ein **hormoneller Einfluss** vermuten.

Symptome

Meistens geht die Erkrankung mit einer einseitigen (71 %) oder beidseitigen (29 %) **Schallleitungsschwerhörigkeit** einher. In einzelnen Fällen kann das Innenohr bei reizlosem Ohrbefund beteiligt sein (Schallempfindungsschwerhörigkeit). Zweites, wichtiges Symptom ist der **Tinnitus,** der oft tiefen Geräuschcharakter hat.

Diagnose

- **Stimmgabelprüfungen:** Besonders wichtig ist der **Gellé-Versuch:** Wie beim Weber-Versuch wird die Stimmgabel auf den Kopf des Patienten gesetzt. Mithilfe des Politzer-Ballons wird anschließend im äußeren Gehörgang Überdruck erzeugt und so die Gehörknöchelchenkette versteift. Nun nimmt der Normalhörende den Stimmgabelton leiser wahr, der Patient mit Otosklerose bemerkt keinen Unterschied in der Lautheit des Tons.
- **Tonaudiogramm** (► Abb. 1.30): Schallleitungsschwerhörigkeit, oft gekoppelt mit einer kleinen Senke der Kurve für Knochenleitung bei ca. 1,5–2 kHz, der sog. **Carhart-Senke.** Ist eine ausgeprägtere Senke zu sehen, spricht man von einer **Kapselotosklerose:** Hier ist auch der Knochen um das Labyrinth herum von der Sklerosierung betroffen.
- **Stapediusreflex erloschen**

Therapie

Einzige Möglichkeit der Heilung ist die operative Perforation der Steigbügel-Fußplatte **(Stapedotomie)** oder deren teilweise Entfernung **(Stapedektomie)** und Einsetzen einer am langen Ambossschenkel fixierten Stapesprothese in die geschaffene Perforation **(Stapesplastik).**

Prognose

Mit Operation gut. Ohne Operation schreitet die Erkrankung fort; oft verschlechtert sie sich während der Schwangerschaft.

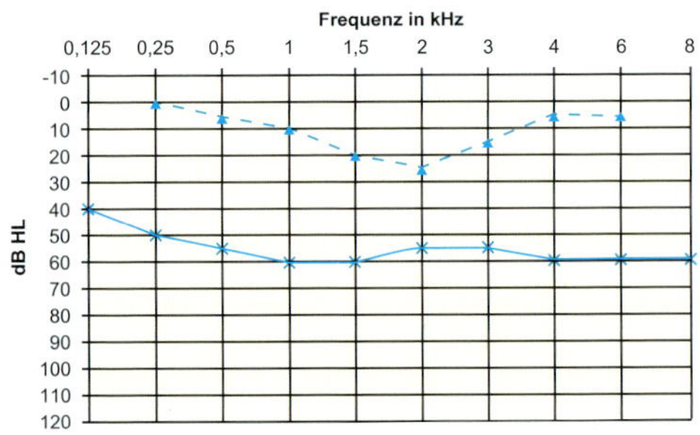

Abb. 1.30 Audiogramm bei Otosklerose; in diesem Beispiel dargestellt für die linke Seite. Typisch hierfür ist einerseits die Schallleitungsschwerhörigkeit, aber auch die Senke im Bereich der Knochenleitung bei ca. 1,5–2 kHz (sog. Carhart-Senke) [M777]

1.6 Klinik des Innenohrs

Annette Limberger

1.6.1 Entzündliche Erkrankungen des Innenohrs

1.6.1.1 Labyrinthitis

Unterschieden werden eine diffuse und eine zirkumskripte Form.

Labyrinthitis diffusa

Ätiologie und Pathogenese

Die Labyrinthitis diffusa wird unterteilt in eine seröse und eine eitrige Form.

Ursache der **serösen** Form der Labyrinthitis diffusa ist der Übertritt von Toxinen in das Labyrinth im Rahmen einer Otitis media acuta oder einer viralen Allgemeininfektion (Masern, Mumps, Grippe). Die **eitrige** Form entsteht, wenn Erreger einer bakteriellen Otitis media oder einer bakteriellen Meningitis in das Labyrinth gelangen. Die häufigsten **Erreger** sind Pneumokokken, *H. influenzae,* β-hämolysierende Streptokokken (A); Zusätzlich spielen Meningokokken als häufige Meningitis-Erreger eine wichtige Rolle.

Symptome

- **seröse Form:** lang dauernder Schwindel, Übelkeit, Erbrechen, Tinnitus, fortschreitende Schwerhörigkeit bis hin zur Ertaubung
- **eitrige Form:**
  - sehr starker Drehschwindel mit Erbrechen, Ertaubung, Meningismus
  - Der Patient ist **schwer krank** und hat hohes Fieber.

- **Labor:** Entzündungsparameter (CRP, BSG) erhöht; Eiweiß und Zellzahl im Liquor erhöht

Diagnostik
- Schallempfindungsschwerhörigkeit oder Taubheit im **Audiogramm**
- **Nystagmusprüfungen:** Auf der erkrankten Seite findet sich ein Spontannystagmus (Reiznystagmus).
- serologische Untersuchung zur **Erregersuche**
- hoch auflösendes **CT** zum Ausschluss einer Labyrinthfistel

Therapie
Bei Auftreten direkt im Anschluss an eine Otitis media hoch dosiert (liquorgängige!) Antibiotika und Parazentese, bei Verdacht auf Knochendestruktion oder Cholesteatomeinbruch Mastoidektomie.

Komplikationen
Bei Übergreifen einer bakteriellen Infektion auf die Schädelgrube können eine Meningitis, eine Enzephalitis, ein epiduraler Abszess oder ein Kleinhirnabszess auftreten. Auch eine Pyramidenspitzeneiterung wurde bereits beobachtet.

Praxistipp

Die Meninigitis ist heute die häufigste Ursache einer eitrigen Labyrinthitis und einer oft damit einhergehenden Schwerhörigkeit bzw. Taubheit.

Labyrinthitis circumscripta (Labyrinthfistel)

Ätiologie und Pathogenese
Ein Cholesteatom (▸ Kap. 1.5.5.2) kann den Knochenwulst des horizontalen Bogengangs arrodieren und so eine Fistelsymptomatik auslösen.

Diagnostik
Beim **Politzer-Verfahren** ist ein Nystagmus auslösbar.
Besonderheit: Ist der laterale Bogengang arrodiert, löst Druck auf den Tragus Schwindel und evtl. Nystagmus aus.

Therapie
Plastische Deckung der Fistel im Rahmen der Cholesteatomentfernung.

1.6.1.2 Zoster oticus

Ätiologie
Infektion mit dem Varicella-Zoster-Virus.

Symptome
Heftige neuralgiforme Ohrenschmerzen, Schwindel. Eine periphere Fazialisparese ist häufig. Auch der N. trigeminus kann betroffen sein. Schallempfindungsschwerhörigkeit. Bei zusätzlichem Befall der Nn. glossopharyngeus und vagus sind Dysphagie und Dysphonie möglich.

Diagnostik
- Bei der **Inspektion** fallen Bläschen an Ohrmuschel, Gehörgangseingang und/oder Gehörgang auf.
- **Palpation:** Das Ohr ist druckschmerzhaft.
- evtl. Meningitiszeichen
- **Spontannystagmus** im Sinne eines Reiznystagmus
- Lage- und Lagerungsnystagmus
- evtl. Fazialisparese
- Recruitment-negative (retrokochleäre) Schallempfindungsschwerhörigkeit
- **Serologie:** Nachweis des Varicella-Zoster-Virus

Therapie
Aciclovir, Analgetika, evtl. Immunglobuline, Vitamin-B-Komplex, bei Fazialisparese Glukokortikoide. Bei immungeschwächten Patienten Antibiose, um eine Superinfektion zu vermeiden.

Komplikationen
- Selbst nach Abheilen der Effloreszenzen können weiterhin Neuralgien bestehen.
- Zosterenzephalitis
- bakterielle Superinfektion der Hauteffloreszenzen
- Zoster generalisatus (Übergang auch in andere Körperregionen und -organe)

Lerntipp

Die Konstellation von Otalgie, gerötetem Gehörgang und N.-facialis-Parese passt zum Zoster oticus. Neben der klinischen Untersuchung bedarf es immer auch noch einer otoneurologischen Diagnostik, da die Entzündung auch das Innenohr und die Hirnnerven VII und VIII betreffen kann.

1.6.1.3 Hörsturz

▸ Kap. 10.8.

1.6.2 Physikalische Innenohrschäden – akustisches Trauma (Lärmschwerhörigkeit)

Ätiologie

Ein akustisches Trauma kann durch eine akute oder chronische Schädigung des Innenohrs hervorgerufen werden. Beim akuten Lärmtrauma werden die Haarzellen meist reversibel, beim chronischen irreversibel geschädigt. Eine **akute Schädigung** entsteht durch kurzzeitige Lärmpegel > 120 dB (A), z. B. durch einen Knall oder eine Explosion, oder durch ein Schädeltrauma. Eine **chronische Schädigung** ist durch Lärmpegel > 80 dB (A) über 6–8 Stunden täglich bedingt. Eine häufige Ursache ist Lärm am Arbeitsplatz mit Schallpegeln über 80 dB (A). Eine Schädigung kann aber auch durch zu laute Pegel im privaten Bereich eintreten.

Symptome

Bei einem **akuten** Trauma plötzliche Schwerhörigkeit, meist begleitet von Tinnitus. Bei **chronischem** Lärmschaden langsam zunehmende Schallempfindungsschwerhörigkeit besonders im Hochtonbereich. Diese bleibt anfangs meist unbemerkt, da sie relativ lange gut kompensiert werden kann.

Diagnose

- **akutes Trauma:**
  - Otoskopie: Das Trommelfell kann zerrissen sein (Explosionstrauma)
  - Im **Audiogramm** sieht man auf der Seite, die dem Schall zugewandt war, einen **größeren Hochtonabfall** als auf der abgewandten Seite.
- Bei **chronischer Lärmschwerhörigkeit** ist im Audiogramm im Frühstadium die sog. **c^5-Senke** charakteristisch (c^5 = fünf gestrichenes c in der Musik, d. h. ca. 4.000 Hz). Man sieht also einen fast isolierten Abfall der Hörschwelle bei 4.000 Hz.

Therapie

Hörgeräteversorgung, Lärmpausen einlegen.

Prophylaxe

Möglichst suffizienten **Gehörschutz** tragen (auch in der Disko)! Senkung des Umweltlärms durch Immissions- und Emissionsschutzverordnungen vor allem im Bereich von Arbeitsstätten.

Lärm als Krankmacher

Es ist nicht genau bekannt, ab welchem Pegel Lärm schädigend auf das Ohr wirkt. Daher wird eine Dauerbeschallung mit 80 dB (A) als schädigend angenommen. Im Schlaf reagiert man schon ab einem Pegel von 38 dB.

Lärm hat nicht nur schädigende Wirkungen auf das Ohr, auch der Blutdruck steigt. So kann Lärm zur **Hypertonie** führen.

Lärmschwerhörigkeit ist eine anerkannte **Berufskrankheit** (Nr. 2301) und wird je nach Hörverlust mit einer MdE (Minderung der Erwerbsfähigkeit) bis zu 80 % bei beiderseitiger Taubheit bewertet (▸ Kap. 9.1).

An lärmbelasteten Arbeitsplätzen müssen daher in regelmäßigen Abständen HNO-fachärztliche Untersuchungen durchgeführt werden.

Merke

Die Lärmschwerhörigkeit ist die häufigste anerkannte Berufskrankheit!

1.6.3 Toxische Innenohrschäden

Ätiologie

Ursachen sind eine zu hohe Konzentration von **ototoxischen Giften bzw. Medikamenten** (z. B. Aminoglykoside, Vinca-Alkaloide, Salizylsäure, Furosemid, Chinin, CO, Nitroseverbindungen, Anilin, Nikotin).

Symptome

Selten reversible, häufiger progrediente Schwerhörigkeit, Schwindel und Tinnitus.

Diagnostik

- Audiogramm
- otoakustische Emissionen
- Nystagmusprüfungen

Dokumentation: Vor Gabe ototoxischer Medikamente sollte ein Audiogramm erstellt und otoakustische Emissionen abgeleitet werden, ebenso nach Abschluss der Therapie.

Therapie

Medikamente absetzen, Exposition reduzieren, Grunderkrankung behandeln.

Prognose

Die Schwerhörigkeit ist nicht immer reversibel. Die Ausprägung der Schwerhörigkeit hängt von der jeweiligen Einwirkungsdosis bzw. -dauer und der individuellen Empfindlichkeit des Patienten ab.

1.6.4 Erworbene Hörstörungen

1.6.4.1 Altersschwerhörigkeit (Presbyakusis)

Ätiologie

Aufgrund der akustischen Reize, denen der Mensch im Laufe des Lebens ausgesetzt ist, kommt es zu degenerativen Veränderungen im Corti-Organ, eine genetische Disposition scheint ebenfalls vorzuliegen.

Symptome

Langsam mit dem Alter fortschreitende, beidseitige **Schallempfindungsschwerhörigkeit.** Meist schreitet die altersbedingte Schwerhörigkeit schneller voran, wenn das Ohr bereits vorher geschädigt war, z. B. durch Lärm.

Diagnostik

- Typisches **Audiogramm** mit größerem Hörverlust im Bereich der hohen Frequenzen.
- Die Tests, die das **Recruitment** erfassen, fallen allesamt **positiv** aus.
- **Otoakustische Emissionen** sind meist nicht mehr nachweisbar. Dies spricht für eine Schädigung der äußeren Haarzellen.

Therapie

Frühzeitige, beidseitige Versorgung mit Hörsystemen.

Praxistipp

Da bei diesen Patienten ein Lautheitsausgleich stattfindet (Recruitment positiv), empfinden sie laute Signale sehr schnell als unangenehm. Es nützt daher nichts, den Patienten ins Ohr zu brüllen. Sehr viel besser ist es, mit ihnen **langsam** und **deutlich** zu sprechen, und dem Gegenüber immer ins Gesicht schauen. Dann kann der Schwerhörige zusätzlich von den Lippen ablesen, was das Verstehen zusätzlich erleichtert!

1.6.4.2 Lärmschwerhörigkeit (akustisches Trauma)

▸ Kap. 1.6.2.

1.6.5 Angeborene oder im Kindesalter erworbene Hörstörungen

1.6.5.1 Genetisch bedingte Hörstörungen

Die häufigsten angeborenen Hörstörungen sind **nichtsyndromale Hörstörungen;** zu den bekanntesten zählt die Mutation 35 delG im GJB2-Gen, das für das Connexin26-Protein codiert, das im Innenohr am Kaliumtransport beteiligt ist. Sie wird autosomal-rezessiv vererbt. Außerdem gibt es autosomal-dominant vererbte Störungen sowie X-chromosomal vererbte Schwerhörigkeiten.

Zu den **syndromalen Schwerhörigkeiten** gehören:

- seltene Fehlbildungen des Labyrinths, wie die Michel- oder die Mondini-Alexander-Dyplasie
- angeborene Syndrome, die mit einer Schwerhörigkeit einhergehen, wie z. B. das Pendred-Syndrom
- Fehlbildungen im Bereich des Schädels, wie das Franceschetti-(bzw. Treacher-Collins-)Syndrom (Dysostosis mandibulofacialis), das Pierre-Robin-Syndrom, das Crouzon-Syndrom und die Trisomien 13 bis 15, 18 und 21
- das Alport-, Refsum-, Usher- und das Waardenburg-Syndrom

1.6.5.2 Pränatal erworbene Hörstörungen

Sie können verursacht werden durch:

- Infektionen der Mutter während der Schwangerschaft, wie z. B.
  - Virusinfekte (Rötelnembryopathie, Mumps, Herpes zoster, Poliomyelitis, Influenza, Zytomegalie)
  - Lues (charakteristisch für konnatale Lues ist die Hutchinson-Trias: Innenohrschwerhörigkeit, Tonnenzähne, Keratitis)
  - Toxoplasmose
- toxische Schäden, z. B. durch Thalidomid, Chinin, Schleifendiuretika oder Aminoglykoside
- Diabetes mellitus der Mutter
- endokrinologische Störungen der Mutter (Hypo- oder Hyperthyreose, Nebennierenrindeninsuffizienz)
- Strahlenexposition

1.6.5.3 Perinatal erworbene Schwerhörigkeit

- Frühgeburtlichkeit
- Sauerstoffmangel unter der Geburt
- Geburtstrauma mit intrakraniellen Einblutungen

1.6.5.4 Postnatal erworbene Schwerhörigkeit im Kindesalter

- Infektionen (besonders Menigitis)
- ototoxische Medikamente
- Traumata

1.6.5.5 Folgen von Hörstörungen im Kindesalter

Für die Kinder hat eine Schwerhörigkeit **schwerwiegende soziale Folgen.** Allen voran ist die **Kommunikation** erheblich gestört, denn nur bei einem normalen Gehör kann sich auch die Sprache entwickeln. Daher sind die Früherkennung und die Frühbehandlung einer Schwerhörigkeit ausschlaggebend. Die Kinder sollten im ersten Lebenshalbjahr mit **Hörgeräten** (► Kap. 1.6.6.1) versorgt werden. Liegt eine Taubheit vor, ist die Implantation eines **Cochlea-Implantats** (► Kap. 1.6.6.3) bis zum Alter von 2 Jahren anzustreben. Weiterhin müssen die Kinder intensiv in Schwerhörigenschulen und durch Logopäden gefördert werden. Auch die Eltern müssen eng in die Behandlung miteinbezogen werden.

1.6.5.6 Früherkennung

Seit dem 1.1.2009 ist ein **Neugeborenenhörscreening (NHS)** vorgeschrieben. Dabei sollen möglichst alle Neugeborenen längstens bis zum 10. Lebenstag entweder eine Untersuchung mithilfe von otoakustischen Emissionen oder Hirnstammpotenzialen erhalten. Die Diagnose ist mittels Hirnstammaudiometrie bis zum 3. Lebensmonat zu sichern und eine Hörsystemversorgung sollte bis zum 6. Lebensmonat erfolgt sein.

1.6.6 Versorgung bei Hörstörungen

1.6.6.1 Hörgeräte

Hörgeräte sind elektronische Hilfsmittel, die dazu dienen, **Schallsignale** für den Schwerhörigen **zu verstärken.** Sie bestehen im Wesentlichen aus einem Mikrofon, einem Verstärker und einem Lautsprecher und sind durch digitale Schallverarbeitung mittlerweile sehr klein und leistungsstark. Ein Hörgerät verstärkt den Schall nicht unspezifisch, sondern **frequenzspezifisch.** Es ist Aufgabe des Hörgeräteakustikers, das Gerät so einzustellen, dass es den Bedürfnissen des Schwerhörigen angepasst ist. Der HNO-Arzt hat sich quasi als letzte Instanz davon zu überzeugen, dass das vom Hörgeräteakustiker vorgeschlagene Gerät das Beste für den Patienten ist. Wichtig ist hier in erster Linie die Zufriedenheit des Patienten, denn damit steigt auch die Bereitschaft, das Gerät zu tragen.

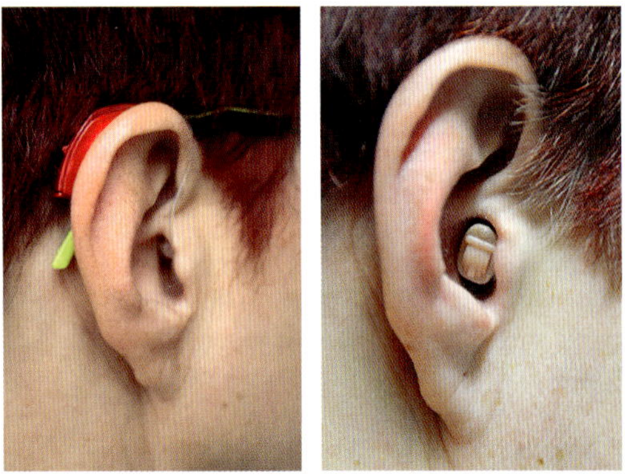

Abb. 1.31 Hörgeräte [M832]

Es gibt verschiedene **Bauarten** von Hörgeräten (► Abb. 1.31), zum einen die Hinter-dem-Ohr(HdO-)Geräte, die Im-Ohr(IO-)Geräte, und Knochenleitungshörgeräte. Technisch werden die Hörsysteme immer ausgereifter und bieten den Patienten zusätzliche Hilfen wie Spracherkennung oder Störschallunterdrückung.

Zunehmend werden zwischenzeitlich auch teil- oder vollimplantierbare Hörsysteme eingesetzt, die bei guter und überlegter Indikationsstellung für verschiedene Arten der Schwerhörigkeit einen deutlichen Vorteil gegenüber konventionellen Hörsystemen zeigen, so z.B. bei mehrfach voroperierten Ohren oder hochgradig kombinierten Schwerhörigkeiten.

Indikationen für ein Hörgerät

- Auf der besseren Seite muss der Hörverlust bei einer der Frequenzen im Hauptsprachbereich (0,5–4 kHz) größer oder gleich 30 dB sein.
- Gleichzeitig versteht der Patient im freien Schallfeld bei 65 dB weniger als 80 % der einsilbigen Wörter.

1.6.6.2 Weitere Hilfsmittel für Schwerhörige

Für **Kinder** steht zur optimalen Förderung die **Schwerhörigenschule** zur Verfügung, sofern der Hörverlust so groß ist, dass ein Regelschulbesuch nicht sinnvoll erscheint. Die Gebärdensprache kommt heute meist nur noch unterstützend zum Einsatz, da infolge der technisch hochwertigen Versorgungen fast alle Kinder die Lautsprache erlernen können.

Fördermaßnahmen v.a. für **Erwachsene** bestehen in einem **Hörtraining,** bei dem der Schwerhörige lernt, Geräusche und Klänge richtig zu interpretieren und sein Sprachverständnis zu verbessern.

Die **Logopädie** leistet wichtige Arbeit bei der Verbesserung der Sprache der Schwerhörigen, bzw. zur

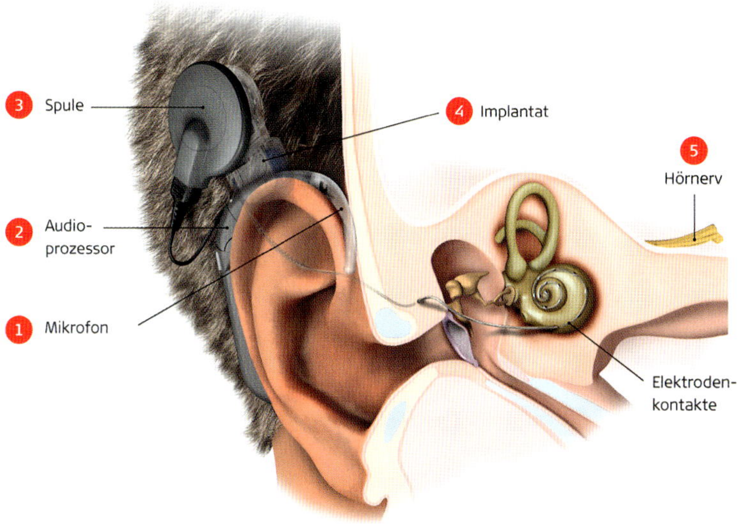

Abb. 1.32 Cochlea-Implantat [V544]

Optimierung der Sprachentwicklung bei schwerhörigen Kindern.
Weiterhin stehen noch technische Hilfsmittel wie FM(Frequenzmodulations)-Anlagen zur Verfügung.

1.6.6.3 Cochlea-Implantate

Ein Cochlea-Implantat besteht aus einer in die Cochlea implantierten Elektrode, die von einem im Mastoid verankerten Empfänger angesteuert wird (▸ Abb. 1.32). Der Träger hat einen sog. Sprachprozessor, der das eingehende Sprachsignal in Frequenzbänder aufteilt und an den Empfänger weiterleitet. Das Sprachverständnis bei diesen Geräten ist nicht so eindeutig wie bei einem normalen Hörgerät, daher ist ein intensives **Hörtraining** nach der Implantation unbedingt erforderlich.

Indikation

Ein Cochlea-Implantat ist dann indiziert, wenn eine so hochgradige Schwerhörigkeit vorliegt, dass sie mit einem konventionellen Hörsystem nicht mehr ausreichend ausgeglichen werden kann, dabei muss die neuronale Verarbeitung (= Hörnerv) intakt sein.

Klinischer Fall

Bei der neugeborenen Pauline wird noch im Krankenhaus im Rahmen des gesetzlich vorgeschriebenen Neugeborenenhörscreenings eine Untersuchung mittels otoakustischer Emissionen durchgeführt. Diese Untersuchung zeigte auf beiden Seiten einen auffälligen Befund. Pauline wurde daraufhin in eine pädaudiologische Abteilung überwiesen. Dort wurde mithilfe einer Hirnstammaudiometrie (BERA) eine mittel- bis hochgradige Schallempfindungsschwerhörigkeit diagnostiziert. Pauline bekommt im Alter von 3 Monaten ihre ersten Hörgeräte. Im Verlauf der nächsten 9 Monate kommt jedoch die Sprachentwicklung, trotz intensiver Frühförderung, nicht in Gang.

1. Welche Untersuchung ist nun angezeigt?
2. Welche Versorgung sollte Pauline erhalten?

Antwort: Es wird nochmals eine BERA (▸ Kap. 1.3.4.3) durchgeführt, die nun eine hochgradige bis an Taubheit grenzende Schallempfindungsschwerhörigkeit auf beiden Seiten ergibt. Zusammen mit der Klinik entschließt sich die Familie zu einer Versorgung mit Cochlea-Implantaten beidseits. Pauline wird auf beiden Ohren innerhalb von 3 Monaten implantiert. Nach 6 Monaten fängt Pauline an ihre ersten Worte zu plappern.

1.6.7 Tumoren des Innenohrs – Akustikusneurinom

Ätiologie

Das Akustikusneurinom (Syn.: Kleinhirnbrückenwinkeltumor) ist ein Schwannom. Es geht von der Schwann-Scheide des N. vestibularis (seltener des N. cochlearis) aus. Meistens ist es im Kleinhirnbrückenwinkel oder im inneren Gehörgang lokalisiert. Der Tumor wächst verdrängend und führt daher zur Erweiterung des inneren Gehörgangs und zur Druckschädigung des Nervs.

Symptome

- zunehmende einseitige Schwerhörigkeit
- einseitiges Ohrgeräusch
- einseitige Beeinträchtigung des Gleichgewichtsorgans
- Eiweißerhöhung im Liquor

Diagnostik

- **Hörprüfungen:** Audiogramm, Sprachaudiogramm, überschwellige Audiometrie. Besonders wichtig ist hier die **BERA:** meistens zeigen sich Latenzverlängerungen zwischen Welle I und V (in > 90 % der Fälle).
- Bei der **Gleichgewichtsprüfung** finden sich eine Un- oder Untererregbarkeit des Gleichgewichtsorgans auf der betroffenen Seite sowie ein Ausfallnystagmus.
- Zur Sicherung der Diagnose benötigt man ein **MRT** mit Kontrastmittelgabe. Zusammen mit der BERA hat das MRT eine Treffsicherheit von nahezu 100 %.

Differenzialdiagnose

Morbus Ménière, primäres Cholesteatom des Kleinhirnbrückenwinkels, Glomustumor des Kleinhirnbrückenwinkels.

Therapie

Operative Entfernung des Tumors, sofern seine Größe und der Allgemeinzustand des Patienten dies zulassen. Heute wird jedoch häufig die sog. „Wait and see"-Taktik angewendet; da man weiß, dass diese Tumoren sehr langsam wachsen, werden lediglich regelmäßige MRT-Kontrollen durchgeführt und eine operative Therapie wird erst bei Progredienz erwogen.

Der operative Zugang hängt ab von der Ausdehnung und Lokalisation des Tumors. Um die Nn. facialis und cochlearis zu schonen, ist heute ein intraoperatives Monitoring obligat.

Komplikationen

Fazialisparese, Neuropathie des N. trigeminus, zerebelläre Symptome (Gangunsicherheit u. a.) sowie Hirndrucksymptome.

1.6.8 Peripher vestibuläre Störungen

1.6.8.1 Benigner paroxysmaler Lagerungsschwindel (BPLS)

Syn.: Cupulolithiasis, Kanalolithiasis.

Der benigne paroxysmale Lagerungsnystamgus ist eine der häufigsten Schwindelursachen.

Ätiologie

Verursacht wird der Schwindel durch Otokonien bzw. Statolithen, die vermutlich in die Bogengangkanäle gelangen und dort einen Schwindel bei Kopfdrehung verursachen. Genaue Ursachen sind jedoch unbekannt.

Symptome

Bei Kopfdrehung zur betroffenen Seite tritt ein heftiger Schwindel auf, der nach ca. 30 Sekunden wieder abebbt. Da er typischerweise bei Lagewechsel auf die betroffene Seite auftritt, spricht man vom Lagerungsschwindel.

Diagnostik

Lagerungsprüfung und Beobachtung des Nystagmus unter der Frenzel-Brille (► Abb. 1.17b).

Therapie

Spezielle Lagerungsübungen sollen helfen, die Steinchen wieder an ihre ursprüngliche Lage zu rückzubringen, bzw. aus dem Bogengang zu entfernen. Bekannt dafür ist z. B. das sog. **Epley-Manöver.** Hiermit kann entweder eine sofortige oder, nach wenigen Tagen durch wiederholtes Lagerungstraining, allmähliche Besserung erreicht werden.

Lerntipp

Dem benignen paroxysmalen Lagerungsschwindel (BPLS) liegt ursächlich eine Canalolithiasis oder Capulolithiasis zugrunde. Die BPLS ist durch einen lageabhängigen gerichteten Schwindel charakterisiert, der im Verlauf an Intensität verliert und sich nach Durchführung eines Befreiungsmanövers deutlich verbessern kann.

Klinischer Fall

Ein 51-jähriger Mann kommt mit akuten Schwindelbeschwerden in die Praxis. Der Schwindel trete jeweils dann auf, wenn er seinen Kopf schnell nach links drehe bzw. vor allem, wenn er sich im Bett auf die linke Seite drehe. Der Schwindel sei so heftig, dass er sich schon habe übergeben müssen.

1. Welche Untersuchung ist indiziert?
2. Welche Therapie ist erforderlich?

Antwort: Bei der Lagerungsprüfung kann unter der Frenzel-Brille ein rotatorischer Nystagmus zur linken Seite beobachtet werden, der in den ersten Sekunden an Schlagzahl zunimmt und nach ca. 30 Sekunden wieder aufhört.
Es wird ein Lagerungsmanöver nach Epley durchgeführt. Da die Symptome nach der ersten Behandlung noch nicht vollständig abgeklungen sind, werden dem Patienten entsprechende Übungen zum Lagerungstraining mitgegeben. Nach 3 Tagen ist der Schwindel abgeklungen.

1.6.8.2 Vestibuläre Neuropathie

Die vestibuläre Neuropathie (Syn.: Neuropathia n. vestibularis, Neuronitis n. vestibularis, Neuritis vestibularis) ist eine vestibuläre Funktionsstörung, die plötzlich auftritt und meist nur wenige Tage andauert.

Ätiologie

Diskutiert werden eine **Mikrozirkulationsstörung** im Rahmen eines Infekts oder bei Autoimmunerkrankungen sowie **Infektionen** mit neurotropen Viren oder Borrelien.

Symptome

Starker Drehschwindel mit Übelkeit und Erbrechen.

Praxistipp

Bei der vestibulären Neuropathie tritt kein Hörverlust auf!

Diagnostik

Der Weg zur Diagnose führt über die Symptome. Wegweisend ist ein **Spontannystagmus** zur gesunden Seite am Anfang, später kann die Seite wechseln. Gegebenenfalls neurologische Zusatzdiagnostik zum Ausschluss insbesondere eines Kleinhirn- oder Hirnstamminfarkts.

Therapie

Die Therapie ist meist nur **symptomatisch:** Antivertiginosa, ggf. Sedativa. Auch Glukokortikoide kommen zum Einsatz. Ist eine Borreliose serologisch nachgewiesen, wird Ceftriaxon gegeben, bei einer Infektion mit HSV 1 Aciclovir.

1.6.8.3 Morbus Ménière

Ätiologie

Es wird vermutet, dass der Erkrankung ein sog. **Endolymph-Hydrops,** eine Druckerhöhung in der Endolymphe, entweder durch zu hohe Produktion oder zu niedrige Resorption, zugrunde liegt: Es besteht ein Missverhältnis zwischen den Innenohrflüssigkeiten, der Perilymphe und der **Endolymphe.**
Diskutiert wird außerdem eine Störung der hypophysären Hormonregulation bzgl. des ADH (antidiuretisches Hormon) bzw. Vasopressins.

Symptome

Folgende **Trias** ist für den Morbus Ménière charakteristisch:

- anfallsartiger Drehschwindel
- einseitiges Ohrgeräusch (Tinnitus)
- einseitige Innenohrschwerhörigkeit, meist im Tieftonbereich.

Häufig treten zusätzlich ein Druckgefühl auf dem betroffenen Ohr, Übelkeit, Brechreiz und Fallneigung zu einer Seite auf.

Diagnostik

Die Diagnose des Morbus Ménière erfolgt klinisch und ist eine **Ausschlussdiagnose!**
Diagnostische Zeichen sind das **Audiogramm,** in dem sich in den meisten Fällen eine **Tieftonschwerhörigkeit** findet, und der **Spontannystagmus.**
Ein Anhalt für das Vorliegen des Endolymph-Hydrops ist der positive **Klockhoff-Test (Glyzerol-Test).** Bei diesem Test muss der Patient nüchtern einen Becher osmotisch wirksames Glyzerol zu sich nehmen. Vor und nach dem Trunk werden Audiogramme angefertigt. Wird die Tieftonschwerhörigkeit um mindestens 10 dB besser, lässt sich ein Endolymph-Hydrops vermuten.

Differenzialdiagnose

- Neuropathia n. vestibularis (kein Hörverlust), pontozerebelläre Tumoren

- Veränderungen der HWS
- zerebrale Durchblutungsstörungen bei Arteriosklerose, Schlaganfall

Therapie

Im **Anfall** werden Antivertiginosa und Sedativa gegeben. Zusätzlich hilfreich sind Bettruhe, Abschirmung von äußerlichen Reizen, Verbot von Alkohol, Kaffee, Nikotin und Tee. Angestrebt wird eine **ruhige Lebensführung.** In den anfallsfreien Intervallen gibt man durchblutungsfördernde Medikamente. Falls der Klockhoff-Test positiv ist, kann auch ein Infusionsschema mit Glukokortikoiden gewählt werden, d. h. Prednisolon mit Pentoxifyllin und Hydroxyaethylstärke (HAES-steril®) und Diuretika, die z. T. dauerhafte Besserung bringen.

In besonders schweren Fällen kann der **Saccus endolymphaticus drainiert** werden. In völlig therapieresistenten Fällen kann man als Ultima Ratio das Labyrinth der betroffenen Seite medikamentös (meist mit Gentamycin intratympanal) zerstören. Dabei kann es durch die ototoxische Nebenwirkung zu einer weiteren Hörverschlechterung kommen.

Komplikationen

Je häufiger die Zahl der Anfälle, desto schlechter wird damit auch das Hörvermögen, bis hin zur Ertaubung.

Assen Koitschev

Nase, Nebenhöhlen und Gesicht

02

IMPP-Hits

Das IMPP fragt nach Entzündungen (► Kap. 2.4.4) und Tumoren (► Kap. 2.4.5) der Nase und der Nasennebenhöhlen (NNH). Es kommen auch einzelne Fragen zu Fehlbildungen (► Kap. 2.4.3) und Frakturen des Mittelgesichts (► Kap. 2.4.1.5) vor. Typische CT-Befunde der NNH sollten daher bekannt sein.

2.1 Wegweiser

Entzündungen der Nasennebenhöhlen (NNH) oder eine Behinderung der Nasenatmung gehören zu den häufigsten Beschwerden im HNO-Bereich. Akute NNH-Erkrankungen werden, wenn keine Komplikationen vorliegen, meist primär medikamentös behandelt. Dagegen sind chronische Prozesse endoskopisch und radiologisch abzuklären, bevor eine adäquate operative und medikamentöse Therapie eingeleitet wird. Die Technik der funktionellen endoskopischen Chirurgie der NNH wurde zum Wegbereiter aller modernen minimalinvasiven chirurgischen Verfahren.

2.2 Anatomische und physiologische Grundlagen

Die Nase vereint wie kein anderes Organ funktionelle und ästhetische Merkmale. Die Schleimhaut klimatisiert, reinigt und überwacht die Atemluft durch ein Zusammenspiel von gerichteten Zilienbewegungen des Flimmerepithels, Vaskularisation und Riechepithel. Die äußere Nase prägt die Wahrnehmung des menschlichen Gesichts.

2.2.1 Nase

Das knöcherne und knorpelige **Nasengerüst** ist durch Bindegewebe fest miteinander verbunden und gibt der Nase ihre Form und Stabilität (► Abb. 2.1).

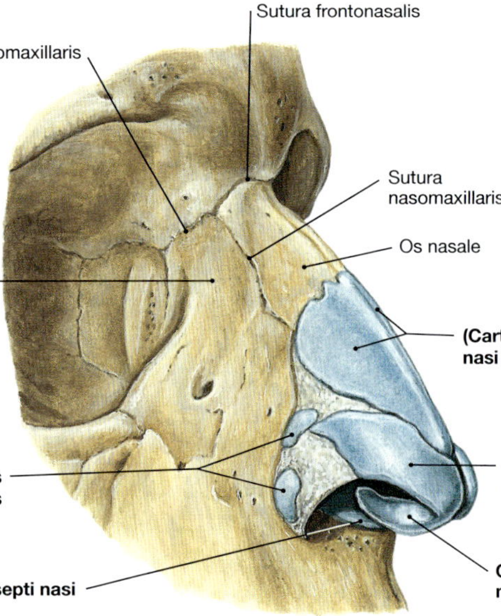

Abb. 2.1 Äußere Nase, knorpelige Anteile sind blau [S007-3-23]

Die **knöcherne Nase** besteht aus den
- Processus frontales der Maxilla (lateraler Anteil) und den
- Ossa nasalia (medialer Anteil).

Knorpelig sind
- die Dreieckknorpel, die von den Ossa nasalia nach unten ziehen und in der Mitte durch die Nasenscheidewand verbunden sind, und
- die Nasenspitzenknorpel, die jeweils aus einem Crus mediale (Nasensteg) und einem Crus laterale (Nasenflügel) bestehen. Sie bestimmen die Form des Naseneingangs.

Die **Blutversorgung der äußeren Nase** erfolgt durch die A. angularis, ein Ast der A. facialis (A. carotis externa), und die A. dorsalis nasi, ein Ast der A. ophthalmica (A. carotis interna). Das Blut fließt zum einen ab durch die V. angularis, von dort zur V. ophthalmica und in den Sinus cavernosus, zum anderen über die V. facialis zur V. jugularis interna.

Praxistipp

Die Verbindung der V. angularis zum Sinus cavernosus birgt die Gefahr, dass eine Entzündung der Haut im Nasendreieck (z. B. ein Furunkel) schnell nach intrakraniell fortgeleitet und z. B. zur Sinusthrombose führen kann. Daher werden Furunkel sofort lokal und systemisch antibiotisch behandelt (▸ Kap. 2.4.4.1).

Die **innere Nase** wird durch die Nasenscheidewand (Septum nasi), meist asymmetrisch, zweigeteilt.

Der Nasenvorhof (Vestibulum nasi, ▸ Abb. 2.2) ist im Unterschied zur Haupthöhle mit behaarter Haut (Vibrissae), Talgdrüsen und apokrinen Schweißdrüsen ausgekleidet (Nasenfurunkel nur hier möglich!).

Die Nasenhaupthöhle (Cavum nasi) und alle Nasennebenhöhlen sind bedeckt von zarter Schleimhaut aus zylindrischem Flimmerepithel, Becherzellen und seromukösen Drüsen. Die genetisch programmierte gerichtete Bewegung der Zilien des Flimmerepithels sorgt für einen Abtransport des normalen Sekrets in den Pharynx (mukoziliäre Clearance; ▸ Abb. 2.3).

Die laterale Wand der Nasenhaupthöhle trägt drei bis vier Schleimhautfalten **(Nasenmuscheln = Conchae nasales).** Die normale Nasenatmung erfolgt im Wesentlichen über den **unteren Nasengang** (zwischen Nasenseptum und unterer Muschel). Unter dem Kopf der unteren Muschel befindet sich die Mündung des **Tränennasengangs** (Ductus nasolacrimalis) (▸ Abb. 2.2).

Im **mittleren Nasengang** münden alle Nasennebenhöhlen mit Ausnahme der Keilbeinhöhle. Im **oberen Nasengang** befindet sich das Riechepithel (▸ Abb. 2.2). Über eine Fläche von 2–5 cm^2 im

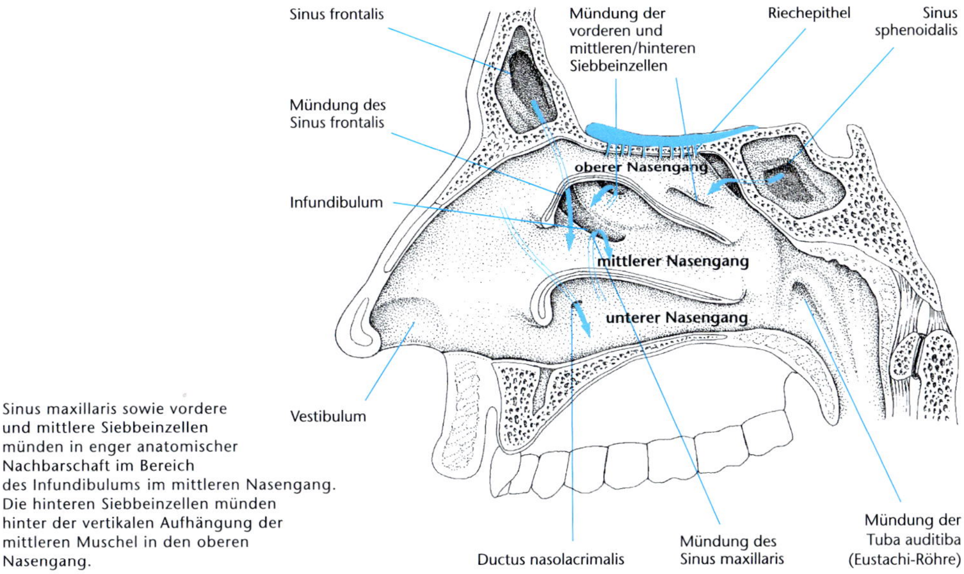

Abb. 2.2 Sicht auf die laterale Wand der inneren Nase und der Nasennebenhöhlen; die Pfeile geben an, in welchen Nasengang die Sinus frontalis und sphenoidalis bzw. der Tränenweg drainieren [L190]

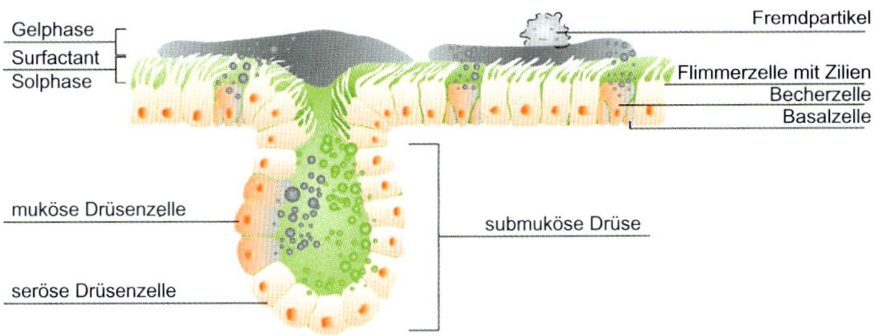

Abb. 2.3 Schema des Flimmerepithels mit Darstellung der mukoziliären Clearance [M579/L106]

Riechspalt finden sich primäre Sensorzellen, die direkt mit dem Bulbus olfactorius kommunizieren.

Über die hinteren Öffnungen, die **Choanen,** geht die Nase in den Nasopharynx über. Die hier befindliche Ohrtrompete (Tuba auditiva Eustachii) sorgt für die Belüftung des Mittelohrs.

Die **Blutversorgung der Nasenschleimhaut** erfolgt im vorderen und oberen Bereich durch die Aa. ethmoidalis anterior und posterior aus der A. ophthalmica (A. carotis interna). Die Versorgung der dorsalen Region kommt aus Ästen der A. sphenopalatina (aus A. maxillaris/A. carotis externa).

Im vorderen Septum liegt ein oberflächliches Gefäßgeflecht, der **Locus Kiesselbachii.** Dieser ist die häufigste Quelle einer unkomplizierten Epistaxis. Durch Zusammenpressen der Nasenflügel über 2–3 Minuten lässt sich eine solche Blutung zum Stillstand bringen (▸ Kap. 2.4.2).

Das Blut fließt durch die Vv. ethmoidales und die V. ophthalmica superior in den Sinus cavernosus bzw. durch den Plexus pterygoideus in die äußeren Gesichtsvenen.

Die sekretorische **Innervation** der Drüsen erfolgt über N. petrosus major (parasympathisch) und N. petrosus profundus (sympathisch). Sensibel wird die Nase ventral über Äste des N. ophthalmicus und dorsal des N. maxillaris versorgt. Die sensorischen Nn. olfactorii versorgen über die Lamina cribrosa das Riechepithel.

2.2.2 Nasennebenhöhlen (NNH)

Die laterale Wand der Nasenhaupthöhle grenzt diese von den NNH ab (► Abb. 2.2).

Die Grundvoraussetzung für eine normale Funktion der lufthaltigen NNH ist der freie Gasaustausch mit der Nasenhaupthöhle.

Anatomisch finden sich folgende paarig angelegte NNH in den dazugehörenden Schädelknochen:

- Kieferhöhle (Maxilla – Sinus maxillares)
- Siebbeinzellen (Os ethmoidale – Cellulae ethmoidales)
- Stirnhöhle (Os frontale – Sinus frontales)
- Keilbeinhöhle (Os sphenoidale – Sinus sphenoidales)

Alle NNH, *außer* der Keilbeinhöhle, münden im mittleren Nasengang lateral des Kopfs der mittleren Muschel. Dieser Bereich enthält die vorderen Siebbeinzellen (Bulla ethmoidalis), den Processus uncinatus, das Infundibulum ethmoidale und den Übergang zur Stirnhöhle (Recessus frontalis). Der Übergang zur Kieferhöhle weist eine halbmondähnliche Gestalt (Hiatus semilunaris) auf. In der Klinik wird diese funktionell wichtige Region als **osteomeataler Komplex** (Ostien + Meatus) bezeichnet. Rhinogene Entzündungen der NNH nehmen hier ihren Anfang. Die papierdünne laterale Wand (Lamina papyracea) der Siebbeinzellen zur **Augenhöhle,** kann bei aggressiven Verläufen ein Übergreifen der Entzündung auf das Auge nicht verhindern (► Abb. 2.23).

Die **Keilbeinhöhle** (Sinus sphenoidalis) mündet direkt in die Nasenhaupthöhle (► Abb. 2.2). Sie grenzt lateral an den Sehnerv und die A. carotis sowie den Sinus cavernosus. Dorsokranial liegt die Sella turcica mit der Hypophyse und dem Chiasma opticum. Diese enge Nachbarschaft birgt die Gefahr von Komplikationen bei einer Sinusitis sphenoidalis. Isolierte Entzündungen der Keilbeinhöhle verursachen häufig einen typischen Scheitelkopfschmerz.

2.3 Untersuchungsmethoden

2.3.1 Anamnese

Die Leitsymptome bei Erkrankungen der Nase und der Nasennebenhöhlen sind eine behinderte Nasenatmung, Sekretion (Rhinorrhö), Kopfschmerzen, Riechverlust (Anosmie/Hyposmie) und Nasenbluten (Epistaxis).

2.3.2 Inspektion und Palpation der äußeren Nasenpyramide

Inspektorisch achtet man auf die Form und die Hautbeschaffenheit der äußeren Nase. Die Palpation prüft Druckschmerzhaftigkeit, Stufen und Kanten sowie die Mobilität, z. B. bei Frakturen.

Insbesondere vor und nach ästhetischen operativen Eingriffen oder bei Unfällen wird eine sorgfältige Fotodokumentation der Nase in drei Ebenen empfohlen.

2.3.3 Inspektion der inneren Nase

Die **Rhinoscopia anterior** wird mithilfe eines Spekulums durchgeführt. Sie erlaubt eine limitierte Sicht auf das Septum und den Kopf der unteren und der mittleren Muschel.

Die **Rhinoscopia posterior** erlaubt dem geübten Untersucher einen Blick in den Nasenrachen **(Epipharynx).** Das Licht wird über einen abgewinkelten Rachenspiegel hinter den Gaumen gelenkt. Im Idealfall bekommt man Sicht auf die Choanen und auf die Tubenostien.

Heute gehört die **starre/flexible (Video-)Endoskopie** zum Standard der Untersuchung der inneren Nasenabschnitte und des Nasenrachens. Moderne flexible Videoendoskope („chip-on-the-tip"-Technologie) erreichen annähernd die Bildqualität von starren Stablinsenendoskopen. Die Beurteilung wird erheblich erleichtert, wenn die Schleimhaut der Nase vor der Untersuchung abgeschwollen und ggf. anästhesiert wird (► Abb. 2.4).

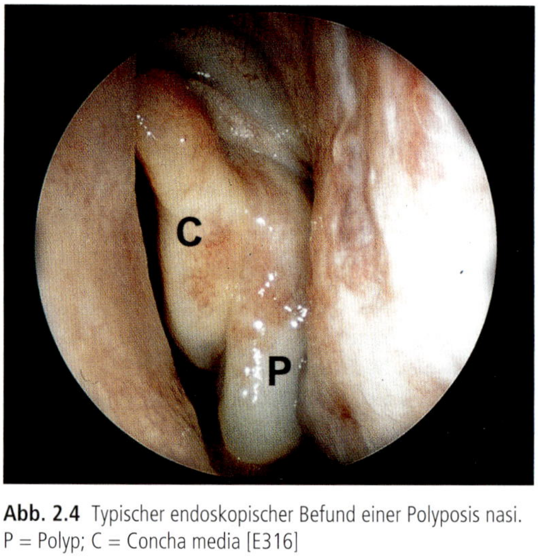

Abb. 2.4 Typischer endoskopischer Befund einer Polyposis nasi. P = Polyp; C = Concha media [E316]

2.3.4 Prüfungen der Nasenatmung

- **Orientierende Prüfung:** Der Patient atmet direkt über eine kalte Metallplatte oder einen Taschenspiegel ein und aus. Der Untersucher beurteilt Art und Gestalt des Niederschlags.
- **Quantitative Prüfung:** Die **Rhinomanometrie** erfasst während der Atmung seitengetrennt die Druckdifferenz zwischen Naseneingang und Nasenrachen sowie die Strömungsgeschwindigkeit der Luft in der Nase. Daraus wird der **Atemwiderstand** errechnet.

2.3.5 Riechprüfungen

Die subjektive Riechprüfung erfolgt obligat in Kombination mit einem Geschmackstest, um Überschneidungen beider Sinnesqualitäten oder Simulationen differenzieren zu können.

Seitengetrennt wird eine **qualitative Riechprüfung** durch Anbieten von definierten Riechproben (z. B. Sniffin' Sticks™) durchgeführt:

- reine Riechstoffe reizen ausschließlich den N. olfactorius (z. B. Vanille, Lavendel, Birkenteer, Zimt)
- Stoffe, die zusätzlich den N. trigeminus reizen (z. B. Ammoniak, Essigsäure)

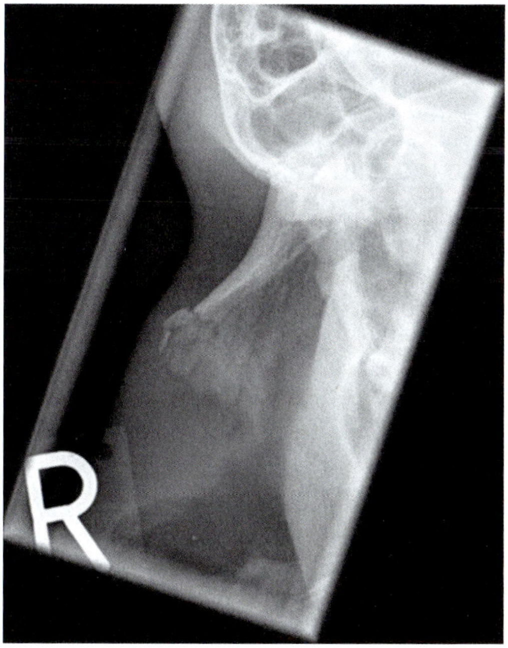

Abb. 2.5 Seitliche Aufnahme der Nase bei Nasenbeinfraktur [M776]

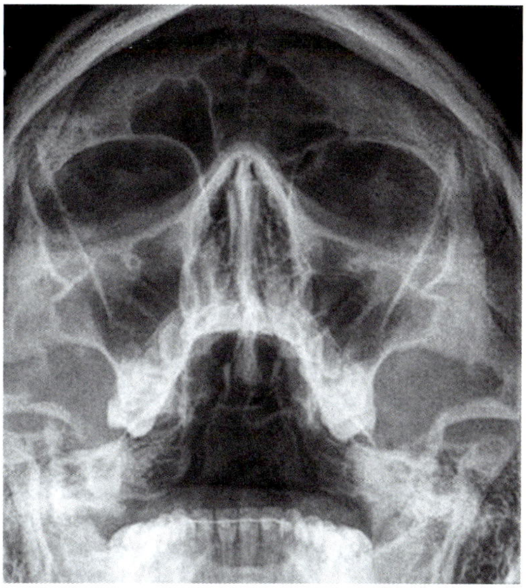

Abb. 2.6 Okzipitodentale Röntgenaufnahme der NHH [M776]

- Stoffe, die außerdem den N. glossopharyngeus (Geschmack) reizen (z. B. Chloroform, Pyridin)

Die Ergebnisse sind abhängig von der Mitarbeit des Patienten. In bestimmten Fällen (z. B. bei Begutachtungen) kann eine **objektive Riechprüfung** notwendig werden (ERO = Evoked Response Olfactometry).

2.3.6 Ultraschalluntersuchung

Die Untersuchung der NNH mittels A- und B-Scan ist ein schnelles und im ambulanten Bereich weitverbreitetes Verfahren. Die Aussagekraft ist durch Artefaktbildung an den knöchernen Grenzen der NNH limitiert (z. B. Flüssigkeit in der Kieferhöhle).

2.3.7 Konventionelle Röntgenaufnahmen

Die konventionellen Röntgenaufnahmen werden heute nur noch selten angewendet. Am häufigsten erfolgt eine laterale Röntgenaufnahme zur Darstellung des Nasengerüsts bei V. a. eine Nasenbeinfraktur (▸ Abb. 2.5).

Eine Übersichtsaufnahme der NNH im posterioanteriorem Strahlengang erfolgt mit auf der Röntgenplatte geöffnetem Mund und stellt überlagert die Kiefer-, Stirn- und teilweise Keilbeinhöhlen sowie Siebbeinzellen dar (▸ Abb. 2.6).

2.3.8 Computertomografie (CT) und digitale Volumentomografie (DVT, Cone Beam Tomography)

Tomografieverfahren mit Röntgenstrahlen erlauben eine sehr genaue dreidimensionale Darstellung der Schädelknochen. Die **DVT** ist die moderne Weiterentwicklung der konventionellen Tomografie und erreicht eine Auflösung unter 1 mm mit sehr geringer Strahlenexposition.
Die **Computertomografie** (CT) ist der „Goldstandard" zur Beurteilung der Nasennebenhöhlen vor einer Operation (▸ Abb. 2.7). Moderne CT-Geräte erzeugen mittels gekoppelter Mehrzeilendetektoren in einem Spiraldurchlauf um den Patienten Datensätze, die sich hervorragend zur Rekonstruktion von Schichten in jeder Richtung und zur intraoperativen Navigation eignen. Der bessere Kontrast der Knochendarstellung wird durch eine höhere Strahlendosis erkauft.

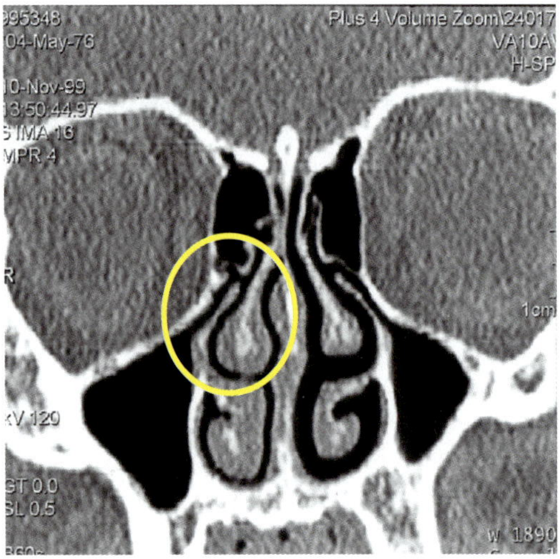

Abb. 2.7 CT-Darstellung des osteomeatalen Komplexes (Ringmarkierung) [M776]

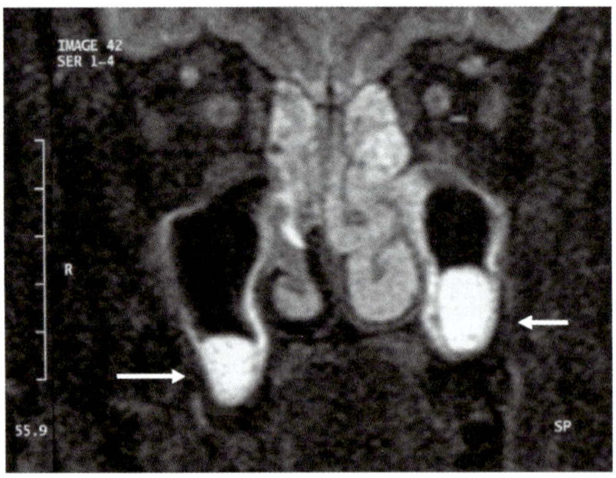

Abb. 2.8 MRT-Darstellung der NNH in der koronaren Ebene. Die weißen Pfeile markieren basale Zysten in beiden Kieferhöhlen. [M776]

2.3.9 Magnetresonanztomografie (MRT)

Die Magnetresonanztomografie **(Kernspintomografie)** ermöglicht im Gegensatz zum CT eine bessere Darstellung von Weichteilen. Sie erlaubt eine sehr differenzierte Betrachtung von pathologischen Schleimhautveränderungen und Tumoren (▸ Abb. 2.8). Bei Kindern ist sie aufgrund der fehlenden Strahlenbelastung Mittel der ersten Wahl.

2.3.10 Interventionelle Radiologie

Die Gefäßdarstellung mittels **Angiografie** ist im Kopf-Hals-Bereich sehr speziellen Fragestellungen vorbehalten. In der Regel werden gefäßreiche Tumoren (z. B. **juveniles Nasenrachenfibrom,** ▸ Kap. 2.4.5.3) und **Malformationen** dargestellt und ggf. die zuführenden Gefäße embolisiert. Dies kann im Einzelfall die operative Behandlung entscheidend begünstigen oder erst ermöglichen. Auch bei schweren Fällen von Epistaxis bzw. Tumorblutungen kann die Embolisation sehr hilfreich sein.

2.4 Klinik

2.4.1 Traumatologie

Isolierte Nasenbeinfrakturen gehören zu den häufigsten **Sportunfällen.** Frakturen im Bereich der Nase und des Gesichtsschädels entstehen häufig auch im Rahmen von Polytraumata und sollten nicht übersehen werden.

Lerntipp

Hinter einem „blauen Auge" verbirgt sich häufig eine Siebbeinfraktur, die das Hämatom verursacht (▸ Abb. 2.9)

Bei ausgedehnten Verletzungen des Gesichtsschädels ist eine Kooperation mit Mund-Kiefer-Gesichtschirurgen, Ophthalmologen und Neurochirurgen notwendig.

2.4.1.1 Nasentrauma/-fraktur

Ätiologie

Die Richtung und Intensität der Krafteinwirkung ist entscheidend für eine Dislokation des Nasengerüsts. Nur eine dislozierte Fraktur bedarf einer notfallmäßigen reponierenden Behandlung.

Symptome

Es bestehen starke Schmerzen, ggf. ein Nasenschiefstand bzw. Asymmetrie des Naseneingangs (▸ Abb. 2.9), Schwellungen und Nasenbluten, Riss- oder Platzwunden bei einer offenen Fraktur. Ein Riechverlust weist auf eine mögliche Verletzung der Schädelbasis (Riechfasern) hin.

Diagnostik

- **Inspektion:** Deformität (präexistent versus neu entstanden)
- **Palpation:** Mobilität, Krepitation, Fragmentierung des Knochens
- laterale **Röntgenaufnahme** der Nase, ggf. **CT**

Therapie

Reposition dislozierter Fragmente ggf. kombiniert mit Naserrückenaufrichtung bzw. Septumkorrektur in Narkose, **Immobilisation** (Schutzverband aus Heftpflaster und Schiene).
Da direkt nach dem Trauma häufig eine starke Schwellung vorliegt, ist die operative Versorgung erst nach Abklingen der Schwellung sinnvoll (Zeitfenster max. 10 Tage).

Komplikationen

Die häufigsten Komplikationen sind das Septumhämatom (▸ Kap. 2.4.1.2) und die bleibende Septum- bzw. Nasendeviation.

Prognose

Lässt sich die Fraktur gut reponieren, ist eine Restitutio ad integrum wahrscheinlich.

2.4.1.2 Septumhämatom

Ätiologie

Komplikation nach einem Nasentrauma, bei Kindern häufig ohne Frakturen.

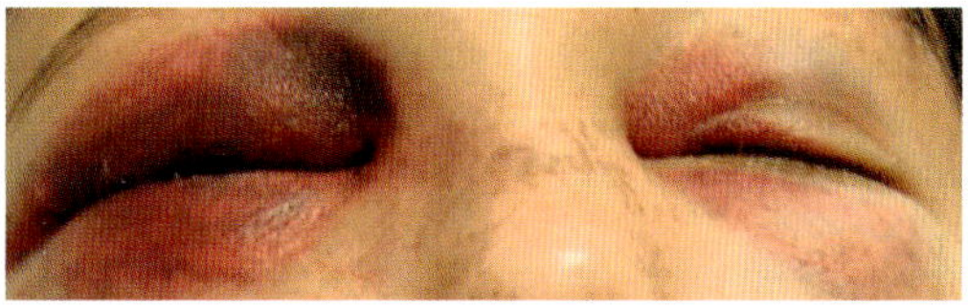

Abb. 2.9 Nasenbeinfraktur mit periorbitalem Hämatom („blaues Auge") [M776]

Symptome

Eingeschränkte Nasenatmung, häufig einseitig. Latenzzeit nach dem Trauma 1–2 Tage.

Diagnostik

Die Schleimhaut des Nasenseptums ist durch das Hämatom kissenartig vorgewölbt und lässt sich palpatorisch eindrücken.

Therapie

Meistens reicht eine Punktion nicht aus, sodass eine **Drainage** durch Schlitzen der Schleimhaut notwendig wird. Zur Vermeidung von Rezidiven wird die Schleimhaut des Septums für 5–7 Tage durch **Septumschienen** aus Silikon stabilisiert.

Komplikationen

- Septumabszess (▸ Kap. 2.4.1.3)
- Sattelnase durch Knorpeleinschmelzung
- Septumdeviation bzw. Verbreiterung (▸ Kap. 2.4.3.1)

2.4.1.3 Septumabszess

Ätiologie

Infektion eines Septumhämatoms.

Symptome

Eingeschränkte Nasenatmung, pochende Schmerzen, druckschmerzhafter, geröteter Nasenrücken.

Diagnostik

Wie beim Septumhämatom (▸ Kap. 2.4.1.2).

Therapie

Drainage und Ausspülen der Abszesshöhle mit anschließender Schienung des Septums. Systemische (i. v.) Antibiotika über mindestens 10 Tage zur Vermeidung von intrakraniellen Komplikationen.

Komplikationen

- Meningitis
- Nekrose; Folge: Sattelnase

2.4.1.4 Blow-Out-Fraktur

Ätiologie

Die häufigste Ursache ist ein **direkter Schlag auf das Auge.** Bei einer Frakturierung des Orbitabodens sinkt der Bulbus ab und Orbitafett dringt in die Kieferhöhle vor. Im Frakturspalt (▸ Abb. 2.10) können Augenmuskeln eingeklemmt werden, am häufigsten der M. rectus inferior und der M. obliquus inferior.

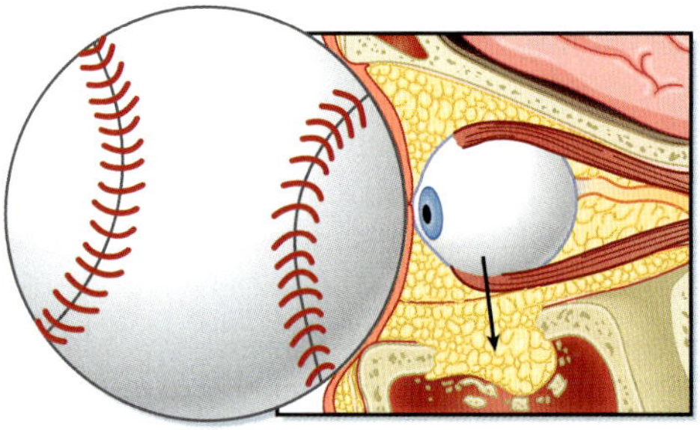

Abb. 2.10 Mechanismus der Blow-Out-Fraktur, deutlich sichtbar die Bulbusverlagerung nach kaudal durch Nachgeben des Orbitabodens. Häufig frakturiert zuerst die mediale Orbitawand (Lamina papyracea), wodurch ein Monokelhämatom entsteht („blaues Auge") [E602]

Symptome
Doppelbilder bei Blick nach oben (Augenmuskeleinklemmung), Enophthalmus, Parästhesien im Innervationsgebiet des N. maxillaris.

Diagnostik
Die Diagnose ergibt sich aus der Anamnese und der **Symptomtrias Hämatom, Doppelbilder und Parästhesien des N. infraorbitalis.** Sollte bei der **Palpation** eine Stufe des lateralen Orbitarands nachweisbar sein, liegt zusätzlich eine Jochbeinfraktur vor. Vor einer operativen Reposition sollten immer eine ophthalmologische Prüfung und eine Computertomografie erfolgen.

Therapie
Die Reposition des Orbitainhalts und die Rekonstruktion des Orbitabodens mittels verschiedener Materialien erfolgen in der Regel nach Abklingen der lokalen Schwellung, 5–7 Tage nach dem Trauma. Ohne Operation entsteht ein Enophthalmus.

Komplikationen
Bleibende Doppelbilder, Enophthalmus, Sensibilitätsstörungen.

Klinischer Fall

Ein junger Mann stellt sich nach dem sonntäglichen Fußballspiel, bei dem ihn ein gegnerischer Spieler mit dem Ellbogen im Gesicht getroffen habe, vor. Er habe kurzzeitig aus der Nase geblutet und bekomme jetzt schlecht Luft durch die Nase, die stark schmerze.
Inspektorisch ist die Nase des Patienten stark geschwollen, der Nasenrücken weicht deutlich nach rechts ab. Es findet sich ein „blaues Auge" rechts.

1. Klinisch handelt es sich hier eindeutig um eine Nasenbeinfraktur. Welche weiteren Verletzungen müssen Sie bedenken bzw. ausschließen?
2. Welche Untersuchungen sind erforderlich?

Antwort: Bei jedem Mittelgesichtstrauma müssen knöcherne Frakturen ausgeschlossen werden. In diesem Fall ist insbesondere eine rechtsseitige Orbitaboden(Blow-out-)Fraktur zu bedenken. Es ist daher sowohl eine Prüfung der Bulbusmotilität (Doppelbilder bei Blick nach oben?) als auch der Sensibilität im Versorgungsbereich des N. infraorbitalis erforderlich. Sprechen die klinischen Befunde für zusätzliche knöcherne Verletzungen, müssen ein NNH-CT und eine augenärztliche Mitbeurteilung veranlasst werden.

2.4.1.5 Frakturen des Gesichtsschädels

Ätiologie
Ursächlich ist eine **erhebliche Gewalteinwirkung.** Die Folgen können von einer isolierten Jochbeinfraktur (► Abb. 2.11) bzw. Mittelgesichtsfraktur bis zu komplexen Mehrfachfrakturen unter Beteiligung der Kiefer und/oder der Schädelbasis reichen (► Abb. 2.12). Solche Frakturen entstehen typischerweise im Rahmen von Polytraumata, sodass am Anfang die stabilisierende Schockbehandlung im Vordergrund steht.

Einteilung der Mittelgesichtsfrakturen
Frakturen im Bereich der Rhinobasis haben immer zur Folge, dass Teile der Nebenhöhlen betroffen sind. Die frontobasalen Frakturen werden nach Escher eingeteilt in:

- **Escher Typ I:** hohe frontobasale Fraktur. Durch Bruch des Stirnbeins entsteht eine Stirnbein-Stirnhöhlen-Impressionsfraktur.
- **Escher Typ II:** mittlere frontobasale Fraktur. Betroffen sind Nasen-, Stirn- und Siebbein. Es kommt zu einer Impressions- und Trümmerfraktur im Stirnhöhlen-Siebbein-Bereich.
- **Escher Typ III:** tiefe frontobasale Fraktur. Betroffen sind die vordere Schädelgrube, das Nasenbein, die Augenhöhle und das vordere Jochbein.
- **Escher Typ IV:** einseitige frontolaterale Fraktur. Betroffen sind der Boden der vorderen Schädelgrube, die Stirnhöhle, das Stirnbein und die Augenhöhle (Orbitadach) (► Abb. 2.14).

Die **tiefen frontobasalen Frakturen** werden auch nach **LeFort** eingeteilt (► Abb. 2.13):

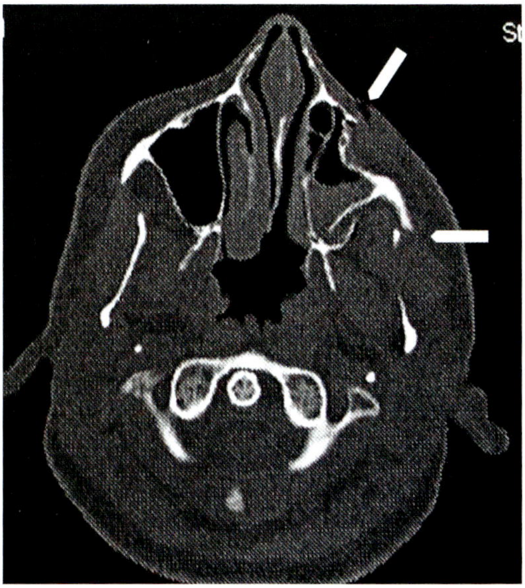

Abb. 2.11 Isolierte Jochbeinfraktur links im CT. Die Pfeile markieren die Frakturlinien des Jochbeins. [M776]

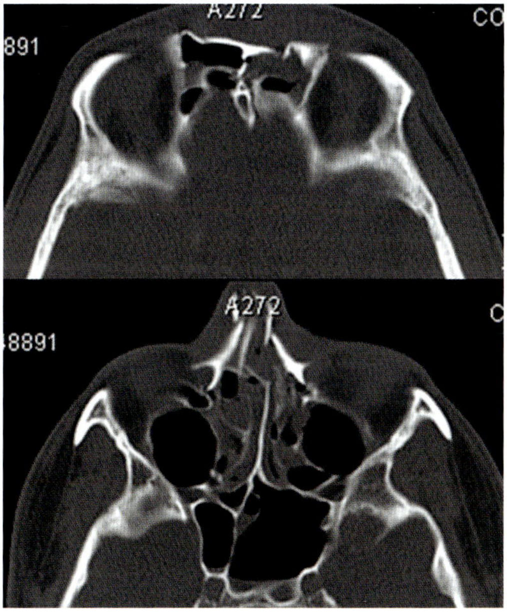

Abb. 2.12 CT (zwei Ausschnitte) bei ausgedehnter Mittelgesichts- und Schädelbasisfraktur bei Polytrauma [M776]

- **Le Fort I:** basaler Abbruch des Oberkiefers in Höhe des Nasen- und Kieferhöhlenbodens
- **Le Fort II:** Absprengung des gesamten Oberkiefers mitsamt der knöchernen Nase
- **Le Fort III:** Abriss des gesamten Viszerokraniums vom Neurokranium. Die Bruchlinie führt durch die Orbita. Der Jochbogen ist ebenfalls frakturiert.

Symptome

Die laterale Gesichtskontur kann abgeflacht, die Mundöffnung erschwert **(Kieferklemme)** sein. Im Innervationsgebiet des N. maxillaris bestehen **Parästhesien.**

Diagnostik

Es zeigen sich Hämatome und Schwellungen. **Palpatorisch** lassen sich Knochenstufen bzw. eine abnorme Mobilität des Oberkiefers feststellen. Es kann eine **Krepitation** bzw. ein Knistern bei Hautemphysem bestehen.

Das Ausmaß der Fragmentierung lässt sich mittels hoch auflösendem **CT,** ggf. mit 3D-Rekonstruktion am besten darstellen (► Abb. 2.11). Das CT ist für die OP-Planung essenziell.

Therapie

Die **interdisziplinäre** Behandlung richtet sich nach funktionellen und ästhetischen Vorgaben. Der Zeitpunkt der Versorgung wird zwischen den Beteiligten in Abhängigkeit von den drohenden Komplikationen abgestimmt. In der Regel hat die Versorgung intrakranieller Risiken (z. B. intrakranieller Blutungen, Hirnödem) oberste Priorität.

Die dislozierten Knochenfragmente werden reponiert und osteosynthetisch fixiert. Dies erfolgt mittels Titanplatten oder Titannetzen. Alternativ stehen für viele Anwendungen resorbierbare Materialien zur Verfügung. Bei Beteiligung der Kiefer ist unbedingt auf eine **regelrechte Okklusion** zu achten.

Prognose

Gute Ausheilung bei exakter Reposition.

Komplikationen

Meningitis, Hirnabszess und Osteomyelitis der Schädelknochen; als Spätkomplikationen können Muko- und Pyozelen der NNH auftreten.

> **Praxistipp**
>
> Unfallverletzungen und deren Folgen müssen sorgfältig (Foto) dokumentiert werden, da diese Dokumentation später zur Klärung von forensischen oder versicherungstechnischen Fragen verwendet wird.

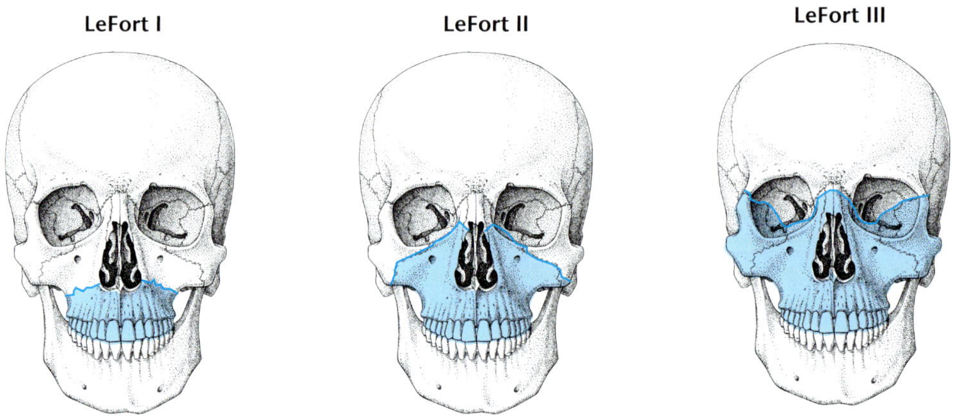

Abb. 2.13 Frakturen vom Typ LeFort I bis III [L157]

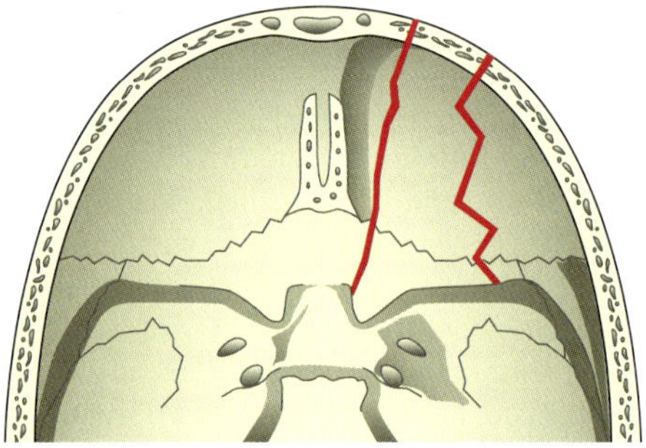

Abb. 2.14 Typische Bruchlinien bei einer hohen frontobasalen Schädelfraktur = Escher IV [L157]

2.4.1.6 Rhinoliquorrhö

Ätiologie

Es liegt nach einer Fraktur der Schädelbasis zusätzlich ein **Durariss** mit Austritt von Liquor vor.

Symptome

Wässrige Sekretion aus der Nase. Bei Vorbeugen des Kopfs zeigt sich ein „hängender Tropfen" an der Nasenspitze.

Diagnostik

Der Liquornachweis kann bei diskretem Fluss problematisch sein. Zum Auffangen der Flüssigkeit wird ein Wattetupfer in die Nase eingelegt und anschließend das Zentrifugat untersucht.

Nachweis von Liquor:

- Glukosestreifen (unspezifisch): hoher Zuckergehalt im Liquor
- Nachweis von β_2-Transferrin (hohe Spezifität für Liquor) mittels Immunelektrophorese

Suche der Liquoraustrittstelle:

- Zisternografie: Kontrastmittel in den Liquorraum, Darstellung der Fistel im CT
- intrathekale Gabe von Fluoreszein: endoskopischer Nachweis intraoperativ durch polarisierendes Licht

Therapie

Operative Freilegung und Deckung der Fistel mittels Duraplastik (in der Regel endoskopisch) unter Gabe von liquorgängigen Antibiotika (z. B. Co-trimoxazol).

Komplikationen

Meningitis, persistierende Liquorrhö.

Prognose

Bei eindeutiger Lokalisation der Liquorfistel gut.

2.4.1.7 Verletzungen des Auges und der Tränenwege

Bei Mittelgesichtsverletzungen können das Auge, der Sehnerv oder die Tränenwege mitbetroffen sein.

Droht eine Erblindung, z. B. durch ein **Orbitahämatom,** muss die Entlastung der Augenhöhle ggf. einschließlich des Kanals des N. opticus transnasal durch den HNO-Arzt erfolgen.

Die Tränenwege werden in Kooperation mit dem Augenarzt rekonstruiert und nach intranasal mittels eines Silikonschlauchs geschient.

2.4.2 Nasenbluten (Epistaxis)

Die meisten Blutungen aus der Nase stammen aus dem Versorgungsgebiet der Siebbeinarterien (Aa. ethmoidales). Blutungen aus dem Versorgungsgebiet der Aa. sphenopalatinae betreffen die dorsalen Nasenabschnitte.

Ursachen

- Lokale Läsionen der Schleimhaut verursachen meist ein einseitiges Nasenbluten. Typische Blutungsquelle ist der **Locus Kiesselbachii** am vorderen Septum nasi. Läsionen entstehen infolge von Infekten, Austrocknung der Schleimhaut, Manipulationen, aber auch spontan bei kurzzeitigen Blutdruckschwankungen.
- Allgemeinerkrankungen wie Gerinnungsstörungen (z. B. Faktormangel, Morbus Rendu-Osler oder Morbus Werlhof) oder ein essenzieller Hypertonus können eine Epistaxis begünstigen.
- Die häufigste Ursache der Epistaxis ist heute in der Praxis eine Blutungsneigung infolge von Einnahme von Antikoagulanzien (ASS, Kumarine etc.).

Therapie

Soforttherapie (auch als Selbstbehandlung bzw. durch Ersthelfer) Kopf vorbeugen, um Blutaspiration zu vermeiden. Die Nasenflügel sollten für mindestens 5 Minuten fest zusammengepresst werden, um eine Blutung aus dem Locus Kiesselbachii zu stoppen. Kalte Nackenumschläge oder Eiskrawatten führen zur reflektorischen Gefäßverengung.

Weiterbehandlung (durch den Arzt) Erste Hilfe ist die **vordere Nasentamponade** (▸ Abb. 2.15). Durch Einlage von Xylometazolin-getränkter Watte oder Gazestreifen in die Nase wird die Blutung durch Vasokonstriktion reduziert und die Quelle lokalisiert. Die Tamponade sollte stets **beidseits** erfolgen, um einen Gegendruck zu erzeugen und eine Septumluxation zu vermeiden.

Ist das blutende Gefäß zu sehen und zu erreichen, kann dieses direkt koaguliert werden. Im Einzelfall kann eine Koagulation durch punktuelles Touchieren mit $AgNO_3$ 10 % erreicht werden.

Liegt die Blutungsquelle in den **hinteren Abschnitten** der Nase und kann nicht direkt erreicht werden, bleibt als Ultima Ratio eine hintere Nasen- und Nasenrachentamponade entweder als **Bellocq-Tamponade** (▸ Abb. 2.16) oder durch einen speziellen Ballonkatheter. Der Einsatz dieser Notfallbehandlung ist sehr schmerzhaft und muss daher ggf. in Narkose erfolgen.

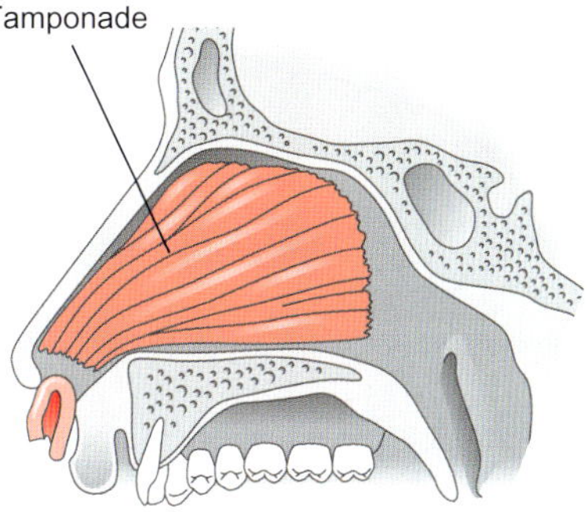

Abb. 2.15 Vordere Nasentamponade zur Stillung von Nasenbluten im Locus-Kiesselbachii-Bereich. Damit lässt sich auch im Notdienst die häufigste Art der Epistaxis behandeln. Der hintere Nasenbereich zum Nasen-Rachen-Raum ist dabei aber nicht abgedichtet. [L106]

Bei der Therapie sollte die Ursache der Epistaxis berücksichtigt werden: bei systemischer Gerinnungsstörung sollte so konservativ wie möglich an der Schleimhaut vorgegangen werden, um neue Läsionen zu vermeiden.

Praxistipp

Niemals beidseitige Koagulation oder Verätzung wegen der Gefahr der **Septumperforation!**

Wenn die lokale tamponierende Behandlung keinen dauerhaften Erfolg erzielt, verbleibt als letzte Option die chirurgische **Gefäßunterbindung** (A. ethmoidalis anterior bzw. A. maxillaris) oder die angiografische **Embolisation** der zuführenden Arterien.

Praxistipp

Nicht vergessen: Blutdruckkontrolle, bei starker Blutung Hb-Bestimmung, Gerinnung abklären! Ist das Nasenbluten durch eine systemische Krankheit verursacht, muss diese ursächlich behandelt werden.

2.4.3 Fehlbildungen und Formvarianten

2.4.3.1 Formvarianten der Nase

Zu den zahlreichen Formvarianten der äußeren Nase zählen die Höckernase, die Breit-, Schief- und Sattelnase. Viele sind mit einer Deviation der Nasenscheidewand **(Septumdeviation)** kombiniert.

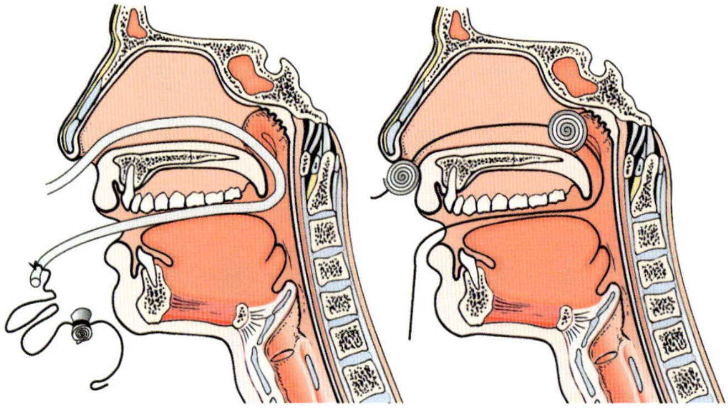

Abb. 2.16 Legen einer Bellocq-Tamponade: Flexible Gummischläuche werden durch die Nase in den Mund vorgeschoben. An deren Ende wird eine Tamponade befestigt und durch die Nase in den Nasenrachen gezogen. Die Tamponade wird mit einer vorderen Nasentamponade fixiert und vor der Nase verknotet. (Achtung, auf Schutz des Nasenstegs achten, da es sonst zu Drucknekrosen kommen kann!) [E567]

Ätiologie

Die meisten Deviationen entstehen durch Verwerfungen der Schichten der knorpeligen und der knöchernen Nase während des Wachstums. **Geburtstraumata,** aber auch Traumata in der Kindheit führen zu Störungen der Wachstumskerne der Nase mit Asymmetriebildung. Eine Deviation ist eine Normvariante und bedarf daher nur bei subjektiver Beeinträchtigung der Nasenatmung einer Korrektur.

Diagnostik

Sie lässt sich meist leicht durch Inspektion, Palpation, Rhinoskopie, Rhinomanometrie und Endoskopie stellen. Formvarianten der inneren Nase lassen sich zusätzlich im CT verifizieren (▸ Abb. 2.17).

Therapie

Die alleinige Korrektur der Nasenscheidewand **(Septumplastik)** gehört zu den häufigsten operativen Eingriffen im HNO-Bereich. Diese erfolgt durch eine einseitige Schnittführung am Naseneingang mit Darstellung der Vorderkante des Septumknorpels. Durch Ablösen des Mukoperichondriums vom Knorpel wird eine atraumatische Begradigung der Nasenscheidewand ermöglicht. Abschließend werden die Schleimhautblätter an die knorpelige Mittelwand antamponiert und mit Silikonschienen fixiert.

Formvarianten der äußeren Nase werden mit teilweise hohem operativem Aufwand an das jeweils angestrebte Idealbild herangebracht. Wenn der ästhetische Aspekt im Vordergrund steht, ist eine sehr genaue Beratung über Risiken und Langzeitergebnisse dieses kosmetischen Eingriffs zwingend erforderlich.

Die **Septorhinoplastik** lässt sich in einer geschlossenen (ähnlich der Nasenseptumkorrektur) oder

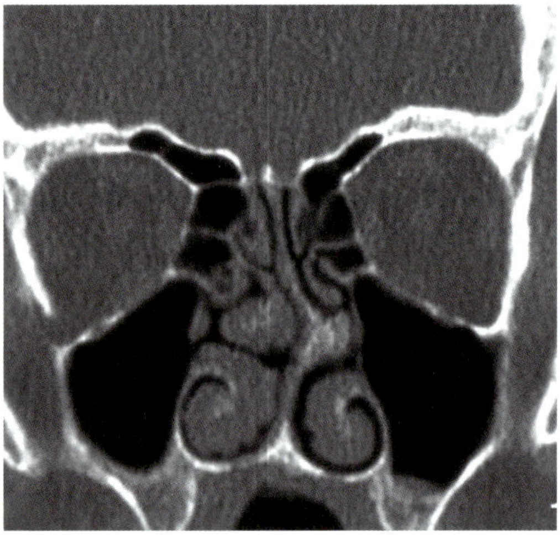

Abb. 2.17 NNH-CT mit ausgeprägter Septumdeviation nach links mit Spornbildung im mittleren Nasengang [M776]

einer offenen Technik ausführen. Bei der offenen Technik wird nach einem feinen Schnitt im Bereich der Columella das gesamte äußere Gerüst der Nase dargestellt und insbesondere die Knorpel neu modelliert (▸ Abb. 2.18).

Siehe auch Lippen-, Kiefer-, Gaumenspalten ▸ Kap. 3.4.1.

2.4.3.2 Nasenspalten

Ätiologie

Hemmungsfehlbildung. Nasenspalten kommen medial und lateral vor und sind sehr selten. Auch Doppelnasen sind möglich.

Therapie

Die Spaltkorrektur ist eine Domäne der plastischen Gesichtschirurgie (▸ Kap. 3.4.1).

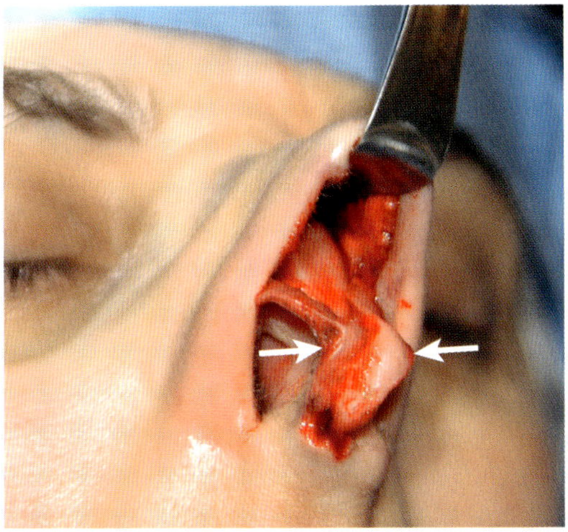

Abb. 2.18 Offene Septorhinoplastik mit Darstellung der deformierten Knorpel (weiße Pfeile) der Nasenspitze. Die Schnittführung erfolgt quer in der Columella [M776]

2.4.3.3 Meningo(enzephalo)zele

Ätiologie und Pathogenese

Es handelt sich um eine Spaltbildung der Schädelbasis mit Prolaps von Hirnhaut und ggf. Hirn in die Nasenhaupthöhle.

Diagnostik

Endoskopisch als glatter Polyp meist einseitig im Kindesalter zu erkennen. **CT** und **MRT** stellen den Defekt und den Inhalt der Zele dar.

Therapie

Der Prolaps wird ggf. unter Beteiligung eines Neurochirurgen endoskopisch oder von außen reseziert und der Defekt der Schädelbasis plastisch mehrschichtig verschlossen.

2.4.3.4 Konnatale Nasenfisteln, Dermoidzysten

Ätiologie

Nasenfisteln sind dysontogenetische Fehlbildungen. Sie können median, aber auch lateral liegen. Die Gänge können bis zur Dura der Rhinobasis reichen. Häufiger als Nasenfisteln kommen Dermoidzysten vor. Sie bestehen aus versprengtem Gewebe aller drei Keimblätter.

Therapie

Vollständige chirurgische Entfernung. Bei unvollständiger Resektion kommt es zu rezidivierenden Entzündungen.

2.4.3.5 Naseneingangsstenose

Ätiologie

Angeborene relative Enge der Apertura piriformis bei Neugeborenen.

Symptome

Die Nasenatmung und damit die Nahrungsaufnahme sind durch eine Enge des Naseneingangs stark behindert.

Diagnostik

Die Diagnose wird **endoskopisch** und mittels **CT** gesichert.

Therapie

Chirurgische Erweiterung der knöchernen Apertur über einen Mundvorhofzugang.

2.4.3.6 Choanalatresie

Ätiologie

Bei dieser Mittellinienfehlbildung kommt es zu einer ein- oder beidseitigen vollständigen bindegewebigen oder knöchernen Obstruktion der Choanen und damit fehlender Nasenatmung (▸ Abb. 2.19).

Symptome

Tritt diese Fehlbildung einseitig auf, so staut sich das Nasensekret nur auf der betroffenen Seite. Da Neugeborene obligate Nasenatmer sind, verursacht eine beidseitige Atresie bei Neugeborenen eine schwere **Dyspnoe** und **Zyanose** sowie Aspirationsgefahr beim Stillen.

Diagnostik

Nach der Geburt lässt sich die Nase nicht sondieren. Die Diagnose wird **endoskopisch** und mittels **CT** gesichert.

Lerntipp

Da Neugeborene obligate Nasenatmer sind, verursacht eine beidseitige Choanalatresie bei Neugeborenen eine schwere Dyspnoe und Zyanose sowie **Aspirationsgefahr** und damit **Lebensgefahr** beim Stillen.

Therapie

Die operative Eröffnung der Choanen erfolgt bei beidseitiger Fehlbildung innerhalb weniger Tage nach der Geburt. Bei einseitiger Obstruktion kann je nach Beeinträchtigung das erste Lebensjahr, ggf. auch mehrere Jahre abgewartet werden.

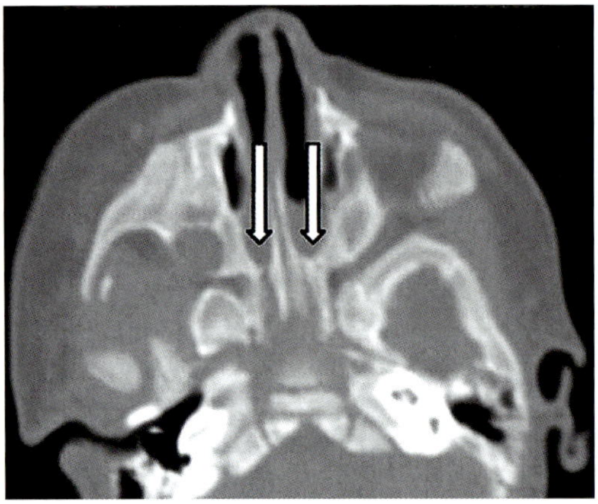

Abb. 2.19 Choanalatresie bei einem Säugling. Die beiden Pfeile zeigen die knöcherne Verlegung der Verbindung zwischen dem Nasen- und dem Rachenraum. [F448]

Die Operation erfolgt transnasal unter endoskopischer oder mikroskopischer Kontrolle. Die Eröffnung wird vom Nasenrachen aus überwacht, um eine Verletzung der Schädelbasis zu vermeiden.

2.4.4 Entzündungen der Nase und der NNH

Entzündungen der äußeren Nase sind typische Erkrankungen der Haut und Unterhaut und beeinträchtigen in der Regel nicht die Nasenfunktion. Entzündliche Veränderungen des Naseninneren sind immer mit einer Störung der Nasenatmung und der Schleimhautfunktion verbunden.

2.4.4.1 Entzündungen der äußeren Nase

Nasen- oder Oberlippenfurunkel

Ätiologie

Furunkel entstehen meist aus Infektionen von Haarbälgen durch **Staphylokokken.**

Symptome

Starke Schmerzen, Fieber, Schwellung der Nase, Gesichtsödem (▸ Abb. 2.20).

Diagnostik

Das klinische Bild ist durch die klassischen Symptome einer lokalen Entzündung charakteristisch. Ein Druckschmerz im Bereich des medialen Augenwinkels **(Angularis-Druckschmerz)** weist auf eine Ausbreitung der lokalen Infektion hin (▸ Abb. 2.21).

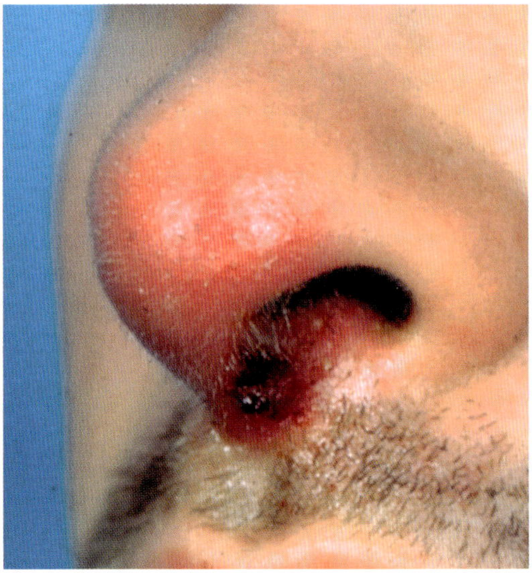

Abb. 2.20 Nasenfurunkel [M117]

Therapie

Lokale (z. B. Gentamicin-Salbe) und systemische staphylokokkenwirksame **Antibiose** (z. B. Flucloxacillin i. v. 3 g täglich in 3–4 Dosen).

> **Merke**
>
> Da aufgrund der Lokalisation die Gefahr einer Sinusvenenthrombose besteht (via V. angularis, ▸ Abb. 2.21), darf das Furunkel keinesfalls inzidiert oder anderweitig manipuliert (z. B. ausgedrückt) werden!

Erysipel (Wundrose)

Ätiologie

Ursächlich ist eine akute Infektion der Haut durch β-hämolysierende **Streptokokken** der Gruppe A, häufig infolge von Bagatellverletzungen.

Symptome

Die Rötung der infizierten Haut ist häufig landkartenartig scharf abgegrenzt und zirkulär fortschreitend. Vorläufer sind Fieber und Schüttelfrost.

Therapie

Lokale (z. B. Gentamicin-Salbe) und systemische **Antibiose** (Penicillin i. v. 1,5 Mio. IE 3× tgl.).

Rhinophym („Knollennase")

Ätiologie

Talgdrüsenhyperplasie begleitet durch Hyperplasie der Blutgefäße und des Bindegewebes, häufig im Rahmen einer **Rosazea.**

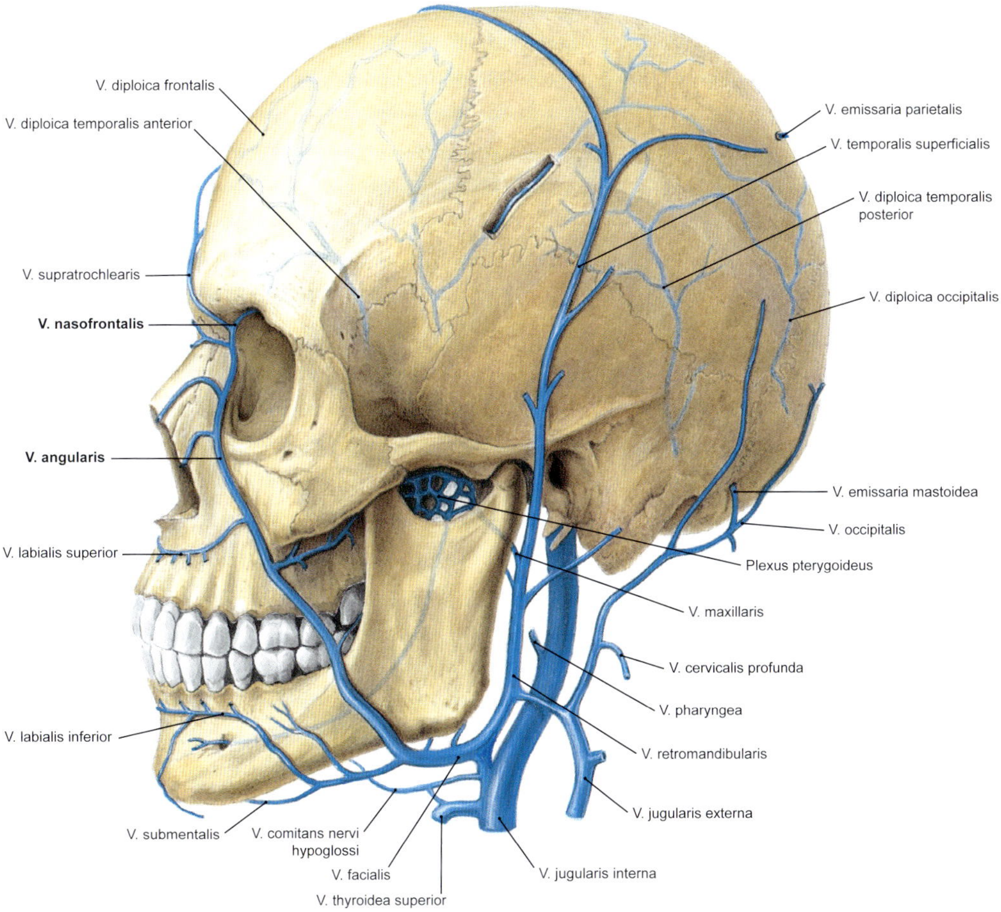

Abb. 2.21 V. angularis kommuniziert über die V. nasofrontalis mit dem Sinus cavernosus [S007-3-23]

Symptome

Rötung der Haut mit knollenartig aufgetriebener Haut der Nasenspitze. Das Rhinophym kommt am häufigsten im höheren Lebensalter und fast nur bei Männern vor.

Therapie

Lokale Reduktion und Modellierung der Hauthyperplasie bis zum Erreichen der normalen Nasenkontur mittels Skalpell, Diamantbohrer oder Laser. Die Wunde reepithelisiert spontan unter lokaler antibiotischer Salbenpflege.

Tuberkulose der Nase (Lupus vulgaris)

Ätiologie

Mycobacterium tuberculosis.

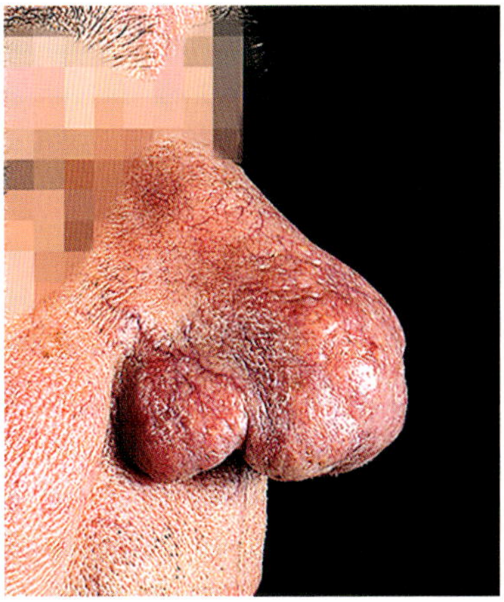

Abb. 2.22 Rhinophym [M551]

Symptome
Im Bereich der äußeren Haut finden sich livide schuppende Herde, die ulzerieren können. Dies führt bei Abheilung zu starker Narbenbildung.

Diagnostik
Die Diagnose wird durch **Probenentnahme** und Anzüchtung der Tuberkel-Bakterien im Tierversuch gesichert.

Therapie
Tuberkulostatika (s. Lehrbücher der Inneren Medizin).

Lues (Syphilis) der Nase

Ätiologie
Infektion mit *Treponema pallidum*. Die Nase kann in zwei **Stadien** der Lues betroffen sein:
- Lues connata (angeboren)
- Tertiärstadium

Diagnostik
- Nachweis der **Treponemen im Nasenabstrich** in der Dunkelfeldmikroskopie
- serologischer Nachweis von **Antikörpern** gegen die Treponemen

Therapie
Hoch dosiert Antibiotika über 2 Wochen, z. B. Penicillin G (1 × 600.000 IE/Tag i. m.).

Prognose
Wird keine Therapie eingeleitet, können Teile des Septums und des Nasengerüsts nekrotisieren. Folge ist eine **Sattelnase.**

Leishmaniasis mucocutanea

Ätiologie
Die Erkrankung wird durch Leishmanien (aus der Familie der Trypanosomen) hervorgerufen. Sie kommen überwiegend in Südamerika vor und werden durch Phlebotomus, eine Schmetterlingsmücke, übertragen.

Symptome
Die Haut der Nase weist Knoten auf.

Diagnostik
Im fortgeschrittenen Stadium finden sich **Ulzera** im Nasenseptum und **übel riechende Beläge** in der Nase sowie in Rachen und Kehlkopf.

Differenzialdiagnose
Von der Leishmaniasis mucocutanea ist die viszerale Form (Kala-Azar, „schwarze Krankheit") abzugrenzen.

Therapie
Antimonpräparate und Pentamidin.

2.4.4.2 Entzündungen der inneren Nase und der Nasennebenhöhlen

Entzündungen der Schleimhaut der inneren Nase und der NNH sind sehr häufig. Da die gesamte Schleimhaut („united airways") auf eine Infektion als eine Einheit reagiert, liegt immer eine **Rhinosinusitis** vor. Infektionen bewirken stets eine Beeinträchtigung der mukoziliären Clearance.
Die Entwicklung der Endoskopie und der bildgebenden Verfahren der letzten 30 Jahre hat durch ein besseres Verständnis der Entstehung der Rhinosinusitis zu einem Paradigmenwechsel in der Therapie geführt. Die aggressive chirurgische Behandlung früherer Jahre wurde inzwischen fast vollständig durch minimalinvasive endonasale, endoskopische Verfahren verdrängt.

Akute virale Rhinosinusitis

Syn.: Schnupfen, Koryza, Rhinitis acutal.

Ätiologie
In der Regel Infektion mit Rhinoviren mit sehr kurzer Inkubationszeit (Stunden bis 2 Tage).

Symptome
Nasaler Juckreiz, Niesen. Seröse bis schleimige Rhinorrhö („die Nase läuft"). Die Nasenatmung ist durch Schleimhautschwellung eingeschränkt. Evtl. Kopfschmerzen, tränende Augen, Schüttelfrost. Dauer nicht länger als 10 Tage.

Diagnostik
Rhinoscopia anterior: geschwollene Nasenmuscheln, gerötete Nasenschleimhaut, Sekretion.

Therapie
Abschwellende Nasentropfen (α-Sympathomimetika) im Wechsel mit pflegenden Nasenölen zur Vermeidung von Epistaxis, Inhalation mit Sole. Die symptomatische Therapie hat keinen Einfluss auf die Dauer der Erkrankung.

Komplikationen
Bakterielle Superinfektion mit nachfolgender Tracheobronchitis und/oder Rhinosinusitis.

Merke

Wegen der Gefahr des **Privinismus** sollten Nasentropfen nicht länger als 1 Woche angewendet werden.

(Sub-)Akute bakterielle Rhinosinusitis

Ätiologie

Die Persistenz einer akuten Rhinosinusitis wird in der Regel durch eine bakterielle Superinfektion (am häufigsten *Streptococcus pneumoniae, Haemophilus influenzae* und *Moraxella catarrhalis*) verursacht.

Symptome

Eitrige bis schleimige Rhinorrhö mit behinderter Nasenatmung. Kopf- bzw. Gesichtsschmerzen, tränende Augen, Fieber, Riechminderung. Dauer länger als 10 Tage bis 3 Monate.

Diagnostik

Die Diagnose wird **klinisch** und **endoskopisch** gestellt. Es finden sich angeschwollene Nasenmuscheln und eine eitrige Sekretion. Konventionelle Röntgenaufnahmen sind obsolet. Bei protrahierten Verläufen und bei Komplikationen CT bzw. MRT (bei Kindern).

Therapie

Abschwellende Nasentropfen (α-Sympathomimetika) im Wechsel mit pflegenden Nasenölen zur Vermeidung von Epistaxis, Inhalation mit Sole. Systemische Antibiose mit Amoxicillin oder Cephalosporinen.

Komplikationen

Beim Vorliegen von schwerwiegenden Komplikationen (Folge der anatomischen Nähe zur Orbita und Neurokranium) erfolgt immer eine operative Sanierung der NNH.

Orbitale Beteiligung (▸ Abb. 2.23)

Einteilung in **Schweregrade:**

- I: Orbitaödem (Lidschwellung ohne Doppelbilder oder Motilitätseinschränkung)
- II: orbitale Periostitits (zusätzlich massiver Schmerz, Lichtempfindlichkeit, Chemosis)
- III: Subperiostalabszess (zusätzlich Doppelbilder, Einschränkung der Mobilität)
- IV: Orbitaphlegmone (Bulbus fixiert, Sehminderung, lebensbedrohlicher Krankheitszustand)

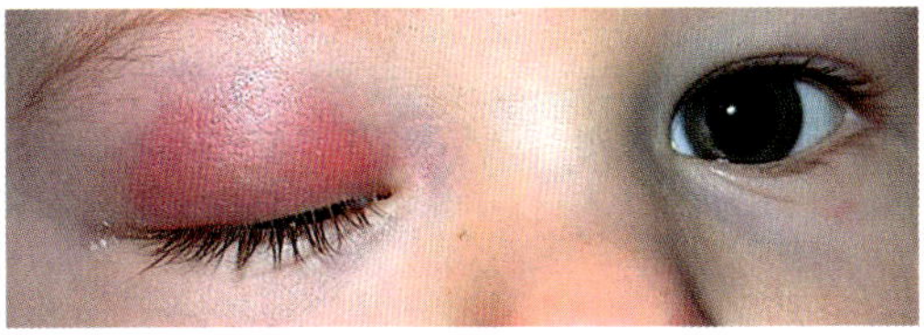

Abb. 2.23 Orbitale Komplikation einer akuten Rhinosinusitis [E307]

Die Indikation zur operativen Entlastung leitet sich von der Klinik und vom radiologischen Befund ab. Ab Stadium II der orbitalen Komplikation ist eine operative Entlastung zu empfehlen, ab Stadium III zwingend erforderlich.

Intrakranielle Beteiligung

- **Meningitis**
- **sinugene Thrombose** des Sinus cavernosus
- **Hirnabszess**
- **Osteomyelitis** des Stirnbeins bei Sinusitis frontalis **(Pott's Poffy Tumor)**

Im Falle der o.g. Komplikationen muss der Entzündungsprozess notfallmäßig chirurgisch entlastet werden. Da insbesondere bei Kindern der Verlauf foudroyant sein kann, sind eine engmaschige klinische Kontrolle inkl. Kontrolle der Bulbusmotilität und des Visus durch den Augenarzt sowie ggf. neurologische Mitbeurteilungen dringend geboten.

Klinischer Fall

Ein 5-jähriges Mädchen wird vom Kinderarzt mit einem über Nacht zugeschwollenen Auge überwiesen. Seit 2 Wochen sei das Kind erkältet und habe Fieber bis 38,5 °C. Bei der Untersuchung findet sich ein Ödem des Ober- und Unterlids, eine Öffnung des Auges ist nicht möglich. Bei der vorderen Rhinoskopie zeigt sich eitriges Sekret in beiden Nasenhaupthöhlen.

1. Wie lautet die Verdachtsdiagnose?
2. Welche Untersuchungen veranlassen Sie?
3. Welche Therapie ist erforderlich?

Antwort: Es handelt sich hier um die Verdachtsdiagnose einer orbitalen Komplikation bei eitriger Sinusitis paranasalis. Differenzialdiagnostisch sind v.a. Entzündungen der Tränenwege und allergische Reaktionen nach Insektenstichen zu bedenken. Diagnostisch muss umgehend eine augenärztliche Untersuchung mit Visusbestimmung und Prüfung der Bulbusmotilität erfolgen, weiterhin eine CT oder MRT der NNH. In Abhängigkeit von dem sich aus der Diagnostik ergebenden Stadium der orbitalen Beteiligung ist eine konservative i.v. antibiotische Therapie ggf. durch eine endonasale NNH-OP zu ergänzen.

Allergische Rhinosinusitis (Rhinopathia allergica)

Ätiologie

IgE-vermittelte Überempfindlichkeitsreaktion auf definierte Allergene, die **saisonal** (Heuschnupfen) oder auch das ganze Jahr **(perennial)** vorkommen.

Symptome

- **Juckreiz** in der Nase
- **„Allergikergruß“** (▶ Abb. 2.24).
- **Niesattacken**
- vermehrte **Sekretion** wässrigen Schleims
- **Augentränen und Jucken** bei Beteiligung der Konjunktiva

Diagnostik

- **Rhinoscopia anterior und posterior:** geschwollene Nasenmuscheln, gerötete bis livide Schleimhaut
- Nachweis der Allergie im Haut-Prick-Test, RAST, ggf. Provokationstests

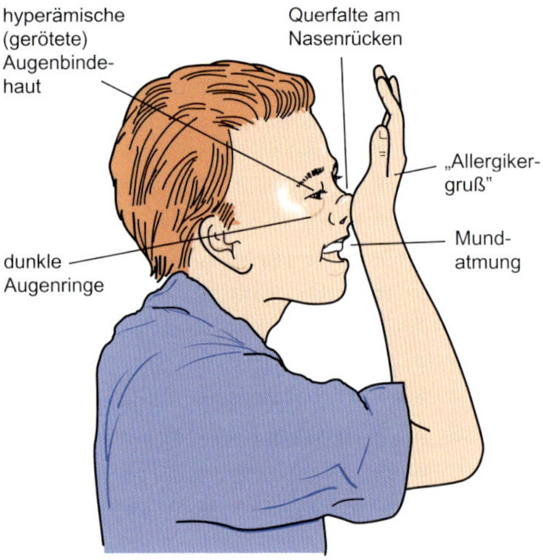

Abb. 2.24 „Allergikergruß“ – typische Handbewegung infolge des Juckreizes in der Nase. Wird besonders häufig morgens bei Kindern als Hinweis auf eine Hausstaubmilbenallergie beobachtet. [G058]

Therapie

- **Allergenkarenz**
- **Hyposensibilisierung** bei klar definierten Allergenen. Diese erfolgt durch wiederholte Gabe von ansteigenden Konzentrationen der Allergene entweder subkutan (SCIT) oder sublingual (SLIT) über Jahre. Damit erfolgt eine Habituation des Immunsystems (Desensibilisierung).
- systemische Antiallergika (Antihistaminika, Kortikoide), topisches Kortikoidspray

Chronische Rhinosinusitis mit Polypenbildung (Polyposis nasi)

Die chronische Rhinosinusitis ist lediglich durch die längere Dauer (länger als 3 Monate) der Symptome definiert. Es wird klinisch zwischen einer Erkrankung mit und einer ohne Ausbildung von Nasenpolypen (Polyposis nasi) unterschieden. Die Symptome (Behinderung der Nasenatmung, Rhinorrhö, Druck bzw. Schmerz im Gesicht, Riechminderung) können in ihrer Intensität stark schwanken.

Ätiologie

Gehäuft bei Patienten mit einer **Allergie.** Diese Form koinzidiert in vielen Fällen mit einem Asthma bronchiale und einer Azetylsalizylsäure(ASS)-Intoleranz **(Samter-Trias).** Histologisch findet sich regelmäßig eine Eosinophilie.

Symptome

Kopfschmerzen und Druckgefühl, schleimige Rhinorrhö. Die Nasenatmung ist meist beidseits eingeschränkt, es besteht eine Geruchsstörung.

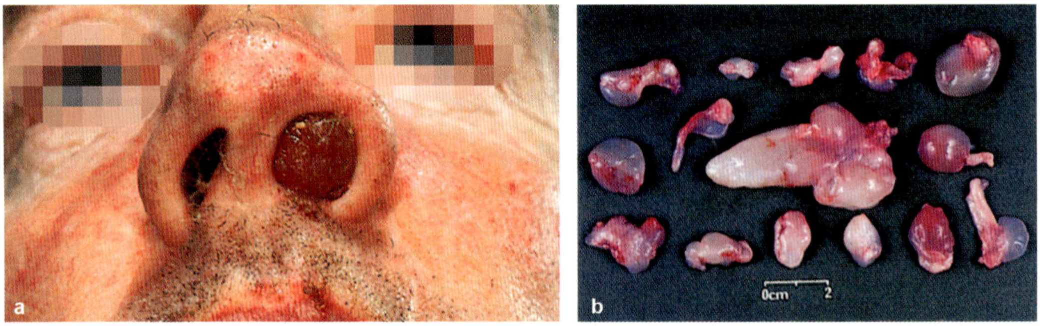

Abb. 2.25 a) Ausgeprägte Polyposis nasi mit Obstruktion des linken Naseneingangs [E307]
b) Operationspräparat der Nasenpolypen [E307]

Diagnostik

- **Endoskopie:** polypös veränderte Schleimhaut primär im mittleren Nasengang – Polyposis nasi (▸ Abb. 2.25).
- allergologische Diagnostik
- Riechtest
- **hoch auflösendes Low-Dose-CT** der NNH (Strahlenbelastung der Augenlinse)
- bei Kindern und Jugendlichen: MRT der NNH

Differenzialdiagnose

Mukoviszidose, primäre ziliäre Dyskinesie, Kartagener-Syndrom, invertiertes Papillom (▸ Kap. 2.4.5.1).

Lerntipp

Die Polyposis nasi tritt gehäuft bei Patienten mit einer **Allergie** auf. Die klinische Koinzidenz mit Asthma bronchiale und einer Azetylsalizylsäure(ASS)-Intoleranz wird als **Samter-Trias** bezeichnet.

Therapie

Die Behandlung richtet sich nach dem Leidensdruck des Patienten. Die primäre Therapie ist die Gabe topischer Kortikoide als Spray, in Einzelfällen auch systemisch.

Bei Persistenz der Beschwerden ist eine endo(mikro)skopische chirurgische Maßnahme indiziert. Die **funktionelle endoskopisch-kontrollierte Sinuschirurgie** hat die Beseitigung der Obstruktion der mukoziliären Clearance an definierten Schlüsselstellen im NNH-System zum Ziel (▸ Abb. 2.26). Die erste Stufe ist die Eröffnung des Infundibulum ethmoidale des ostiomeatalen Komplexes **(Infundibulotomie).** Bei fortgeschrittenen Fällen erfolgt eine vollständige **Ausräumung** des Siebbeins entlang der Schädelbasis mit Erweiterung der **Drainage** der Kiefer-, Stirn- und Keilbeinhöhle. Die Durchführung der Operation erfordert eine detaillierte Kenntnis der anatomischen Landmarken der vorderen Schädelbasis, um Komplikationen in der sehr delikaten Region zwischen Augen und Hirn zu vermeiden. Postoperativ erfolgt regelmäßig eine Rezidivprophylaxe mittels topischer Kortikoide.

Komplikationen

Die Erkrankung weist insbesondere beim Vorliegen der Samter-Trias eine hohe **Rezidivneigung** auf, da die Operation keine kausale Therapie darstellt. Bei Fortschreiten der Erkrankung, aber auch infolge einer unsachgemäßen Operation können **orbitale** (Doppelbilder, Sehminderung bis Erblindung) und **intrakranielle** Komplikationen (Liquorfistel, Meningitis, intrakranielle Blutungen) resultieren.

Chronische Rhinosinusitis ohne Polypenbildung

Ätiologie

Bei dieser Form der chronischen Rhinosinusitis spielt die allergische Prädisposition keine große Rolle. Es ist keine eindeutige Ätiologie bekannt.

Symptome

Die Symptome sind ähnlich der polypösen Sinusitis: Kopfschmerzen und Druckgefühl, schleimiges Sekret, Behinderung der Nasenatmung, Geruchsstörung.

Diagnostik

Siehe „Chronische Rhinosinusitis mit Polypenbildung".

Therapie

Die Behandlung richtet sich nach dem Leidensdruck des Patienten. Die primäre Therapie mit topischen Kortikoiden als Spray zeigt keine so eindeutigen Erfolge wie bei der polypösen Sinusitis. Der Versuch einer **Langzeitantibiose** (z. B. Co-trimoxazol) wird empfohlen. Bei Kindern ist die Notwendigkeit einer Adenotomie unbedingt zu prüfen.

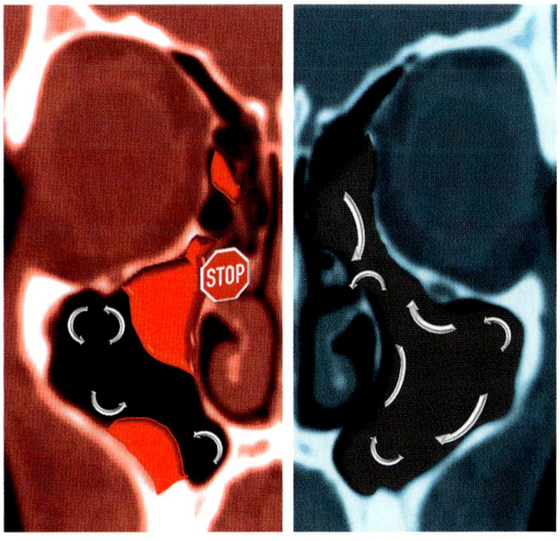

Abb. 2.26 Prinzipien der funktionellen NNH-Chirurgie. Die Beseitigung der Obstruktion im ostiomeatalen Komplex (STOP) ermöglicht die Belüftung der NNH und die Reaktivierung der Drainage. [M776]

Die operative Sanierung erfolgt nach dem o.g. Prinzip der **funktionellen endoskopisch-kontrollierten Sinuschirurgie** mit dem Ziel der Beseitigung der Obstruktion der mukoziliären Clearance an definierten Schlüsselstellen im NNH-System (► Abb. 2.26).

Choanalpolyp

Eine besondere Form der polypösen Rhinosinusitis ist der Choanalpolyp – eine isolierte, meist einseitige, in die Nasenhaupthöhle bis in die Choane prolabierende Polypenbildung der Schleimhaut der Kieferhöhle im Kindes- und Jugendalter mit ausgeprägter Rezidivneigung.

Symptome

Kopfschmerzen und Druckgefühl im Oberkiefer. Die Nasenatmung ist einseitig eingeschränkt.

Therapie

Die primäre Therapie ist die funktionelle endoskopisch-kontrollierte Polypentfernung mit dem Ziel, die Obstruktion der mukoziliären Clearance zu beseitigen und die „Wurzel" des Polypen in der Kieferhöhle zu resezieren. Beim Ausbleiben dieser Resektion kommt es regelmäßig zum Rezidiv.

Mukozelen und Zysten der NNH

Ätiologie und Pathogenese

Eine **Mukozele** ist eine Ansammlung von Schleim in einem abgeschotteten präformierten Hohlraum (z.B. einer Siebbeinzelle). Durch den sehr langsam progredienten Druck entsteht ein osteolytisches Potenzial, das zu Komplikationen (Orbita, Schädelbasis) führen kann. Kommt es zur Infektion, bezeichnet man dies als **Pyozele.**

Im Gegensatz dazu entsteht eine **Retentionszyste** durch die Obstruktion einer exokrinen Drüse innerhalb der Schleimhaut. Zysten in den Kieferhöhlen sind häufig ein Zufallsbefund ohne Behandlungswert.

Symptome

Bei unkompliziertem Verlauf bestehen bis auf gelegentliches Druckgefühl im Gesicht meist keine Symptome. In fortgeschrittenen Fällen kann es zu äußerlich sichtbaren Schwellungen mit Verdrängung des Bulbus kommen. Bei einer Entzündung können, neben den lokalen Entzündungszeichen, orbitale oder intrakranielle Symptome entstehen.

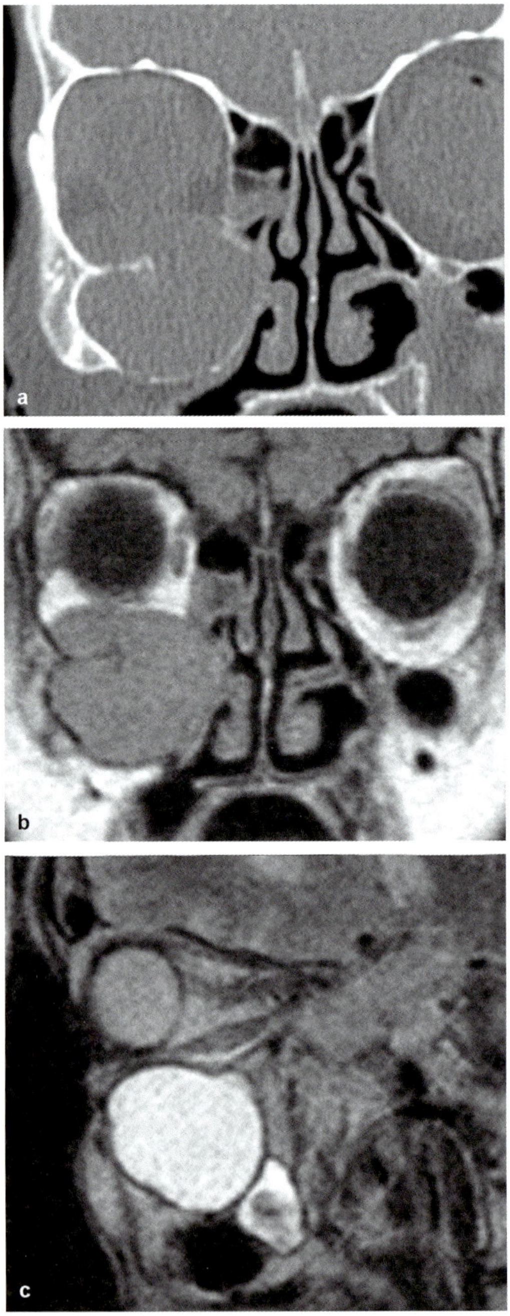

Abb. 2.27 Radiologische Darstellung einer Kieferhöhlenmukozele mit Verdrängung des Bulbus im koronaren CT (a) und koronaren T1- (b) bzw. sagittalen T2-MRT (c) [M776]

Diagnostik

Das **CT** zeigt eine scharf begrenzte, verdrängend wachsende Raumforderung. Der flüssige Inhalt im MRT (T2) ist pathognomonisch (▸ Abb. 2.27).

Differenzialdiagnose

Exazerbierte Sinusitis, Tumor der NNH, fibröse Dysplasie.

Therapie

Die Therapie hat eine Drainage der Mukozele (**Marsupialisation**) bzw. eine vollständige Resektion der Zyste zum Ziel. Dies erfolgt nach den Prinzipien der endonasalen, funktionellen, endoskopisch-kontrollierten NNH-Chirurgie (▸ Abb. 2.26). Aufgrund der Variabilität der Lokalisation müssen im individuellen Fall der Umfang der Operation und der Zugang exakt geplant werden. Bei schlecht erreichbaren Regionen der NNH oder voraussichtlich ungünstiger Drainagesituation (z. B. laterale Stirnhöhle) kann ein **Zugang von außen unvermeidbar** sein. Es handelt sich um Operationen zur radikalen Entfernung der erkrankten Schleimhaut und ggf. Verödung der betroffenen Höhle. Für die Kieferhöhle bietet sich ein Zugang über den Mundvorhof (Cadwell-Luc, Denker), für die Stirnhöhle über einen Augenbrauenschnitt (Riedel, Killian, Ritter-Jansen) oder einen bifrontalen Schnitt (Unterberger) an.

Komplikationen

Ausgehend von einer infizierten Mukozele sind orbitale (Doppelbilder, Motilitätsstörungen etc.) bzw. intrakranielle (Meningitis) Komplikationen möglich. Bei erfolgloser Drainage bzw. unvollständiger Resektion kommt es zu Rezidiven.

Vasomotorische Rhinopathie/idiopathische Rhinitis

Ätiologie

Unter vasomotorischer Rhinopathie versteht man eine **unspezifische Überempfindlichkeit** der Schleimhaut, die zu einer serösen Hypersekretion führt. Sie wird durch nichtallergische Mechanismen verursacht. Mögliche Auslöser sind Temperaturschwankungen, Stäube, hormonelle oder medikamentöse Faktoren.

Symptome

Wässrige Sekretion und Nasenatmungsbehinderung durch Schleimhautschwellung.

Therapie

- **medikamentös:** Antihistaminika, topische Kortikoide
- **operativ:** Reduktion der Schwellkörper der unteren Muscheln mittels interstitieller Koagulation bzw. mechanischer Abtragung.

Rhinitis atrophicans (Ozaena, Stinknase)

Ätiologie

Degenerative Schleimhauterkrankung unbekannter Ätiologie. Frauen sind häufiger betroffen, es gibt auch eine familiäre Häufung.

Symptome

Übler Geruch durch die bakterielle Zersetzung der Krusten in der Nase. Kopfschmerzen, evtl. Pharyngitis und Laryngitis. Hyposmie oder Anosmie.

Diagnostik

Rhinoscopia anterior und posterior:

- weiter Naseneingang
- Die Nasenschleimhaut ist atroph und mit anhaftenden haftenden Krusten belegt.
- Muschelatrophie

Therapie

Um die Schleimhaut anzufeuchten, verabreicht man ölige Nasentropfen. Inhalationen, Spülungen der Nase mit Emser Salz. Traubenzucker als Schnupfpulver (wirkt hygroskopisch). Verschmälern der großen Nasenhöhle durch chirurgische Transplantation von Knorpel- oder Knochen.

Wegener-Granulomatose (Morbus Wegener)

Ätiologie

Es handelt sich um eine systemische nekrotisierende, granulomatöse Vaskulitis infolge einer autoimmunen Reaktion (s. auch Lehrbücher der Inneren Medizin).

Symptome

Borken- und Sekretbildung mit Behinderung der Nasenatmung. Bildung einer Sattelnase durch Nekrose des Nasenseptums mit Perforation.

Diagnostik

- **Rhinoscopia anterior und posterior:** häufig Septumdefekt bei granulomatös veränderter, geröteter und verkrusteter Schleimhaut
- serologischer Nachweis von **Autoantikörpern** (cANKA)

Therapie

Immunsuppressive Therapie (Prednisolon, Cyclophosphamid) ggf. kombiniert mit **Antibiotika**

durch den Rheumatologen. Lokale Pflege der Nasenschleimhaut mit Nasenölen bzw. -salbe. Bei systemischem Befall (Niere, Lunge, Gelenke) verschlechtert sich die Prognose erheblich.

2.4.5 Tumoren der Nase und der NNH

Lerntipp

Bösartige Tumoren in der Nase sind zwar selten, aber heimtückisch, da sie erst in einem fortgeschrittenen Stadium Symptome verursachen. Sie kommen fast ausnahmslos einseitig vor. Bei einer neu aufgetretenen **einseitigen Nasenatmungsbehinderung** muss daher zwingend ein **Tumorausschluss** erfolgen.

2.4.5.1 Gutartige Tumoren

Osteom der Nasennebenhöhle

Das Osteom der NNH ist meist ein Zufallsbefund ohne Krankheitswert. In den meisten Fällen ist es in der Stirnhöhle lokalisiert.

Symptome
Meistens symptomlos. Übt es Druck auf die Umgebung aus, können Kopfschmerzen, bei Drainagestörung auch eine Mukozelenbildung auftreten.

Diagnostik
CT der NNH.

Therapie
Resektion, endoskopisch oder von außen.

Hämangiome und Lymphangiome der Nase

Diese Neubildungen entstammen den Blut- bzw. Lymphgefäßen und fallen bei der Geburt durch ihre deformierende Wirkung auf.

Diagnostik
Sonografie, im Einzelfall MRT.

Therapie
Hämangiome werden im ersten Lebensjahr primär mit β-Blockern (Propranolol) erfolgreich behandelt. Lymphangiome und therapieresistente Hämangiome können (laser)chirurgisch verkleinert werden.

Invertiertes Papillom

Das invertierte Papillom ist eine lokal aggressiv wachsende, polypöse Raumforderung mit häufigem Ursprung an der lateralen Nasenwand. Typisch für den invertierenden Anteil sind tief in das Stroma hineinreichende Epithelzapfen.

Symptome
Einseitig behinderte Nasenatmung und Sekretion. Häufig als chronische polypöse Sinusitis verkannt.

Diagnostik
CT der NNH.

Therapie
Vollständige Resektion, endoskopisch oder von außen. Eine endoskopische Nachsorge, ggf. Nachoperation ist wegen der potenziellen Entartung bzw. häufiger lokaler Rezidivneigung unentbehrlich. Bei Rezidiven sind orbitale und intrakranielle Expansionen beschrieben.

2.4.5.2 Bösartige Tumoren

Äußere Nase

Plattenepithelkarzinome und Basaliome

An der äußeren Nase sind ausgehend von der Haut Plattenepithelkarzinome und Basaliome am häufigsten. Sonnenlicht (betroffen sind z. B. Bauarbeiter und Landwirte) prädisponiert zum Auftreten dieser Tumoren. Im Unterschied zu Karzinomen metastasieren Basaliome nicht, wachsen aber lokal destruktiv.

Diagnostik
Die Diagnose wird durch Probeexzision bzw. bei eindeutigem klinischem Verdacht durch Komplettexzision histologisch gesichert.

Therapie
Vollständige Resektion der Läsion mit histologischer Kontrolle der Schnittränder. Der Defekt wird durch lokale oder regionale Hautplastiken gedeckt. Bei großen Defekten kommen auch freie Transplantate zum Einsatz.
Bei Karzinomen muss ein vollständiges Staging zum Ausschluss regionaler Lymphknotenmetastasen erfolgen. Diese müssen bei der Planung der Therapie (Neck Dissection, Radiatio) ggf. berücksichtigt werden.

Melanome und Weichteilsarkome

Melanome und Weichteilsarkome sind selten. Die Diagnose muss histologisch gesichert werden. Bei Probebiopsien bergen diese Tumoren ein hohes Risiko einer iatrogenen Metastasierung, sodass bei einer operativen Entfernung der Zugangsweg der Probebiopsie wegen der Gefahr von iatrogener Metastasierung mitreseziert werden muss.

Innere Nase und NNH

Die malignen Nasentumoren machen weniger als 1 % aller bösartigen Erkrankungen aus. In 80 % der Fälle handelt es sich um **Plattenepithelkarzinome,** gefolgt vom **adenoid-zystischen** (ca. 15 %) und dem **Adenokarzinom.** Die häufigste Lokalisation ist die Kieferhöhle. Das adenoid-zystische Karzinom geht von den Speicheldrüsen der Schleimhaut aus. Spätrezidive und Metastasen kommen relativ häufig vor, da der Tumor langsam entlang von Nerven und Gefäßen wächst. Zu Einteilung und Prognose ▸ Abb. 2.28.

Lerntipp

Das **Adenokarzinom** wird u. a. durch Hartholzstaub ausgelöst und wird daher bei Schreinern als **Berufskrankheit** anerkannt.

Diagnostik

Die Diagnose wird durch **Endoskopie, bildgebende Verfahren** (CT und MRT) sowie **Probeexzision** und **Histologie** gesichert.

Lerntipp

Für alle Malignome der inneren Nase gilt, dass eine **einseitige Behinderung der Nasenatmung,** Rhinorrhö, fötide Sekretion oder einseitiges Nasenbluten, immer als **Warnzeichen** aufgefasst werden müssen!

Therapie

Die Therapie besteht in der **operativen Ausräumung** des Tumors unter Mitnahme von benachbarten Strukturen (Exenteratio orbitae, Oberkiefer-/Gaumenresektion, Schädelbasis-/Dura-Resektion). Eine **Defektdeckung** durch freie Transplantate verbessert das funktionelle Ergebnis, kann aber ein Hindernis für die Detektion von Rezidiven darstellen. Die **adjuvante Radio(chemo)therapie** ist fester Bestandteil des Gesamtkonzepts. Bei Be-

Tab. 2.1 T-Stadien – Einteilung bei Kieferhöhlen-Malignom

Tx	unbekannter Primärtumor
T0	kein Nachweis eines Primärtumors
Tis	Carcinoma in situ
T1	Tumor limitiert auf die Schleimhaut ohne Knochenarrosion
T2	Tumor mit Arrosion des benachbarten Knochens im sinuethmoidalen Übergang oder harter Gaumen
T3	Tumor erfasst eine der folgenden Strukturen: Gesichtshaut, hintere Wand der Kieferhöhle, Orbitawand, vorderes Siebbein
T4	Tumor erfasst die Schädelbasis, den Inhalt der Orbita oder das hintere Siebbein

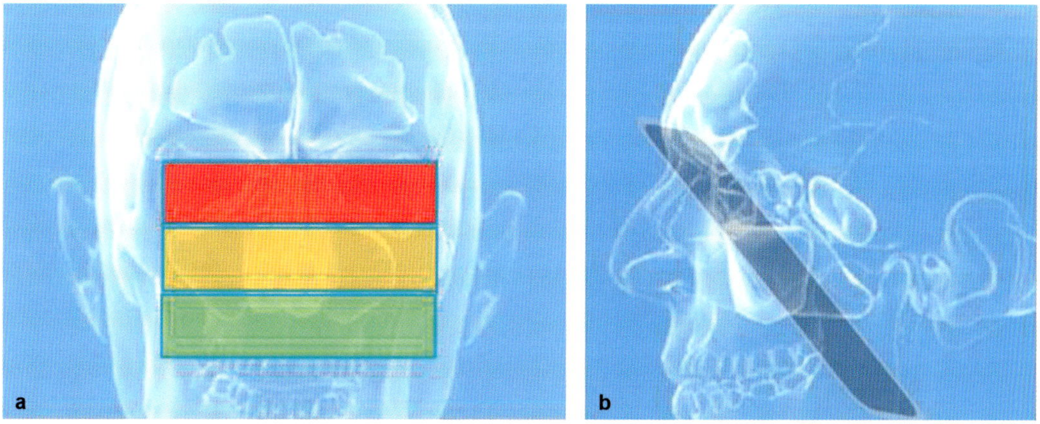

Abb. 2.28 Die Prognose verschlechtert sich mit der Nähe des Tumors zur Schädelbasis. Die Unterteilung nach Sébileau in drei Etagen (a) bzw. die Öhngren-Ebene (b) von medialem Augenwinkel zum Kieferwinkel entlang der Schädelbasis leiten sich daraus ab. [M776]
Unterteilung nach Sébileau:
untere Etage (grün): Oberkiefer-Alveolarfortsatz, Gaumen, Velum, Nasen-und Kieferhöhlenboden
mittlere Etage (gelb): Kieferhöhle und laterale Nasenwand
obere Etage (rot): Orbita-Siebbein-Region inkl. Kieferhöhlendach und Stirnhöhle

fall der Halslymphknoten ist eine Neck Dissection indiziert (► Kap. 6.3.4.4).
Bei allen chirurgischen Optionen muss die resultierende Lebensqualität des Patienten sorgfältig gegen die Heilungschancen abgewogen werden!

Prognose

Die Prognose ist wegen der eingeschränkten Früherkennung relativ schlecht. Genaue Angaben sind nur unter Beachtung der primären Lokalisation (► Abb. 2.28) und Tumorstadium (► Tab. 2.1) sinnvoll. Die seltene lymphogene Metastasierung erfolgt in die submentalen tiefen Halslymphknoten und verschlechtert die Prognose deutlich. Fernmetastasen sind selten und treten erst in weit fortgeschrittenen Stadien auf.

2.4.5.3 Juveniles Nasenrachenfibrom

Genau genommen handelt es sich bei dem juvenilen Nasenrachenfibrom um keinen Tumor der NNH (► Kap. 3.4.6.1).
Das juvenile Nasenrachenfibrom ist ein sehr gefäßreicher benigner Tumor, der von Ästen der A. carotis externa gespeist wird (► Abb. 3.17b). Es tritt nur bei männlichen Jugendlichen auf und sein Wachstumsverhalten ist lokal aggressiv. Es darf wegen der Gefahr einer vital bedrohlichen Blutung **nicht biopsiert** werden.

Symptome

Einseitige Nasenatmungsbehinderung und rezidivierende, starke Epistaxis mit vitaler Gefährdung.

> **Merke**
>
> Das Nasenrachenfibrom darf nicht biopsiert werden!

Therapie

Der Tumor muss komplett unter präoperativer **Embolisation** der zuführenden Gefäße reseziert werden.

Prognose

Das Fibrom wächst lokal verdrängend und destruierend in die NNH, die Orbita, die Fossa pterygopalatina und die Nase ein (► Abb. 3.17a). Aus diesem Grund ist sein Wachstumsverhalten als bösartig zu betrachten. Bei vollständiger Resektion ist die Prognose sehr gut.

Annette Limberger

Mundhöhle und Pharynx

03

IMPP-Hits

Mundhöhle und Pharynx sind beliebte Themen beim IMPP, sowohl was die Anatomie angeht als auch vor allem die Klinik, allen voran die Entzündungen (► Kap. 3.4.4). Ein genauerer Blick lohnt sich also.

3.1 Wegweiser

Mundhöhle und Pharynx sind wichtige Eintrittspforten für Krankheitskeime. Erkrankungen in diesem Bereich sind sehr häufig, man denke nur an die Tonsillitis. Zunehmend treten auch maligne Erkrankungen in dieser Region auf, besonders bedingt durch ungesundes Verhalten (Alkohol und Nikotin), wobei aber bei rechtzeitigem Erkennen eine gute Prognose besteht.

3.2 Anatomische und physiologische Grundlagen

3.2.1 Mundhöhle und Pharynx

Die Mundhöhle ist aufgeteilt in den Mundvorhof (Vestibulum oris) und die eigentliche **Mundhöhle (Cavitas oris).** In der Mundhöhle befindet sich v. a. die Zunge mit ihrer Zungenspitze, dem Zungenkörper und dem Zungengrund (Zungenwurzel), hier findet sich auch das Foramen caecum, die Ausgangsstelle des Ductus thyreoglossus, entlang dessen die Schilddrüse während der Embryonalentwicklung nach unten wandert. Ebenfalls am Zungengrund be-

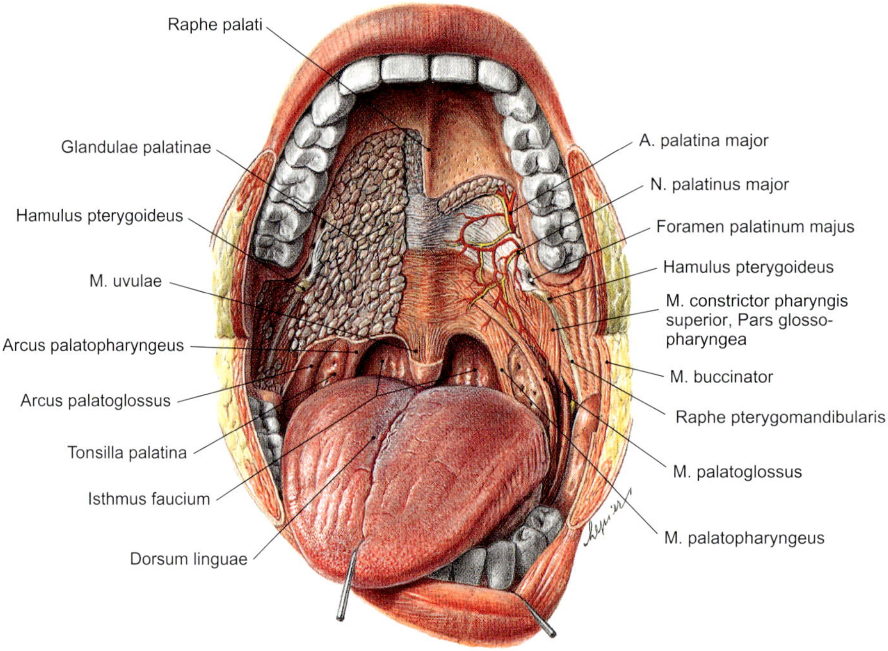

Abb. 3.1 Topografische Anatomie der Mundhöhle [S007-3-23]

findet sich die Zungengrundtonsille (Tonsilla lingualis), sowie das Zungenbändchen (Frenulum linguae), neben diesem wiederum befindet sich die Caruncula sublingualis, hier münden die Ausführungsgänge der Gll. submandibularis und sublingualis. Auf dem Zungenrücken finden sich die Geschmacksknospen, Papillae fungiformes, filiformes und foliatae. Die Zunge liegt auf dem **Mundboden,** bestehend aus den Mm. mylohyoideus, geniohyoideus und dem Venter anterior des M. digastricus.

Der **Mundvorhof** ist der Raum zwischen den Lippen bzw. Wangen und den Zähnen. Die Mundhöhle wird demnach nach ventral von den Lippen begrenzt, nach kranial vom harten (Palatum durum) und vom weichen Gaumen (Palatum molle) mit der Uvula. Kaudal befindet sich der Mundboden mit der Zunge, lateral die Wangenmuskulatur. Nach hinten mündet die Mundhöhle über den **Isthmus faucium** (auf Höhe des vorderen Gaumenbogens) (► Abb. 3.1) in den Oropharynx. Im Mundvorhof gegenüber dem 2. Molaren des Oberkiefers liegen die Ausführungsgänge der Ohrspeicheldrüsen (Gl. parotis).

Der **Pharynx** gliedert sich in (► Abb. 3.2, ► Abb. 3.3):

- **Nasopharynx** (= Epipharynx, Nasen-Rachen-Raum): Raum zwischen den Choanen im oberen Teil und der Uvula als unterer Begrenzung
- **Oropharynx** (= Mesopharynx): reicht von der Uvula bis zum Oberrand der Epiglottis

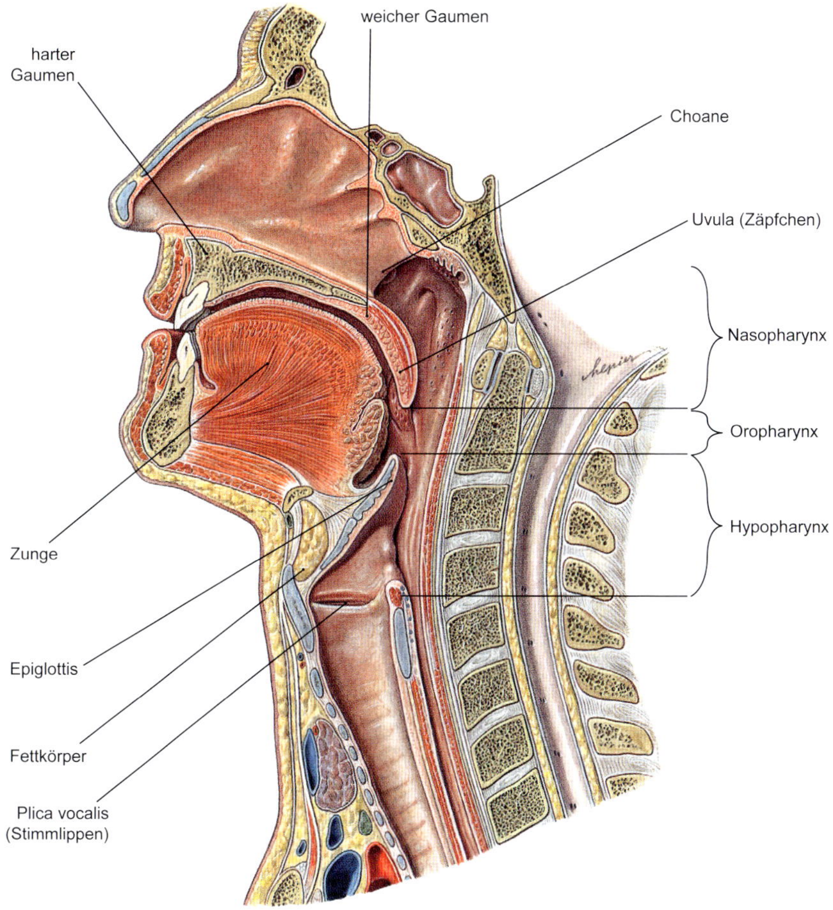

Abb. 3.2 Anatomie des Pharynx von lateral [S007-3-23]

- **Hypopharynx:** wird oben durch die Epiglottis, unten durch die Plica vocalis begrenzt und geht in den Ösophagus über

Die genauen seitlichen Begrenzungen sollten im Anatomieatlas nachgelesen werden.

3.2.2 Waldeyer-Rachenring und Tonsillen

Im Mund- und Rachenraum findet sich lymphatisches Gewebe, das in seiner Gesamtheit als **Waldeyer-Rachenring (= lymphatischer Rachenring)** bezeichnet wird. Die Stellen, an denen gehäuft lymphatisches Gewebe vorkommt, werden Tonsille genannt. Tonsillen finden sich an folgenden Stellen:

- **Tonsilla pharyngea** (= Rachenmandel, Adenoide, umgangssprachlich „Polypen"): im Dach des Nasopharynx (= Epipharynx) bzw. an der Rachenhinterwand
- **Tonsillae palatinae** (= Gaumenmandeln, umgangssprachlich „Mandeln"): im Oropharynx (= Mesopharynx), Lokalisation zwischen dem vorderen und hinteren Gaumenbogen
- **Tonsillae linguales:** befinden sich am Zungengrund; man kann sie oft schwer von den Tonsillae palatinae unterscheiden
- **Seitenstränge:** an beiden Seiten der hinteren Rachenwand

Aufgabe des lymphatischen Gewebes ist die **Bildung** von **Lymphozyten, Plasmazellen und Anti-**

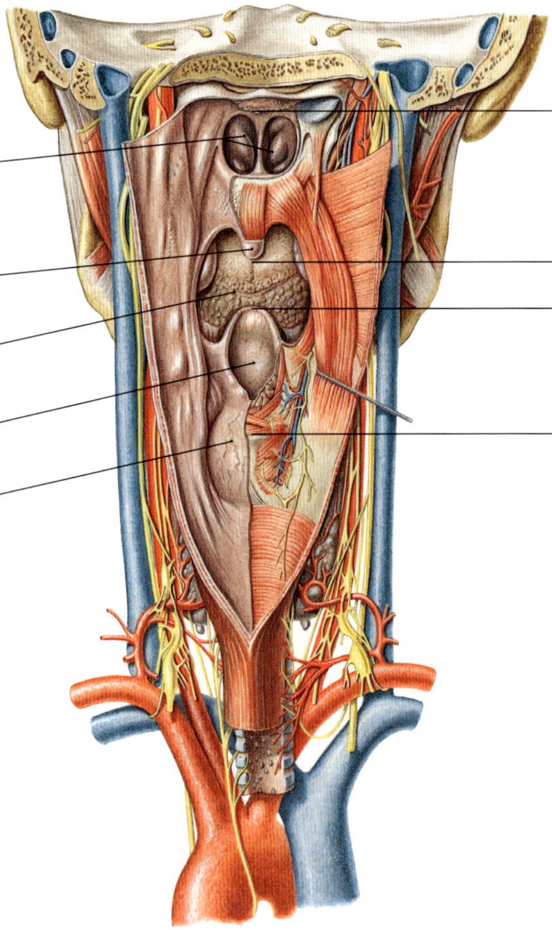

Abb. 3.3 Anatomie des Pharynx von ventral [S007-3-23]

körpern. Den Tonsillen kommt eine **Schutzfunktion gegen bakterielle Besiedelung** zu. Eine besondere Bedeutung haben die Tonsillen deshalb im Kindesalter, da hier das Immunsystem erst aufgebaut werden muss. Bei Kindern sind die Tonsillen immer vorhanden und verkümmern mit zunehmendem Alter, sodass sie im Erwachsenenalter manchmal fast nicht mehr zu sehen sind.

3.2.3 Versorgung durch Nerven und Gefäße

3.2.3.1 Nervale Versorgung

Innervation der Mundhöhle:

- **motorisch:** N. glossopharyngeus (N. IX) und N. vagus (N. X)
- **sensible** Innervation:
  - Nasopharynx durch Nn. pterygopalatinae aus V2
  - Oropharynx durch den N. glossopharyngeus (N. IX)
  - Hypopharynx durch einen Ausläufer des N. vagus

Innervation der Zunge:

- **motorisch:** N. hypoglossus (N. XII)
- **sensibel:** N. lingualis aus V3 und N. vagus (N. X) für den Zungengrund
- **sensorisch** (Geschmack): am Zungengrund durch den N. glossopharyngeus (N. IX), die vorderen ⅔ durch den N. facialis (N. VII)

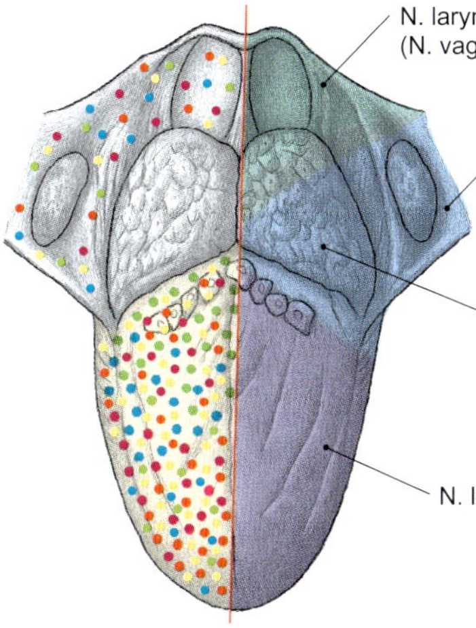

Abb. 3.4 Geschmacksqualitäten (links) und sensorische Innervation der Zunge (rechts) [S007-3-23]

3.2.3.2 Gefäßversorgung

Arterielle Versorgung:

- Naso- und Oropharynx werden durch die A. pharyngea ascendens aus der A. carotis externa versorgt,
- der Hypopharynx durch Rr. pharyngei aus den Aa. thyreoidea superior et inferior.

Die Gefäße **anastomosieren** sehr stark untereinander.

Das **venöse** Blut wird über die V. facialis und die V. jugularis abgeleitet, die den Plexus venosus pharyngeus bilden. Er befindet sich hinter dem M. constrictor pharyngis.

Gefäße der Zunge: A. lingualis und sublingualis, venöser Abfluss über die V. facialis.

Lerntipp

Das IMPP hat auch schon mal nach der Blutversorgung der Gaumenmandel gefragt, die von verschiedenen Gefäßen mit Ursprung in der A. carotis externa gewährleistet wird.

Geschmack

Es können die folgenden Geschmacksqualitäten unterschieden werden (► Abb. 3.4):

- süß (rot)
- salzig (pink)
- sauer (blau)
- bitter (grün)

Praxistipp

Komplexere Geschmackseindrücke werden durch den Geruchssinn vermittelt. Das heißt, dass bei es bei einem völligen Fehlen des Geruchssinns (Anosmie) nicht möglich ist, z.B. „Anis" zu „schmecken".

3.2.4 Physiologie des Schluckakts

Der **Luft- und der Speiseweg kreuzen sich** etwa auf der Höhe der Epiglottis. Speise, die von oral kommt, muss die Trachea überqueren, um in den Ösophagus zu gelangen. Damit die Speise nicht in die Trachea gelangt, leitet die Epiglottis den Speisebrei in Richtung Ösophagus.

Sobald die Speise den Gaumenbogen, Zungengrund und die Rachenhinterwand berührt, läuft der Schluckakt reflektorisch ab. Er wird durch Impulse der Nn. trigeminus (V), facialis (VII), glossopharyngeus (IX), vagus (X) und hypoglossus (XI) in Gang gesetzt, die den Schluckreflex in der Medulla oblongata auslösen.

Nun läuft eine Reihe von **koordinierten Bewegungen des Rachens und der Speiseröhre** ab. Der Nasen-Rachen-Raum wird durch das Gaumensegel verschlossen, um einen Austritt zur Nase zu vermeiden. Der Kehlkopf hebt sich, die Trachea wird durch die Stimmlippen und die supraglottischen Strukturen (Taschenfalten) verschlossen. Der Speisebrei gelangt über die Recessus piriformes durch Kontraktion des M. constrictor pharyngis in den Ösophagus und wird dort aktiv in den Magen transportiert.

Der Schluckakt selbst lässt sich in **vier Phasen** einteilen:

- orale Vorbereitungsphase (Kauen, Beißen, Einspeicheln des Bolus)
- orale Phase (Transport bis zum Gaumenbogen)
- pharyngeale Phase (Transport bis zum Speiseröhreneingang)
- ösophageale Phase (Transport bis in den Magen)

Orale und pharyngeale Phase sind kurz und dauern ca. je eine Sekunde, während der Transport bis in den Magen bis zu 20 Sekunden dauern kann, die pharyngeale und ösophageale Phase sind unwillkürlich, die orale Phase z. T. willkürlich.

Praxistipp

Bei Schluckstörungen sind am häufigsten die komplexen Phasen beeinträchtigt, wie die orale und pharyngeale Phase, da hier viele Muskeln und Nerven beteiligt sind.

3.2.5 Schluckauf (= Singultus)

Der Schluckauf ist eine rezidivierende, kurze, unwillkürliche **Kontraktion des Zwerchfells,** meist nur von begrenzter Dauer. Dabei entsteht ein Druck wie bei der Bauchpresse. Als Folge schließt sich die Stimmritze, und da dies unvermittelt geschieht, entsteht ein typisches Atemgeräusch. Ein Schluckauf ist **krankhaft,** wenn er nicht mehr aufhört. Verschiedene Erkrankungen können zu einem Schluckauf führen, z. B. Peritonitis, Zwerchfellerkrankungen, Störungen des Atemzentrums, Enzephalitis und auch Hysterie.

Therapie

Sehr vielfältig! Zu den sinnvollsten Maßnahmen zählt das Schlucken kleiner Mengen Flüssigkeit bei zugehaltener Nase. Bei zerebral bedingtem Schluckauf haben sich auch sedierende Medikamente bewährt, z. B. Diazepam oder Atosil®.

3.3 Untersuchungsmethoden

3.3.1 Inspektion

Der Mund wird mit einer Stirnlampe ausgeleuchtet und die Zunge mithilfe eines Mundspatels heruntergedrückt bzw. zur Seite geschoben. Man achtet besonders auf die **Farbe der Schleimhaut,** auf evtl. Blutungen oder Ulzerationen. Eine gesunde Schleimhaut ist feucht und blassrot.

Des Weiteren beurteilt man den Zustand und die Stellung der **Zähne** sowie die Beweglichkeit des Unterkiefers und der **Zunge.** Im Falle einer Hypoglossusparese weicht die Zunge zur kranken Seite ab.

Der Ausführungsgang der **Parotis** (gegenüber dem oberen 2. Molaren) wird ebenfalls inspiziert. Gegebenenfalls wird versucht, Sekret aus der Parotis zu exprimieren, indem man die Drüse von außen massiert. Normalerweise lässt sich klarer Speichel exprimieren.

Besondere Beachtung verdienen die **Gaumenmandeln.** Man achtet auf ihre Farbe, Größe, auf Beläge und Eiterstraßen. Mithilfe von zwei Spateln versucht man vorsichtig, Sekret aus den Tonsillen zu exprimieren, und begutachtet dessen Beschaffenheit. Allerdings **bei akuter Tonsillitis niemals exprimieren!**

Die **Uvula** sollte hinsichtlich ihrer Farbe, Form, Größe und Lage beurteilt werden. Im Falle einer Lähmung weicht sie zur gesunden Seite ab. Besonders zu beachten ist auch, ob eine gespaltene Uvula (Uvula bifida) als Hinweis auf eine submuköse Gaumenspalte vorliegt. In diesem Zusammenhang sollte auch der Gaumen untersucht werden; bei Neugeborenen und Säuglingen sollte der Gaumen zum Ausschluss einer Gaumenspalte immer abgetastet werden.

Die **Rachenhinterwand** ist normalerweise blass und feucht. Eine trockene oder gerötete Schleimhaut ist ebenso pathologisch wie eitrige Beläge, Eiterstraßen (Hinweis auf Seitenstrangangina und Infektionen der Nasennebenhöhlen!) oder Schwellungen.

Der Kopf des Patienten wird während der Untersuchung mit der freien Hand festgehalten.

Anschließend untersucht man den Nasopharynx mithilfe der **Rhinoscopia posterior** (► Kap. 2.3.3). Zur Untersuchung des Hypopharynx und des Larynx dient die **indirekte Laryngoskopie:** Man hält die herausgestreckte Zunge des Patienten fest und begutachtet Hypopharynx und Larynx mittels eines Spiegels und der Stirnlampe (► Kap. 4.3.3).

3.3.2 Endoskopie

Mithilfe verschiedener Optiken können die Mundhöhle und der Pharynx direkt inspiziert werden. Diese Untersuchungsmethode ist insbesondere dann hilfreich, wenn der Patient an einem sehr starken **Würgereiz** leidet. Dann bietet es sich an, den Pharynx mithilfe einer flexiblen Optik, die durch die Nase eingeführt wird, zu begutachten. So kann auch das Rachendach gut beurteilt werden. Mit verschiedenen Staboptiken lassen sich pathologische Befunde im Hypopharynx und Larynx genau untersuchen.

3.3.3 Palpation

Findet man bei der Inspektion verdächtige Bezirke, so sind diese zu palpieren. Man tastet die Veränderungen vorsichtig ab und achtet auf Verhärtungen, Infiltrationen, Schwellungen, Druckschmerzhaftigkeit und Verschieblichkeit.

3.3.4 Geschmacksprüfung

Die Geschmacksfasern für die Zunge verlaufen mit dem N. trigeminus (N. lingualis), N. facialis (Chorda tympani) und dem N. glossopharyngeus (▸ Abb. 3.4).

Eine **grobe Geschmacksprüfung** lässt sich relativ einfach durchführen, indem man wässrige Lösungen der Geschmacksqualitäten süß, sauer, salzig und bitter auf die Zunge träufelt. Man kann diese Prüfung auch **semiquantitativ** durchführen, indem man verschiedene Konzentrationen verwendet.

Genauere und objektive Werte erhält man mit der **Elektrogustometrie.** Der Patient hält eine Stabkathode in der Hand, mit der Anode werden die Geschmacksrezeptoren auf der Zunge gereizt. Es wird notiert, wann der Patient aufgrund des Stromflusses einen Metallgeschmack empfindet (Reizschwelle). Normal sind Werte um 10 mA, bei Geschmacksverlust beträgt die Reizschwelle bis zu 300 mA.

Nomenklatur von Geschmacksstörungen:

- normale Geschmacksempfindung: **Normogeusie**
- verminderte Geschmacksempfindung: **Hypogeusie**
- Verlust der Geschmacksempfindung: **Ageusie**
- verstärkte Geschmacksempfindung: **Hypergeusie**
- fehlerhafte Geschmacksempfindung: **Parageusie**

3.3.5 Untersuchung mittels bildgebender Verfahren

Verletzungen stellen noch eine Indikation für eine seitliche **Röntgenaufnahme** dar (▸ Abb. 3.5). Die **Halsweichteile** können am besten mit einer **CT**

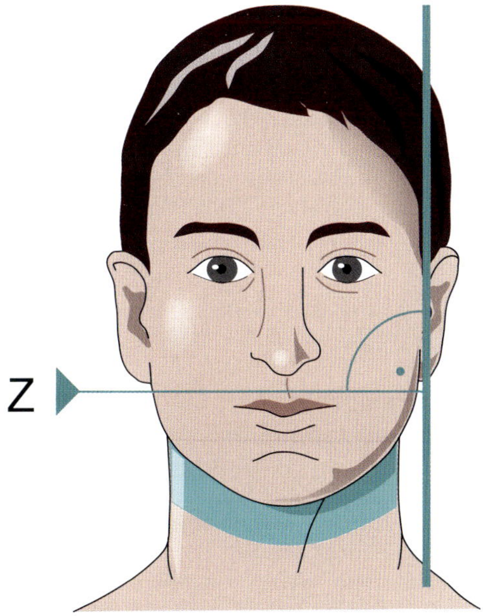

Abb. 3.5 Laterale Röntgenaufnahme [L157]

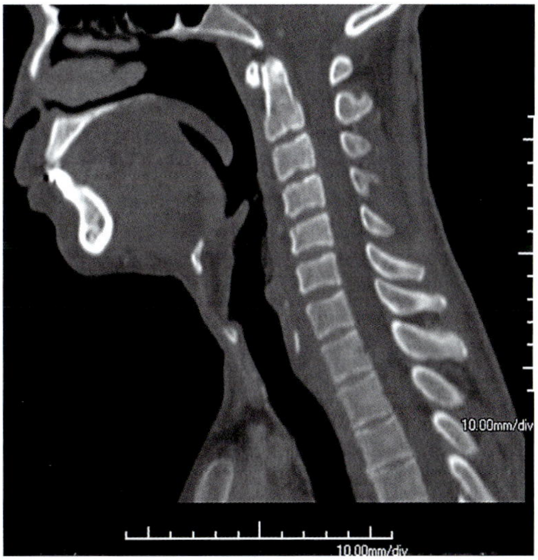

Abb. 3.6 CT der Halsweichteile [F589]

(▸ Abb. 3.6) oder auch MRT beurteilt werden, je nach Fragestellung. **Funktionsdiagnostik** lässt sich mittels **Kontrastmittelschluck** durchführen, dabei sind auch Fremdkörper, Speichelsteine und die Ausdehnung eines Tumors gut zu sehen. Die Halsweichteile lassen sich auch im **Ultraschall** recht gut beurteilen. Außerdem eignet sich die **Sonografie** zur Darstellung der **Speicheldrüsen** und der **Schilddrüse:** Man erkennt damit Zysten, Steine und Tumoren und kann die Ausdehnung eines Tumors oder verdächtiger Lymphknoten bestimmen. Die **Computer**- und die **Kernspintomografie** sind besonders gut dazu geeignet, **Tumoren** zu beurteilen. Sie haben sich insbesondere bei der Nachsorge von Tumorpatienten zur Früherkennung von Rezidiven und Metastasen bewährt.

3.4 Klinik der Mundhöhle und des Pharynx

3.4.1 Fehlbildungen – Lippen-, Kiefer-, Gaumenspalten

Ätiologie

Lippen-, Kiefer-, Gaumenspalten sind **Hemmungsfehlbildungen,** bei denen die seitlichen Gaumenfortsätze nicht verwachsen; sie entstehen in der 3.–10. Embryonalwoche. Bis zu 25 % der Spalten sind **genetisch bedingt** und dominant vererbt, der andere Teil entsteht multifaktoriell, bedingt durch Nikotin- und Alkoholabusus während der Schwangerschaft, Umweltgifte, toxische Schäden, Viruserkrankungen der Mutter, Vitaminmangel oder ionisierende Strahlung.

Die Spalten kommen ein- (▶ Abb. 3.7) oder beidseitig, als Lippenspalten, Lippen-Kiefer-Spalten, Lippen-Kiefer-Gaumen-Spalten, Gaumenspalten oder Velumspalten vor.

Symptome

Zu den Symptomen gehören ein offenes Näseln, Austritt von Nahrung aus der Nase und oft Belüftungsstörungen des Mittelohrs mit häufigen Paukenergüssen.

Therapie

Die Therapie wird in verschiedene Abschnitte unterteilt.

Die Kinder erhalten gleich zu Beginn eine **Trinkplatte** zum Verschluss des Gaumens beim Trinken, damit keine Nahrung zur Nase austritt. Außerdem erreicht so die Zunge eine „normale" Ruhelage, die für das Wachstum des Kiefers wichtig ist. Im nächsten Schritt wird die **Lippe** verschlossen. Der **Gaumen** wird etwa im Alter von 1,5–2 Jahren verschlossen. Im 8.–12. Lebensjahr erfolgt die **Kieferspaltplastik** und etwa im 16. Lebensjahr eine **Nasenkorrektur,** falls notwendig.

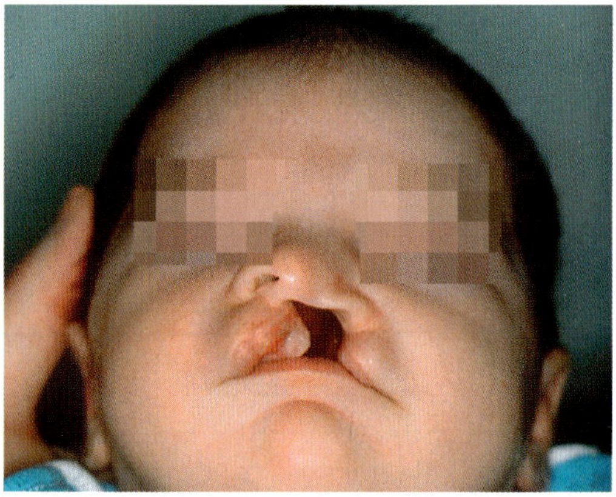

Abb. 3.7 Linksseitige Lippen-Kiefer-Gaumenspalte [R217]

Lippen-, Kiefer-, Gaumenspalten sind Erkrankungen, die **multidisziplinär** behandelt werden sollten. Daher sollten die Kinder während der ganzen Zeit pädaudiologisch bzw. HNO-ärztlich betreut werden, um frühzeitig Paukenergüsse zu erkennen und ggf. mit Paukenröhrchen zu behandeln. Ebenso sollte früh eine **logopädische Behandlung** stattfinden, um myofunktionelle Störungen sowie Sprach- und Sprechprobleme zu behandeln.

Praxistipp

Bei Kindern mit Gaumenspalten sollte **keine Adenotomie** durchgeführt werden, um den velopharyngealen Abschluss nicht zu verschlechtern.

3.4.2 Verletzungen

3.4.2.1 Verbrühungen und Verätzungen

Ätiologie

Verbrühungen ereignen sich durch Ingestion zu heißer Flüssigkeiten, **Verätzungen** durch Ingestion von Säuren oder Laugen in suizidaler Absicht oder auch durch Unfall. Dabei wird die Schleimhaut verletzt. Infolgedessen kommt es zunächst zu Rötung, dann zur Bildung eines Ödems und von Blasen. Schließlich entstehen Nekrosen, denen Schorf und Fibrin aufliegen. Bei der Ausheilung bilden sich Strikturen.

Praxistipp

Unfälle mit ätzenden Lösungen passieren meist dann, wenn diese Flüssigkeiten in Wasser- oder Bierflaschen ohne besondere Kennzeichnung aufbewahrt werden. Gefährdet sind hier vor allem Kinder.

Symptome

Die Patienten klagen über Schwierigkeiten beim Schlucken, Schmerzen, oft kommen auch vegetative Symptome wie Brechreiz und Erbrechen dazu. Sie neigen zur Hypersalivation. Es kann zu Atemnot und zum anaphylaktischen Schock kommen.

Therapie

Sofort mit viel Wasser **spülen!** Zugang legen. i. v. Flüssigkeitssubstitution, Überwachung von Kreislauf, Elektrolyten, Hb, Hk und Säure-Basen-Status. Bei Atemnot Intubation! Möglichst **Substanz sicherstellen** und **ggf. die nächste Giftnotrufzentrale anrufen!**

Merke

Niemals erbrechen lassen, immer Krankenhauseinweisung!

Im Anschluss an die Notfallmaßnahmen **konservative Therapie** mit Glukokortikoiden i. v., um die Wahrscheinlichkeit des Auftretens von Strikturen zu senken.
Die **Indikation zur Operation** ist dann gegeben, wenn Atemnot besteht, eine Ösophagus- oder Magenperforation vorliegt oder ausgedehnte Nekrosen bestehen.

3.4.2.2 Pfählungsverletzungen des Gaumens

Ätiologie

Beim Sturz auf einen spitzen Gegenstand durchbohrt dieser den weichen Gaumen. Pfählungsverletzungen kommen vor allem bei Kindern vor.

Symptome

Dem Patient läuft Blut aus dem Mund, er hat Schmerzen.

Diagnostik

Inspektion; ggf. **Röntgenaufnahme,** um den Fremdkörper besser zu lokalisieren.

Therapie

Entfernung des Fremdkörpers erst im OP! Dann kann die Gaumenschleimhaut übernäht und die Perforationsstelle geschlossen werden. Antikoagulation wegen Thrombosegefahr bei Verletzung der Intima von Gefäßen.

Komplikationen

Zähne und Zahnkeime können verletzt, Äste der A. carotis communis perforiert werden.

3.4.2.3 Zungenbiss

Ätiologie

Häufige Folge zerebraler Krampfanfälle.

Diagnostik

Inspektion der Zunge: Typischerweise liegen die Bissverletzungen am Zungenrand im mittleren Zungendrittel. **Immer Krampfanfall ausschließen!**

Therapie

Die Zunge heilt sehr schnell, daher ist meist keine Therapie notwendig. Sind Teile der Zunge abgerissen, können sie nach Reanastomose der Gefäße wieder angenäht werden. Tetanusprophylaxe!

3.4.3 Veränderungen der Zungenoberfläche – Zungenbeläge

Zungenbeläge sind meist Folge von Erkrankungen. Sie können abwischbar oder haftend sein.

- **Abwischbare, weißliche Beläge** kommen bei Magen-Darm-Erkrankungen, Fieber, Mundsoor und schlechter Zahnhygiene vor.
- **Abwischbare, schwärzliche Beläge** entstehen durch Kaffeegenuss und Pfeiferauchen und haben keinen Krankheitswert.
- Bei Vorliegen eines **nicht abwischbaren, weißlichen Belags** muss immer an eine Leukoplakie (► Abb. 3.8) gedacht werden. Die Leukoplakie ist eine Präkanzerose. Daher muss eine Probeexzision (PE) erfolgen, die histologisch untersucht wird.
- **Nicht abwischbare, schwärzliche Beläge** sind charakteristisch für die schwarze Haarzunge. Dies ist eine Hypertrophie der Papillae filiformes mit Hyperkeratosen. Die schwarze Haarzunge ist nicht pathologisch. Die Beläge können mit der Zahnbürste abgebürstet werden.
- **Grün-schwarze Beläge** deuten auf eine Vanadiumpentoxid-Exposition hin.
- Die **Himbeerzunge** (► Abb. 3.9) ist charakteristisch für Scharlach (► Kap. 3.4.4.5).
- Die **Landkartenzunge** (Lingua geographica) ist durch unregelmäßige Flecken auf den vorderen

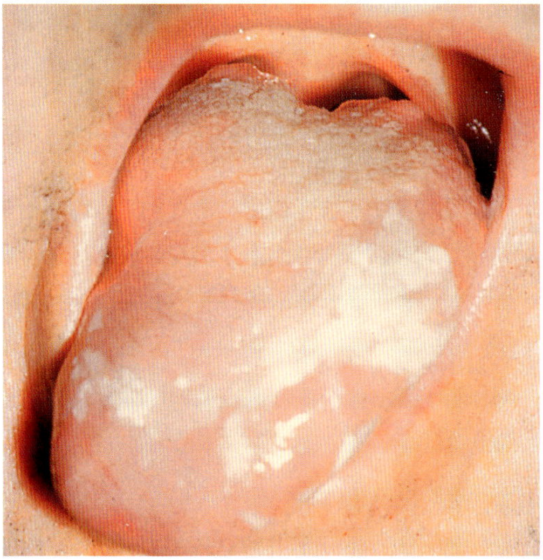

Abb. 3.8 Leukoplakie der Zunge [E273]

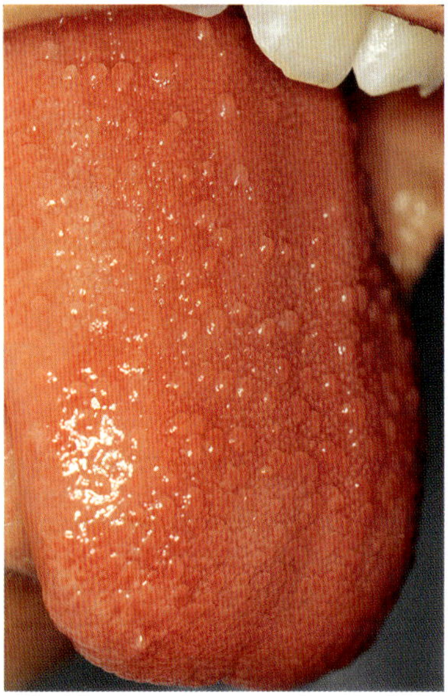

Abb. 3.9 Himbeerzunge bei Scharlach [E422]

⅔ der Zunge gekennzeichnet und besitzt keinen Krankheitswert.

- Die **Faltenzunge** (Lingua plicata oder Lingua scrotalis) kommt bei Gesunden selten vor, häufiger bei Down-Syndrom (Trisomie 21), dort kombiniert mit einer Makroglossie. Die Zunge ist stark gefurcht (ohne pathologische Bedeutung).

Differenzialdiagnose

An **Melkersson-Rosenthal-Syndrom** denken: Faltenzunge in Kombination mit rezidivierender Schwellung der Mund-, Lippen- und Zungenschleimhaut sowie rezidivierender Fazialisparese.

3.4.4 Entzündungen

3.4.4.1 Stomatitis (= Mundschleimhautentzündung)

Stomatitis simplex (= catarrhalis)

Ätiologie

Die Entzündung der Mundschleimhaut kann **lokale Ursachen** haben, wie schlechte Mundhygiene, Zahnfehlstellungen, Prothesen, Nikotin oder Alkohol, oder als **Begleiterscheinung systemischer Erkrankungen** auftreten, z. B. bei Sepsis, Typhus oder Masern.

Symptome

Brennen im Mund, Hypersalivation, gerötete und geschwollene Schleimhaut.

Diagnostik

Inspektion des Mundes.

Therapie

Falls möglich, Bekämpfung der Grunderkrankung. Patienten zur Mundhygiene anhalten, Mundspülungen.

Stomatitis aphthosa (= herpetica)

Ätiologie

Infektion mit dem **Herpes-simplex**-Virus. Die Stomatitis aphthosa tritt häufig bei **Kindern,** als Ausdruck der Erstinfektion, und im Rahmen einer **allgemeinen Immunschwäche (AIDS)** auf. Oft bestehen zusätzlich Herpes labialis und Herpes faciei.

Symptome

Foetor ex ore, Hypersalivation, sehr starke, brennende Schmerzen im Mund sowie Schmerzen beim Schlucken.

Diagnostik

- **Inspektion:** Die Mundschleimhaut zeigt kleine Bläschen mit Fibrinauflagerungen.
- **Palpation:** Die regionären Lymphknoten sind derb, verdickt und sehr druckschmerzhaft (Lymphadenitis).

Differenzialdiagnose

Diphtherie, Soor, Lues, Leukämie, Morbus Behçet, habituelle Aphthen (Ursache unbekannt), Pemphigus der Mundschleimhaut.

Therapie

Da die Erkrankung **selbstlimitierend** ist (Dauer 10–20 Tage), ist in der Regel nur eine **symptomatische, lokale Therapie** angezeigt: Kamillen- oder Salbeitee, Betupfen der Läsionen mit Albothyl-Konzentrat oder Silbernitratlösung, anästhesierende Lösungen vor dem Essen und weiche, breiige Kost. Bei **schwerem Krankheitsverlauf** sollte der Patient **stationär** aufgenommen und mit einem **Virustatikum,** z. B. Aciclovir, **i. v.** behandelt werden. Bei zusätzlicher bakterieller Besiedelung ist die Gabe eines Breitbandantibiotikums indiziert.

Komplikationen

In sehr seltenen Fällen kann es zu einer Meningoenzephalitis kommen.

Prognose

Es bleiben keine Narben zurück, Rezidive sind nicht zu erwarten.

Stomatitis ulcerosa

Ätiologie

Diese Entzündung der Mundschleimhaut wird, ähnlich wie die Stomatitis simplex, durch Nikotin- und Alkoholabusus, schlecht sitzende Prothesen oder Zahnschäden ausgelöst. In bakteriologischen Abstrichpräparaten sind fusiforme Bakterien und Spirochäten nachweisbar, ähnlich wie bei der Angina Plaut-Vincent (▸ Kap. 3.4.4.5).

Symptome

Süßlicher Foetor ex ore mit schlechtem Geschmack im Mund; der Mund brennt und schmerzt. Hypersalivation. Allgemeines Krankheitsgefühl mit Fieber.

Diagnostik

Inspektion: Das Zahnfleisch ist gerötet. **Ulzerationen** in der Wangenschleimhaut, die mit Fibrin, Epithelzellen und Leukozyten belegt sind und bei Berührung stark bluten. Oft finden sich **Abklatschgeschwüre** an Zunge und Lippen.

Differenzialdiagnose

Malignom, Lues, Tuberkulose, Leukämie, AIDS.

Therapie

- lokal Kortison und Antibiotika mehrmals täglich
- intensive Mundhygiene
- ggf. Gebisssanierung und parodontale Therapie
- bei schwerem Verlauf parenterale Antibiose

Prognose

Ohne Therapie Verlust des Zahnfleischs (Parodontitis profunda).

Soorstomatitis

Ätiologie

Infektion der Mundschleimhaut, oft auch der Zunge, mit *Candida albicans.* Am häufigsten betroffen sind Säuglinge, Kleinkinder, immunsupprimierte Patienten, Diabetiker sowie Träger von Zahnprothesen.

Symptome

Der Mund brennt und schmerzt, ansonsten wenig Symptome im Anfangsstadium.

Diagnostik

- **Inspektion:** weißliche Beläge auf der Mundschleimhaut, die sich abstreifen lassen. Dabei beginnt die Mundschleimhaut in der Regel zu bluten. Ist die Zunge betroffen, zeigt sie einen weißlichen, rasenförmigen Belag, der ebenfalls abwischbar ist.
- **Abstrich** und Nachweis von *Candida albicans.*

Differenzialdiagnose

Diphtherie.

Therapie

- Mundhygiene
- Mundspülungen und Aufbringen von Nystatin-Lösung (Moronal®) auf die erkrankten Stellen
- bei schwerem Befall auch orale Antimykotika (z. B. Ketoconazol)
- Antibiotika sind unwirksam!

Komplikationen

Die Infektion kann sich in die Trachea und den Ösophagus ausbreiten, aber auch eine hämatogene Streuung ist möglich. Als Folge kann eine **Soorpneumonie,** im schlimmsten Fall eine **Meningoenzephalitis** entstehen.

3.4.4.2 Glossitis (= Entzündung der Zunge)

Ätiologie

Ursächlich kommen wie bei der Stomatitis **physikalische Reize** in Betracht, z. B. Reibung an Prothesen oder chemische Reize (Alkohol, Nikotin). Auch **Systemerkrankungen** wie Vitamin-B_{12}-Mangel (Hunter-Glossitis), Eisenmangel (Plummer-Vinson-Syndrom) und Diabetes mellitus können zu einer Glossitis führen. Sie kommt gehäuft auch bei **Allergikern** vor.

Symptome
Die Zunge schmerzt und brennt vor allem an den Rändern und der Spitze.

Diagnostik
Inspektion: Die Zunge erscheint atroph, man findet darauf verdickte, gerötete Papillen.

Differenzialdiagnose
Candidiasis (Soor): die Beläge sind abwischbar.

Therapie
Soweit möglich, sollte die **Grunderkrankung** therapiert werden. Sonst ist die Behandlung **symptomatisch:** Spülungen mit Kamille, Salbei, Dexpanthenol. Gute Zahnpflege ist eine gute Unterstützung der Therapie. Meidung schädigender Noxen.

3.4.4.3 Zungenschwellung

Ätiologie
Unbekannt bei **Quincke-Ödem,** oft im Rahmen von physischer oder psychischer Überlastung. Angioneurotisches Ödem bei **C_1-Esterase-Inhibitormangel,** meist nach Kontakt mit bestimmten Nahrungsmitteln, aber auch nach Traumen. **Allergische Ursachen** nach Genuss von Nahrungsmitteln oder bei Allergie gegen Bienen- oder Wespenstiche, gelegentlich auch bei Therapie mit ACE-Hemmern.

Symptome
Ödematöse Schwellung der Zunge, bei angioneurotischem Ödem bis zur Larynxschwellung mit Erstickungsgefahr. Bei Bienen- und Wespenstichen besteht auch Lebensgefahr.

Diagnostik
Sorgfältige Anamneseerhebung.

Therapie
Je **nach Ätiologie.** Bei Quincke-Ödem und allergischer Ursache Kortikosteroide, bei **angioneurotischem Ödem** hoch dosiert C1-Esterase-Inhibitor, hier ist **Kortison unwirksam!** Für allergische Ödeme gilt weiterhin: Antihistaminika, Allergenkarenz, Ausstellen eines Allergiepasses.

3.4.4.4 Pharyngitis

Pharyngitis acuta

Ätiologie
- häufig bei auf- oder absteigenden, viralen oder bakteriellen **Infektionen**
- **physikalische Reize,** wie heiße und kalte Getränke, Dämpfe, Stäube

Symptome
Der Rachen fühlt sich trocken an. Kratzen und Brennen im Hals, das in die Ohren ausstrahlen kann, z. T. bestehen Schluckbeschwerden. Bei Kindern Fieber, verlegte Atmung und Erbrechen; dramatische Verläufe mit Erstickungsgefahr kommen vor.

Diagnostik
Postrhinoskopie und **indirekte Laryngoskopie:** Die Rachenschleimhaut ist gerötet und kann mit Eiterbläschen belegt sein. Sind die Seitenstränge betroffen und hat der Patient Fieber, spricht man von einer **Seitenstrangangina.**

Therapie
Symptomatisch:
- warme Halswickel
- **Inhalieren** mit Emser Salz, Kamille oder anderen abschwellenden Medikamenten
- Der Rachen kann mit milden Ölen über die Nase benetzt werden
- entzündungshemmende Lutschtabletten
- Antibiotika nur bei bakterieller Superinfektion

Pharyngitis chronica

Ätiologie
Die **häufigsten Ursachen** sind:
- chronische Staubinhalation in Berufen wie z. B. Bauarbeiter, Zahntechniker, Schreiner
- trockene Luft in großen Büroräumen, besonders in der kalten Jahreszeit
- eingeschränkte Nasenatmung, z. B. durch Rachenmandelhyperplasie, Nasenseptumdeviation, Rhinitis chronica
- hormonelle Umstellung bei Frauen in den Wechseljahren
- Rauchen, Alkoholabusus
- funktionelle Stimmstörung bei ständigem Fehlgebrauch der Stimme mit häufigem Räuspern oder Husten

Eine chronische Pharyngitis kann auch infolge von chronischen Sinusitiden oder Tonsillitiden sowie einer chronischen Bronchitis vorkommen.

Einteilung
Es werden **drei Formen** der chronischen Pharyngitis unterschieden:
- **Pharyngitis chronica sicca (atrophicans):** Sie kommt am häufigsten vor, oft zusammen mit einer Rhinitis oder Laryngitis. Die Schleimhaut ist trocken und erscheint lackartig. Sie ist mit zähem Schleim bedeckt. Differenzialdiagnostisch

muss man an ein Plummer-Vinson- oder ein Sjögren-Syndrom (dry eye, dry mouth, dry synovia) denken.
- **Pharyngitis hypertrophicans granulosa:** Durch Hyperplasie der Lymphfollikel erscheint die Rachenhinterwand „granuliert".
- **Pharyngitis hypertrophicans lateralis:** Die Rachenschleimhaut ist an den Seiten gerötet und verdickt. Häufig nach einer Tonsillektomie.

Symptome und Diagnostik
Wie Pharyngitis acuta.

Differenzialdiagnose
Chronische Tonsillitis, Sinusitis, Karzinome, verlängerter Processus styloideus, Osteochondrome der HWS.

Therapie
- Noxen beseitigen, Alkohol- und Nikotinkarenz
- ggf. anderer Arbeitsplatz
- **Inhalieren** mit Emser Salz, Pfefferminzölen und kampherhaltigen Stoffen, um die Schleimhaut anzufeuchten
- Rachen mittels Nasenöl benetzen
- bei Bestrahlungsfolgen mit künstlichem Speichel befeuchten
- Meiden scharfer Gewürze und zu heißer oder sehr kalter Speisen
- Bei Pharyngitis hypertrophicans lateralis kann ein kryochirurgischer Eingriff hilfreich sein.

3.4.4.5 Tonsillitis (Angina)

Alle Entzündungen des Waldeyer-Rachenrings werden als Angina bezeichnet. Am häufigsten sind die Tonsillae palatinae entzündet.

Angina agranulocytica

Ätiologie
Grunderkrankung ist eine **Agranulozytose** (= Störung im blutbildenden Knochenmark mit Verminderung der Granulozyten im peripheren Blut), z. B. verursacht durch Medikamente. Dabei kommt es zu einer nekrotisierenden Entzündung der Tonsillen, die auch auf Nachbarbezirke übergreifen kann.

> **Praxistipp**
>
> Bei Gabe von Medikamenten, die eine Agranulozytose auslösen können, immer wieder das Blutbild kontrollieren!

Symptome
- Foetor ex ore
- Auf den Tonsillen finden sich schwärzlich belegte („schmutzige") Nekrosen.
- allgemeine Krankheitssymptome mit Fieber
- Die Lymphknoten sind *nicht* vergrößert!

Diagnostik
Differenzialblutbild.

Therapie
Alle Medikamente, die eine Agranulozytose auslösen können, absetzen. **Granulozytengabe** ist die einzige Therapiemöglichkeit.

Angina Plaut-Vincent (= Angina ulceromembranacea)

Ätiologie
Erreger sind Spirochäten *(Treponema vincenti)* und fusiforme Bakterien.

Symptome
Übler Mundgeruch und oft einseitige Schluckbeschwerden bei kaum beeinträchtigtem Allgemeinbefinden.

Diagnostik
Bei der **Inspektion** findet man meist nur auf **einer** Tonsille Ulzerationen, die wie eine Membran aufliegen. Das Zahnfleisch kann mitbetroffen sein. Die regionären Lymphknoten sind druckdolent und angeschwollen. Sicherung der Diagnose durch **bakteriologischen Nachweis:** Im Speichel finden sich immer **sowohl Spirochäten als auch fusiforme Bakterien.**

Therapie
Auswischen des Ulkus mit Antibiotikalösung oder Albothyl, systemische Antibiotikagabe bei schwerem Verlauf.

Herpangina

Ätiologie und Pathogenese
Erreger ist das Coxsackie-A-Virus. Die Herpangina tritt vor allem bei **Kindern** und bevorzugt **im Sommer** auf.

Symptome
Plötzlicher Beginn mit hohem Fieber, Halsschmerzen, Schluckstörungen. Die regionären Lymphknoten sind geschwollen.

Diagnostik
Inspektion: auf dem vorderen Gaumenbogen sind Erosionen sichtbar, die Ähnlichkeit mit Aphthen haben.

Therapie

Da es sich um eine **selbstlimitierende Erkrankung** handelt, die meist nur wenige Tage dauert, ist die Therapie symptomatisch: entzündungshemmende Halstabletten ohne Antibiotikazusatz, lokale Pinselungen mit entzündungshemmenden Präparaten sowie fiebersenkende Mittel.

Diphtherie

Die Diphtherie kann neben den Tonsillen die Nase betreffen (Kennzeichen: aus einem Nasenloch fließt eitrig-blutiges Sekret).

Ätiologie

Erreger ist *Corynebacterium diphtheriae.*

Symptome

- **süßlicher Mundgeruch** (pathognomonisch!)
- Gaumensegellähmung
- keine Temperaturerhöhung

Diagnostik

Inspektion: Auf den Tonsillen finden sich grauweiße, auf der Unterlage haftende Beläge **(Pseudomembranen),** die bei Berührung leicht bluten. Sie können sich bis in den Rachen erstrecken. In den Belägen befinden sich Bakterien. Gefährlich ist das **Exotoxin,** das sie ins Blut abgeben. Genaue Diagnose durch Nachweis von *Corynebacterium diphtheriae* im **Abstrich.**

Therapie

- schon bei bloßem Verdacht **Diphtherieserum** geben. Je mehr Zeit bis zur Gabe des Antiserums verstreicht, desto höher ist die Sterblichkeit.
- hoch dosiert **Penicillin**
- Krankenhauseinweisung (Infektionsabteilung). **Meldepflicht!**

Komplikationen

Lähmung des Gaumensegels, Verlegung der Trachea, Akkommodationslähmung, toxische Myokarditis.

Scharlach

Ätiologie

Erreger: β-hämolysierende **Streptokokken.**

Symptome und Diagnose

Plötzlicher Beginn der Erkrankung mit Fieber und Erbrechen. Pathognomonisch ist die **düsterrote Färbung von Rachen und Tonsillen.** Innerhalb von 1–2 Tagen entwickelt sich ein **kleinfleckiges Exanthem** von kranial nach kaudal mit **perioraler Blässe.** Die Zunge schält sich am 2.–3. Tag, dann sieht man die scharlachrote **Himbeerzunge** (► Abb. 3.9). Sie ist zusammen mit der charakteristischen Rotfärbung des Rachens richtungsweisend für die Diagnose. Nach 2–3 Wochen schält sich die Haut. Das **Rumpel-Leede-Zeichen** ist **positiv** (petechiale Einblutungen unterhalb der gestauten Blutdruckmanschette bei Mikrozirkulationsstörungen).

Therapie

- hoch dosiert **Antibiotika** (Penicillin)
- stationäre Aufnahme bei schweren Verläufen

Komplikationen

Otitis media, Nephritis, Myokarditis (Toxinwirkung).

Infektiöse Mononukleose (= Pfeiffer-Drüsenfieber, „kissing disease")

Ätiologie und Pathogenese

Erreger ist das **Epstein-Barr-Virus.** Die Erkrankung tritt meist epidemisch auf, bevorzugt bei Kindern und Jugendlichen. Es handelt sich um eine **Tröpfcheninfektion** (Speichel), daher der Name „kissing disease".

Symptome

Typische **Trias:**

- angeschwollene Halslymphknoten
- Hepatosplenomegalie
- Tonsillenhyperplasie

Außerdem Halsschmerzen, Appetitlosigkeit und Fieber (z. T. sehr hoch); evtl. grobfleckiges Exanthem.

Diagnostik

- **Inspektion:** Tonsillenhyperplasie mit gelbweißen, flächigen Belägen aus Fibrin
- **Palpation:** Schwellung der Hals-, oft auch der axillären Lymphknoten; Hepatosplenomegalie
- **Labor:** Die typischen Veränderungen im Blutbild sichern die Diagnose:
  - BB: anfangs Leukopenie, später Leukozytose
  - Im Differenzial-BB finden sich vermehrt mononukleäre Zellen.
  - Serologie: Paul-Bunell-Test positiv
  - GOT und GPT erhöht

Therapie

- fiebersenkende Mittel
- bei schweren Verläufen Bettruhe und Kortikoide zur Vermeidung einer Superinfektion antibiotische Abdeckung, aber kein Ampicillin (Exanthembildung!)
- Selten ist eine Tonsillektomie notwendig

Komplikationen
- **Lokal:** Narbenbildung auf den Tonsillen.
- **Systemisch:** Meningitis, Hepatitis, Enzephalitis, spontane Milzruptur, Myokarditis, Guillain-Barré-Syndrom, Thrombozytopenie.

3.4.4.6 Spezifische Tonsillitiden

Angina specifica (Syphilis)

Ätiologie

Infektion mit *Treponema* pallidum. Während Primäraffekte **(Primärstadium)** meist nur an den Lippen und die Plaques Muqueuses des **Sekundärstadiums** an der Mundschleimhaut lokalisiert sind, findet man im **Tertiärstadium** Gummen im Rachenraum, bevorzugt am harten Gaumen und den Tonsillen.

Symptome

Mundgeruch.

Diagnostik

Bei der **Inspektion** zeigen sich knotige, harte Infiltrate mit zentralen Nekrosen. Gummen sind selten, aber man sollte bei langem Verlauf einer Angina an sie denken! Die Diagnose wird durch **Histologie** und **Serologie** gesichert.

Therapie

Hoch dosiert **Antibiotika** (Penicilline) über mehrere Wochen.

Tuberkulose

Ätiologie

In der Regel ist eine Tuberkulose im Mund-Rachen-Raum durch hämatogene oder kanalikuläre Streuung von Tuberkelbakterien eines Primärprozesses (meist Lunge) bedingt.

Symptome

Die Rachenschleimhaut und/oder die Tonsillen weisen kleine Knötchen oder schmierig belegte Ulzera auf.

Diagnostik
- **Inspektion**
- **Nachweis der Tuberkelbakterien**

Therapie

Tuberkulostatika, meist in Dreier- oder Viererkombination.

Komplikationen

Narbenbildung im Nasen-Rachen-Raum, Verwachsungen der Tube.

Akute Tonsillitis (= Angina tonsillaris)

Ätiologie

Erreger sind β-hämolysierende **Streptokokken,** seltener Pneumo- und Staphylokokken. Die akute Tonsillitis tritt gehäuft bei Kindern auf.

Formen
- **Angina catarrhalis:** Tonsillen geschwollen und gerötet
- **Angina lacunaris:** Tonsillen grauweiß belegt (▸ Abb. 3.10)
- **Angina follicularis:** gelbweiße Stippchen auf den Tonsillen

Symptome

Dysphagie, Hypersalivation, Stiche im Ohr, Kopfschmerzen, Fieber und allgemeines Krankheitsgefühl.

Diagnose

Inspektion, ggf. Abstrich.

Therapie
- **Penicillin** ca. 3 Mio. IE/die (Erwachsene), ca. 1 Mio. IE/die (Kinder) über 5 Tage
- bei Penicillin-Allergie Erythromycin
- Analgetika
- **begleitende Therapie:** Bettruhe, warme Halswickel, Mundspülungen mit entzündungshemmenden Lösungen

Komplikationen
- **Folgeerkrankungen:** Endokarditis, rheumatisches Fieber, Nephritis
- **lokale Komplikationen:** Mundboden- und Kehlkopfphlegmone, Peritonsillarabszess (▸ Kap. 3.4.4.8), tonsillogene Sepsis (▸ Kap. 3.4.4.7) und Zungenabszess (▸ Kap. 3.4.4.8).

Um eine **Nephritis** auszuschließen, sollte nach jeder Angina der Urin 2 Wochen lang kontrolliert werden.

Chronische Tonsillitis

Ätiologie und Pathogenese

Sie kann sich nach rezidivierenden akuten Tonsillitiden entwickeln. Die Entzündung spielt sich in den **Krypten** ab. Neben ihren Auswirkungen auf die umgebenden Gewebe ist die **Fokuswirkung** der chronischen Tonsillitis von großer Bedeutung. Ein Fokus ist eine pathologische Veränderung, die pathologische Fernwirkungen hervorruft. Im Falle der chronischen Tonsillitis kommen diese Fernwirkungen durch Übertritt von Teilen von Bakterien oder von Toxinen aus

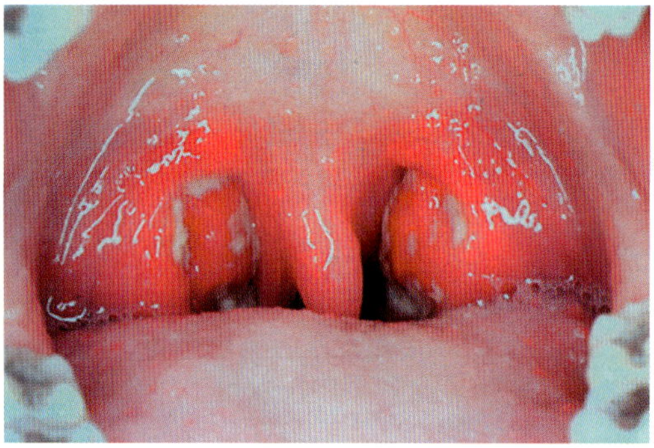

Abb. 3.10 Angina lacunaris [G155]

den Krypten in das Blut zustande **(Fokalinfektion).** Wie dies zu Krankheitserscheinungen in anderen Organen führt, ist hypothetisch. Man vermutet, dass Ablagerungen von Antigen-Antikörper-Komplexen die Beschwerden verursachen. Erkrankungen, die durch Fokuswirkung bedingt sein können, sind das rheumatische Fieber, die Endokarditis, die Nephritis sowie Erkrankungen des rheumatischen Formenkreises.

Symptome
- schlechter Geschmack im Mund, Mundgeruch
- Schluckbeschwerden
- Hypersalivation
- Schmerzen, die ins Ohr ausstrahlen, ohne Hörminderung
- häufig Fieber und reduzierter Allgemeinzustand

Diagnostik
- **Inspektion:** Die Tonsillen sind verdickt oder atrophisch. Ihre Oberfläche ist zerklüftet und narbig verändert. Es ist flüssig-eitriges Sekret exprimierbar.

Praxistipp

Im akuten Stadium wegen Gefahr der Keimverschleppung Tonsillen nicht ausdrücken!

- Sicherung der Diagnose durch Nachweis der β-hämolysierenden Streptokokken.

Therapie
Tonsillektomie.

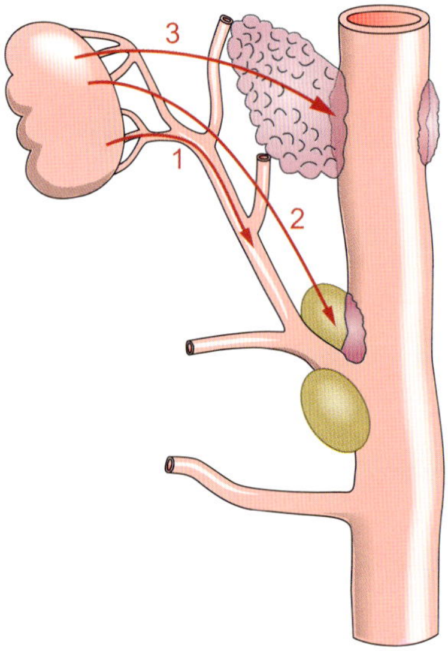

Abb. 3.11 Eintrittspforten der Bakterien in die Blutbahn bei tonsillogener Sepsis
1 über die abführenden Venen der Tonsille zur V. jugularis interna
2 über die Lymphbahnen zu den Halslymphknoten und den Lymphknoten im Kieferwinkel
3 über eine im Spatium parapharyngeum gelegene Phlegmone, die zu einer Thrombophlebitis führt [L157]

3.4.4.7 Tonsillogene Sepsis

Ätiologie
Hämatogene Streuung der Bakterien bei einer Tonsillitis. Eintrittspforten der Bakterien in die Blutbahn ▸ Abb. 3.11.

Symptome
Schüttelfrost, septische Temperaturen.

Diagnostik
Im **Blutbild** findet sich eine massive Linksverschiebung mit Leukozytose.

Therapie
- **Breitspektrumantibiotikum** in hohen Dosen
- **Tonsillektomie** unter antibiotischer Abdeckung
- Falls sich eine Thrombophlebitis der V. jugularis ausbildet, sollte die V. jugularis reseziert werden.
- Sollte sich eine Phlegmone ausbreiten, ist diese chirurgisch auszuräumen.

3.4.4.8 Abszesse

Merke

Für alle Abszesse gilt der Leitspruch: Ubi pus, ibi evacua (Wo Eiter drin, da lass ihn ab)!

Peritonsillarabszess (Paratonsillarabszess)

Ätiologie

Bei dieser Komplikation einer akuten Tonsillitis sammelt sich zwischen Tonsille und Bindegewebe Eiter an und es entwickelt sich ein Abszess.

Symptome

- einseitige Schluckbeschwerden
- Kieferklemme
- kloßige Sprache
- erneuter Fieberanstieg

Diagnostik

Inspektion: Befund ▸ Abb. 3.12.

Therapie

- **Inzision** (▸ Abb. 3.13). **Cave:** nicht in die benachbarte A. carotis schneiden!
- antibiotische Abdeckung
- Tonsillektomie im Intervall

Retropharyngealabszess

Ätiologie

Komplikation einer Tonsillitis, die vor allem bei **Kindern** im 1. und 2. Lebensjahr auftritt. Später haben sich die retropharyngealen Lymphknoten zurückgebildet.

Symptome

Die Nasenatmung ist behindert, da der Abszess die oberen Luftwege verlegt. Atemnot kann auftreten! Dysphagie mit Nahrungsverweigerung. Es besteht **Aspirationsgefahr.**

Diagnostik

- **Inspektion:** Meist ist eine Vorwölbung im Bereich der Rachenhinterwand sichtbar.
- **Palpation:** weiche, manchmal fluktuierende Schwellung.

Differenzialdiagnose

Beim Erwachsenen kommt ein sog. **„kalter" Retropharyngealabszess** bei Tuberkulose der Halswirbelsäule vor.

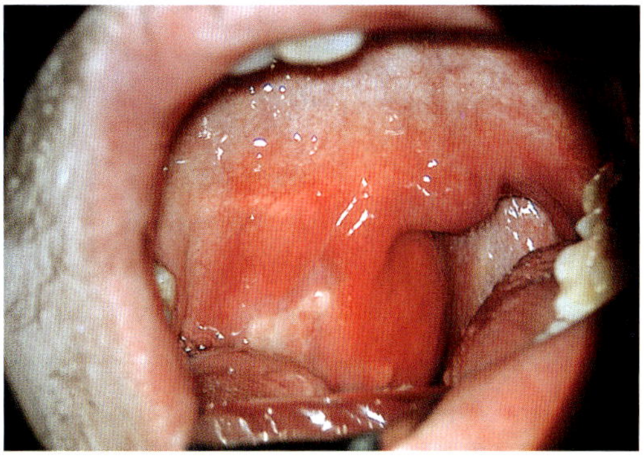

Abb. 3.12 Peritonsillarabszess [T472]

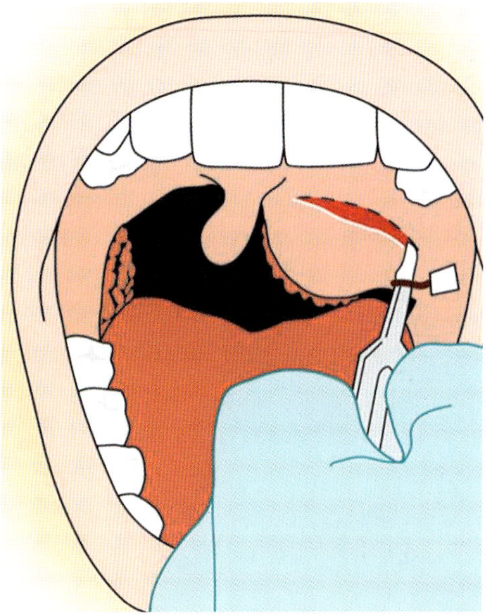

Abb. 3.13 Inzision eines Peritonsillarabszesses links [G154]

Therapie

Inzision während der Patient mit überstrecktem Kopf liegt, um eine Aspiration zu vermeiden. Bei Kindern in Narkose.

Zungen- oder Mundbodenabszess

Verletzung und nachfolgende Infektion der Zunge, z. B. durch Piercings, Gräten, Knochen etc., nach Entzündung der Zungengrundtonsillen, ausgehend von den Zähnen oder den Speicheldrüsen (Gl. submandibularis, Gl. sublingualis). Auch nach einer Tonsillitis.

Symptome

Schwellung und starke Schmerzen bei Bewegungen der Zunge oder bei Betasten. Häufig zusätzlich Larynxödem.

Praxistipp

Mediastinitis möglich bei absteigenden Entzündungen!

Diagnostik

Inspektion/Palpation: Die Zunge ist stark geschwollen, sehr druckschmerzhaft, Fluktuation bei Betasten. **Anamnese!**

Differenzialdiagnose

Aktinomykose, hier aber brettharte, wenig schmerzhafte Schwellungen am Mundboden, häufig Fistelbildung. Angina agranulocytotica, infektiöse Mononukleose, Diphtherie.

Therapie

Inzision, bei fortschreitender Entzündung **Spül-Saug-Drainage,** i. v. **Antibiose** z. B. mit Metronidazol oder Clindamycin, die auch gegen Anaerobier wirksam sind.

3.4.5 Adenotomie und Tonsillektomie

3.4.5.1 Adenotomie (Entfernen der Rachenmandel)

Hyperplasie der Rachenmandel (= Adenoide)

Im Volksmund werden hyperplastische Rachenmandeln auch **Polypen** genannt.

Ätiologie

Überdurchschnittliche Größenzunahme der Rachenmandel im Zuge ihrer ausgeprägten Aktivität im Kindesalter.

Symptome

- Die hyperplastische Rachenmandel engt den Nasenrachenraum ein (▸ Abb. 3.14). Infolgedessen ist
  - die **Nasenatmung** stark eingeschränkt bis aufgehoben. Das Kind muss durch den Mund atmen. Da dieser immer offensteht, wirkt der Gesichtsausdruck dümmlich (**Facies adenoidea,** ▸ Abb. 3.15).
  - der Schlaf unruhig, das Kind schnarcht. Aufgrund der **chronischen Müdigkeit** ist das Kind apathisch, es kommt zum Leistungsabfall in der Schule.

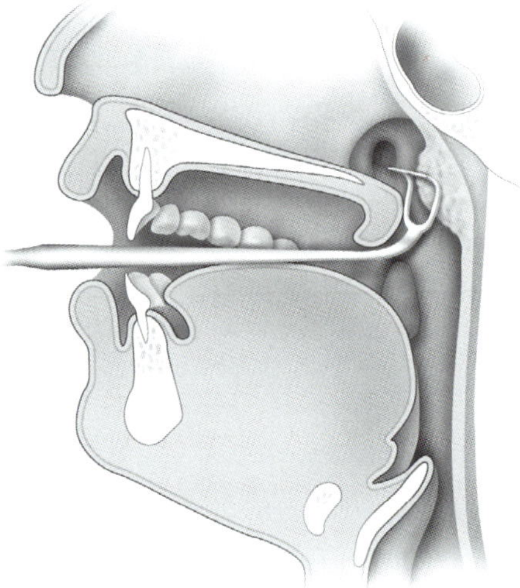

Abb. 3.14 Rachenmandelhyperplasie, die die Nasenatmung beeinträchtigt und Entfernung mit dem Beckmann-Ringmesser [E872]

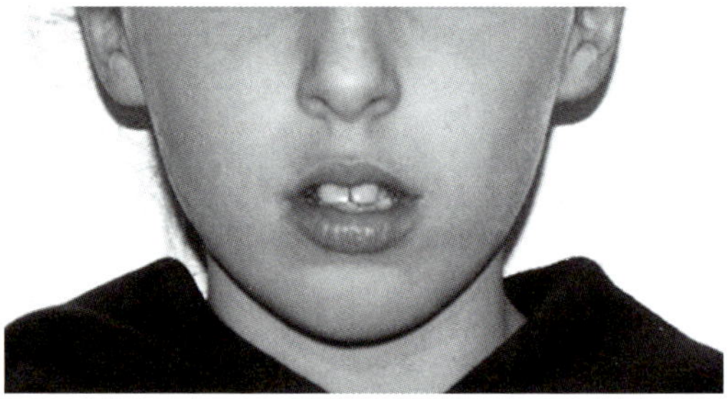

Abb. 3.15 Facies adenoidea [G153]

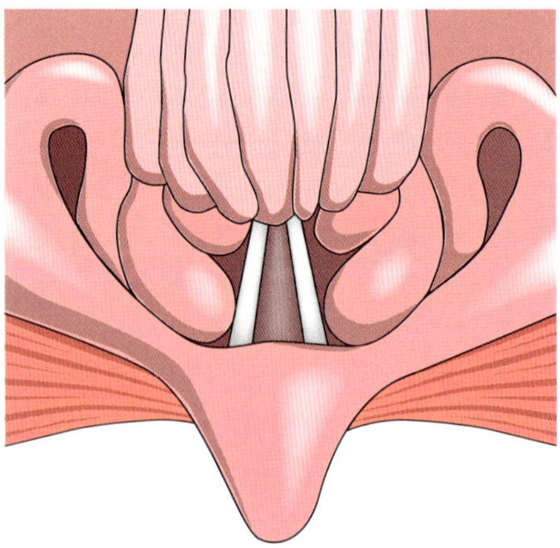

Abb. 3.16 Rachenmandelhyperplasie bei der Postrhinoskopie [L157]

- die Öffnung der Tube teilweise verlegt. Daher treten immer wieder akute **Mittelohrentzündungen** auf. Das Trommelfell ist retrahiert (**Serotympanon** ▸ Kap. 1.5.3.1). Es entwickelt sich eine **Schallleitungsschwerhörigkeit.**
- Bei sehr großer Rachenmandel kann das Wachstum des Gaumens beeinträchtigt sein.
- Rezidivierende Entzündungen von Nase, NNH, Tonsillen und unteren Luftwegen und als Folge vergrößerte Halslymphknoten.

Diagnostik

Nachweis der vergrößerten Rachenmandel durch **Postrhinoskopie** (▸ Abb. 3.16).

Therapie

Adenotomie: Abtragung der Rachenmandel mit dem Beckmann-Ringmesser (▸ Abb. 3.14) in Vollnarkose. Die Adenotomie sollte frühestens im Alter von 1½ Jahren durchgeführt werden, besser jedoch erst im 3. Lebensjahr.

Klinischer Fall

Eine Mutter stellt ihren 4-jährigen Sohn Lukas vor. Er hat seit ca. 1,5 Jahren rezidivierende Infekte. Häufig besteht auch eine zusätzliche Schwerhörigkeit, die sich aber auch immer wieder bessert. Nachts schnarcht Lukas häufig und auch tagsüber steht der Mund meistens offen.

1. Welche Untersuchung ist indiziert?
2. Wie lautet die Diagnose?
3. Welche Therapie ist erforderlich?

Antwort: Ohrmikroskopisch findet sich auf beiden Seiten ein Mukotympanon, die Rachenmandeln sind stark hyperplastisch. Nach Adenotomie und Parazentese mit Paukenröhrcheneinlage sind die Beschwerden rasch gebessert.

3.4.5.2 Tonsillektomie

Bei der **Tonsillektomie** werden die Tonsillae palatinae **vollständig** entfernt, im Gegensatz zur **Tonsillotomie,** bei der **nur ein Teil** der Tonsillae palatinae entfernt wird (= **Mandelkappung**). Die Operation erfolgt in Vollnarkose. Nach Möglichkeit sollte sie nicht vor dem 4. Lebensjahr durchgeführt werden.

Indikationen

für die Tonsillektomie:

- tonsillogene Sepsis. Schon bei bloßem Verdacht muss unter antibiotischer Abdeckung eine Tonsillektomie erfolgen.
- rezidivierende Tonsillitiden (mindestens drei pro Jahr). Operiert wird im entzündungsfreien Intervall.
- chronische Tonsillitis, die Beschwerden verursacht
- falls die Tonsillitis als Herd für andere Erkrankungen angesehen werden muss
- Blutungen nach Tonsillitis; Tonsillektomie unter antibiotischer Abdeckung
- Komplikationen nach akuter oder chronischer Tonsillitis, z. B. Peritonsillarabszess
- ungewöhnlich lange Dauer einer Tonsillitis
- schwerer Verlauf einer infektiösen Mononukleose (anhaltendes Fieber, Atemnot). Die Virusreplikation findet vor allem in den Tonsillen statt; durch Tonsillektomie wird die Zahl der Viren im Organismus vermindert.
- wenn nach Tonsillotomie noch Beschwerden bestehen
- Hyperplasie der Gaumenmandel, die so stark ausgeprägt ist, dass Schlucken und Sprechen beeinträchtigt sind
- Verdacht auf Tonsillentumor, v. a. bei Asymmetrie der Tonsillen

Kontraindikationen

sind:

- Leukämie
- Agranulozytose
- Gerinnungsstörungen

Lerntipp

Es gibt zwei **Häufigkeitsgipfel** für die **Nachblutung nach Tonsillektomie** (▸ Kap. 10.3), die vom IMPP auch schon gefragt wurden. Ein erster Häufigkeitsgipfel besteht am Tag der Operation, bereits am 1. postoperativen Tag sinkt die Wahrscheinlichkeit für eine Nachblutung zunächst herab, um dann am 5.–8. postoperativen Tag einen zweiten Häufigkeitsgipfel zu erreichen.

3.4.6 Tumoren

3.4.6.1 Gutartige Tumoren

Juveniles Nasenrachenfibrom

Ätiologie

Das juvenile Nasenrachenfibrom ist ein **Angiofibrom,** das bei **Jungen** ab dem 10. Lebensjahr vorkommt (selten). Es geht vom Rachendach aus. Histologisch ist es **gutartig,** wächst jedoch verdrängend in den Nasopharynx (▸ Abb. 3.17a), die Nase,

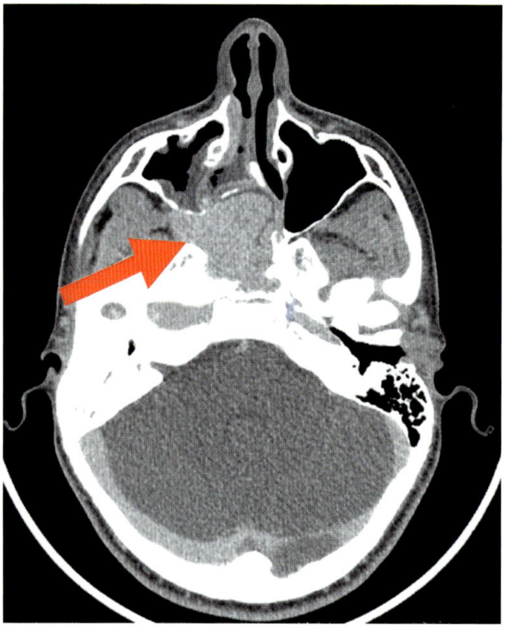

Abb. 3.17a Nasenrachenfibrom im CT (roter Pfeil) [F447]

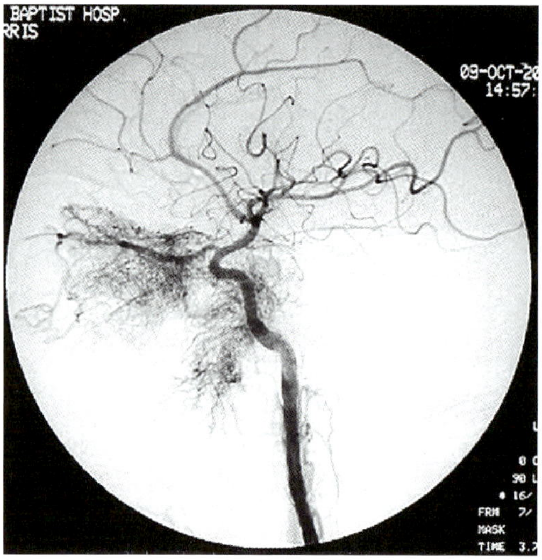

Abb. 3.17b Nasenrachenfibrom, angiografischer Befund; zu sehen ist die sehr gute Durchblutung des Fibroms. [G152]

die NNH, die Fossa pterygopalatina und die Orbita vor und **verhält sich klinisch** dadurch **maligne.**

Symptome

- behinderte Nasenatmung
- Nasenbluten: Der Tumor ist gut durchblutet, die besonders dünnwandigen Blutgefäße rupturieren leicht.
- Mukotympanon bei Verlegung der Tube
- Kopfschmerzen

Diagnostik

- **Postrhinoskopie:** Im Nasen-Rachen-Raum findet sich ein glatter, graurötlicher Tumor. Oft scheinen Gefäße durch die Oberfläche durch (► Abb. 3.17b)
- **Palpation:** Die Oberfläche des Tumors ist ausgesprochen hart.
- **Bildgebende Verfahren:** Kernspintomogramm, Angiografie sowie ggf. präoperativ Embolisation, um die Blutungsgefahr zu vermindern.

Merke

Keine Probeexzision – Blutungsgefahr!

Differenzialdiagnose

Choanalpolyp: Dieser ist weich, glasig, blutet nicht und sitzt dem Rachendach nicht auf.

Therapie

Bei großer Ausdehnung muss das Nasenrachenfibrom entfernt werden. Zugang transmaxillär oder transpalatinal. Es kann hilfreich sein, die A. maxillaris bzw. die A. carotis externa zu unterbinden, um größere Blutungen zu vermeiden.
Das Nasenrachenfibrom ist **nicht strahlensensibel.**

Komplikationen

Massive Blutung. Der Tumor kann in das Schädelinnere einwachsen. Bis zum Eintritt in die Pubertät neigt er zu Rezidiven.

Prognose

Der Tumor bildet sich oft nach der Pubertät zurück.

Lerntipp

Ein weiterer Tumor der vom IMPP schon in der Vergangenheit gefragt wurde, ist das **Angiofibrom.**
Es handelt sich hierbei um einen derben, breitbasig aufsitzenden, stark vaskularisierten Tumor, der lokal infiltrierend und destruierend wächst, jedoch nicht metastasiert. Der Tumor tritt vor allem bei jungen Männern auf (10.–25. Lebensjahr).

3.4.6.2 Bösartige Tumoren der Mundhöhle

TNM-Klassifikation

Das Stadium einer Tumorerkrankung lässt sich nach folgenden Kriterien beurteilen (▸ Tab. 3.1; Staging):

Das **Staging** umfasst:

- Kopf-Hals-CT
- Röntgen-Thorax
- Abdomen-Sonografie
- Skelettszintigrafie

Tab. 3.1 TNM-Klassifikation

T	Größe und Ausdehnung des Primärtumors
Tis	Carcinoma in situ
T1	Tumor bis 2 cm Durchmesser
T2	Tumor > 2 cm, aber < 4 cm im Durchmesser
T3	Tumor > 4 cm im Durchmesser
T4	Tumor hat Nachbarorgane infiltriert
N	**Befall regionaler Lymphknoten**
N0	keine zervikalen LK befallen
N1	einzelne ipsilaterale zervikale LK-Metastasen bis 3 cm Durchmesser
N2a	einzelne zervikale LK-Metastasen > 3 cm, aber < 6 cm im Durchmesser
N2b	mehrere ipsilaterale zervikale LK-Metastasen < 6 cm im Durchmesser
N2c	bilaterale zervikale LK-Metastasen < 6 cm im Durchmesser
N3	Metastase > 6 cm, dann auch meist fixiert
M	**Fernmetastasen**
M0	keine Fernmetastasen vorhanden
M1	Fernmetastasen vorhanden
C	**Art der Befunderhebung**
C1	durch klinische Untersuchung ermittelt
C2	mittels bildgebender Verfahren gesichert
C3	postoperativ gesichert
C4	post mortem gesichert

Die Klassifikationen C1–C4 werden je nach Befund hinter jedes Stadium geschrieben. Ein computertomografisch gesicherter T2-Tumor mit ipsilateralen Halslymphknotenmetastasen ohne Fernmetastasen nach komplettem Staging wird folgendermaßen dokumentiert: T2 (C2) N1 (C2) M0 (C2).

Lippenkarzinom

Ätiologie

Es handelt sich fast immer um ein Plattenepithelkarzinom. Es wird durch Noxen wie **Nikotin** (Pfeifenraucher!) und **UV-Strahlung** begünstigt. Männer sind häufiger betroffen. Häufigste Lokalisation: **Unterlippe.**

Diagnostik

Inspektion: Meist imponiert der Tumor als Ulkus mit derbem Rand. Die Diagnose wird durch Probeexzision (PE) und Histologie gesichert.

Differenzialdiagnose

Luetischer Primäraffekt.

Therapie

Der Tumor muss mit ausreichendem Sicherheitsabstand **reseziert,** evtl. entstandene Defekte plastisch gedeckt werden. Befallene Lymphknoten werden entfernt, bei ausgedehntem Lymphknotenbefall ist eine **Neck Dissection** (Ausräumung der Halslymphknoten, ▸ Kap. 6.4.4.4) indiziert.

Prognose

Die Prognose ist **gut,** da die Patienten früh zum Arzt gehen. Ist der Tumor allerdings schon groß, ist die Prognose sehr viel schlechter, da der Tumor relativ schnell in die Lymphknoten metastasiert. Fernmetastasen sind selten.

Mundhöhlenkarzinom

Die Mundhöhle wird in verschiedene **Regionen** (Mundschleimhaut, unterer und oberer Alveolarfortsatz, harter Gaumen, Zunge und Mundboden, ▸ Kap. 3.2.1) unterteilt. Tumoren in unterschiedlichen Regionen haben unterschiedliche Prognosen.

Ätiologie und Pathogenese

Meistens handelt es sich um Plattenepithelkarzinome. Noxen wie **Nikotin** sowie **mechanische Reizung** (z. B. scheuernde Prothesen) spielen eine große Rolle bei der Entstehung der Tumoren. Leukoplakien (▸ Abb. 3.8) sind Präkanzerosen. Männer sind häufiger betroffen.

Diagnose

PE und Histologie.

Therapie
Die **Tumorresektion** sollte mit einem ausreichenden Sicherheitsabstand vorgenommen werden. Einzelne befallene Lymphknoten werden entfernt, bei massivem Befall ist die **Neck Dissection** indiziert. Je nach Stadium adjuvante **Radiatio.**

Prognose
Die Prognose ist abhängig von der **Lokalisation** und vom **TNM-Stadium.** So hat ein Zungenkarzinom im Stadium T1N0M0 eine 5-JÜR von ca. 90 %. Bei regionärem Lymphknotenbefall sinkt die 5-JÜR auf < 20 %. Die Diagnose Tonsillenkarzinom hat per se eine schlechte Prognose, die auch von der jeweiligen Therapie abhängig ist. Die 5-JÜR liegt zwischen 30 und 45 %.

Zungenkörperkarzinom
Ätiologie
In den meisten Fällen handelt es sich um ein hoch ausdifferenziertes Plattenepithelkarzinom. Häufig hat es sich aus einer Leukoplakie entwickelt (► Abb. 3.8). Es kommt oft bei **Pfeifenrauchern** vor, Männer sind häufiger betroffen.

Symptome
Symptome treten **spät** auf: Zungenbrennen, Schmerzen, Schluckstörungen und Hypersalivation.

Diagnostik
Inspektion und evtl. **indirekte Laryngoskopie** sowie **Palpation:** Die Ulzerationen am Zungenrand wachsen infiltrativ und tasten sich ziemlich derb. Die Diagnose wird durch **PE** und **Histologie** gesichert.

Therapie
Exzision mit ausreichendem Sicherheitsabstand, ggf. auch Teilresektion der Zunge. Befallene Lymphknoten werden entfernt; evtl. adjuvante **Radiatio.**

Prognose
Schlecht, da Symptome spät auftreten und der Tumor früh metastasiert.

Mundbodenkarzinom
Ätiologie
Häufig Plattenepithelkarzinom. **Rauchen** ist ein wichtiger Risikofaktor! Männer sind häufiger betroffen als Frauen. Der Tumor wächst meist infiltrierend in die Tiefe.

Symptome
Das Karzinom verursacht erst sehr **spät** Beschwerden, oft erst dann, wenn aufgrund der Infiltration der Mundbodenmuskulatur ein Fremdkörpergefühl oder Schluckbeschwerden auftreten.

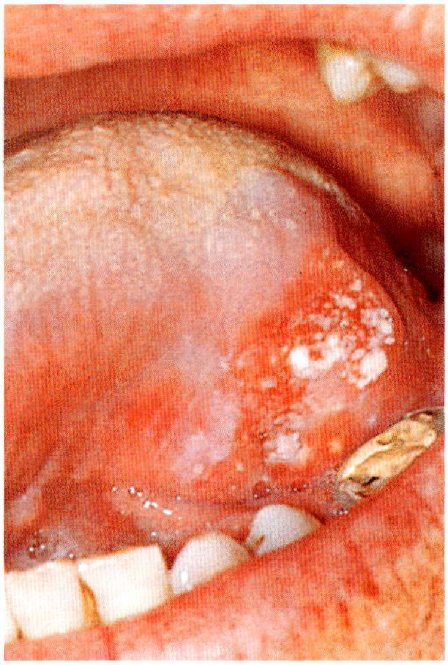

Abb. 3.18 Mundbodenkarzinom [E307]

Diagnostik
- **Inspektion:** Ulkus mit derbem Rand (► Abb. 3.18)
- **Palpation:** Sie sollte gleichzeitig von innen und außen durchgeführt werden, da der Tumor in die Tiefe wächst. Auch die regionären Lymphknoten palpieren!
- Die Diagnose wird durch **PE** und **Histologie** gesichert.

Therapie
Exzision mit ausreichendem Sicherheitsabstand, ggf. plastische Chirurgie bei ausgedehntem Befund. Befallene Lymphknoten werden entfernt; evtl. **Neck Dissection.**

Prognose
Schlecht, da Beschwerden sehr spät auftreten. Die 5-JÜR beträgt nur etwa 30–50 %.

3.4.6.3 Bösartige Tumoren des Pharynx

Oropharynxkarzinome
Sie sind am häufigsten in den Tonsillen oder am Zungengrund lokalisiert.

Tonsillenkarzinom

Ätiologie und Pathogenese
Meist Plattenepithelkarzinom. Wesentliche prädisponierende Faktoren sind **Nikotin- und Alkoholabusus.**

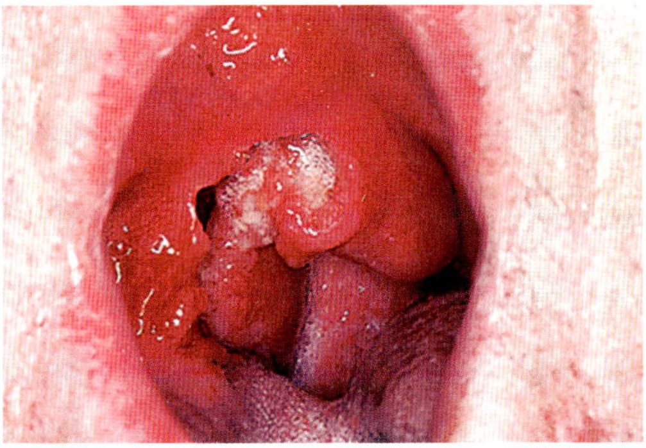

Abb. 3.19 Tonsillenkarzinom [E307]

Symptome
- Schluckbeschwerden
- Schwellung des Halses
- evtl. Heiserkeit

Diagnostik
Bei der **Inspektion** finden sich asymmetrische Tonsillen (▸ Abb. 3.19), oft mit Ulzerationen. Die Sicherung der Diagnose bringt die **PE mit Histologie.**

Therapie
Man führt eine sog. **Tumortonsillektomie** durch: Dabei müssen z. T. Teile des weichen Gaumens, des Zungengrunds und evtl. des Hypopharynx entfernt werden. Zusätzlich **radikale Neck Dissection** auf der Tumorseite und ggf. **funktionelle Neck Dissection** auf der Gegenseite (die Lymphbahnen der entsprechenden Halsseite werden unter Erhalt von V. jugularis, N. accessorius und M. sternocleidomastoideus entfernt; ▸ Kap. 6.4.4.4). Adjuvante **Radiatio.**

Prognose
Die 5-JÜR beträgt 30–45 %, je nach Stadium und Therapie.

Zungengrundkarzinom

Ätiologie
Auch hier handelt es sich meist um ein Plattenepithelkarzinom.
Die prädisponierenden Faktoren sind die gleichen wie beim Tonsillenkarzinom: **Alkohol** und **Rauchen.**

Symptome
Schluckbeschwerden, kloßige Sprache.

Diagnostik
Inspektion des Oropharynx, PE zur **Histologiegewinnung**. Zur Beurteilung der Ausbreitung **CT** bzw. **MRT.**

Differenzialdiagnose
Zungengrundstruma: Hier kann versprengtes Schilddrüsengewebe vorliegen. Diagnose durch Szintigrafie.

Therapie
Ein **radikales operatives Vorgehen** ist angezeigt, ggf. Neck Dissection und adjuvante Radiatio, falls regionäre Lymphknoten befallen sind.

Nasopharynxkarzinom

Ätiologie
Zu den häufigsten Tumoren des Nasopharynx gehören
- das **undifferenzierte Karzinom** (= Schmincke-Tumor, lymphoepitheliales Karzinom), assoziiert mit dem Epstein-Barr-Virus (Anti-EBV-IgA-Titer erhöht)
- das **Plattenepithelkarzinom**

Symptome
- eingeschränkte Nasenatmung
- einseitiger, eitriger „Schnupfen"
- Rauschen im Ohr, Druck und Völlegefühl, progrediente Schallleitungsschwerhörigkeit, bedingt durch ein Mukotympanon
- Halslymphknotenschwellung

Diagnostik
Inspektion mittels **Postrhinoskopie** oder Endoskopie mit **PE.**

Therapie
Die **Strahlentherapie** ist die Therapie der Wahl beim **undifferenzierten** Karzinom, da es äußerst strahlensensibel ist. Einlage von Paukenröhrchen bei Mukotympanon. Andere Karzinome werden mit möglichst **großem Sicherheitsabstand reseziert.** Sollte der Tumor für eine kurable Resektion zu groß sein, wird zuerst bestrahlt, dann reseziert.

Prognose
Beim undifferenzierten Karzinom ist die Prognose besser als beim Plattenepithelkarzinom. Die 5-JÜR beträgt für das undifferenzierte Karzinom 30 %, für das Plattenepithelkarzinom ca. 15 %.

Praxistipp

Bei allen Tumoren im Kopf-Hals-Bereich kommt es nicht selten vor, dass Patienten auch nach mehreren Jahren, sog. Zweitkarzinome entwickeln, diese können dann auch an anderer Stelle auftreten und sind keine Metastasen des Primärtumors! Es müssen also regelmäßig allgemeine körperliche Untersuchungen stattfinden.

Klinischer Fall

Ein 58-jähriger Patient stellt sich mit zunehmenden Schluckbeschwerden und einer Schwellung im Bereich des linken Kieferwinkels vor. Anamnestisch besteht ein langjähriger Nikotin- und Alkoholabusus.

1. Welche Untersuchungen sind indiziert?
2. Wie lautet die Diagnose?
3. Welche Therapie ist erforderlich?

Antwort: Bei der Spiegeluntersuchung findet sich in der linken Tonsillenregion ein ulzerierender Tumor mit Ausdehnung auf den Zungengrund bzw. Hypopharynx, weiterhin besteht ein massiver Foetor ex ore. Histologisch zeigt sich ein Plattenepithelkarzinom mit einem Tumorstadium von T4N2bM0 nach allen durchgeführten Untersuchungen. Es wird zunächst eine kombinierte Radio-Chemo-Therapie zur Tumorverkleinerung durchgeführt, anschließend wird das restliche Tumorgewebe einschließlich der verbliebenen Lymphknotenmetastasen chirurgisch entfernt.

3.4.7 Pulsionsdivertikel (Hypopharynx)

Ätiologie

Das sog. **Zenker-Divertikel** ist genau genommen ein Hypopharynxdivertikel und kein Ösophagusdivertikel, wie es oft fälschlicherweise genannt wird. Es entsteht im Bereich eines muskelschwachen Dreiecks, dem sog. **Killian-Dreieck,** zwischen der Pars transversa und der Pars obliqua des M. constrictor pharyngis („Schleudermuskel", ▸ Abb. 3.3). Durch Muskellücken kann sich die Schleimhaut nach außen wölben, meist bedingt durch zu hohen Druck im Bereich des oberen Ösophagus.

Symptome

- Schluckbeschwerden
- Fremdkörpergefühl
- unverdaute Nahrung wird wieder hochgewürgt

Diagnostik

Von den konventionellen Röntgenaufnahmen eignet sich am besten der **Ösophagusbreischluck mit Kontrastmittel.** Erst danach darf auch eine endoskopische Untersuchung durchgeführt werden.

Therapie

Eine **Operation** ist immer indiziert, auch bei kleinen Divertikeln. Das Divertikel wird dargestellt und abgetragen. Um Rezidive zu vermeiden, wird eine ausreichend große Myotomie durchgeführt und dabei der M. constrictor pharyngis gerafft.

Prophylaxe

Sich Zeit lassen beim Essen, gut kauen, mehrere kleine Mahlzeiten.

3.4.8 Plastische Maßnahmen

Manchmal entstehen durch ausgedehnte Operationen große Defekte, die dann plastisch gedeckt werden müssen. Gängige **Methoden der Rekonstruktion** sind:

- **Lippe:** Rotations-, Verschiebeplastik
- **Wange:** Zungenlappen, freies Transplantat aus Schulter, Brust oder Hals. Rotationsplastik nach Esser. Die Innenseite kann mit Spalthaut gedeckt werden.
- **Mundboden:** Pectoralis-major-Lappen, der durch eine laterale Pharyngotomie zum Mundboden gezogen wird
- **Unterkiefer:** autologer Knochen aus Rippen oder Becken, auch Metallimplantate zum Ersatz der Kiefer
- **Gaumen:** Unterarmlappen gestielt, d.h. unter Mitnahme der A. und V. radialis. Diese werden im Pharynxbereich wieder anastomosiert, um eine gute Vaskularisation zu erreichen.
- Für größere Defekte im **Halsbereich** ist der M. pectoralis major hervorragend geeignet.
- Der **Ösophagus** wird meistens mithilfe eines Jejunum-Interponats rekonstruiert.

3.4.9 Schlafapnoe

Ätiologie

Zur Schlafapnoe **prädisponierende Faktoren** sind Übergewicht, Alkohol- und Nikotinabusus, ein zu weicher Gaumen und/oder eine zu lange Uvula sowie behinderte Nasenatmung u. a. m. Bei Kindern zählt die Rachenmandelhyperplasie (▸ Kap. 3.4.5.1) zu den häufigsten Ursachen.

Symptome

Durch die in der Nacht auftretenden Atempausen und das Schnarchen fühlen sich die Patienten morgens abgeschlagen und sind tagsüber sehr müde. Dazu kommen Antriebsverlust und Konzentrationsschwäche.

Diagnostik

- **Inspektion und Postrhinoskopie:** Man sieht oft eine überlange, schlaffe Uvula und einen sehr weichen Gaumen. Meist sind auch die Tonsillen hyperplastisch.
- Bei der **Endoskopie** finden sich oft eine Septumdeviation, eine Nasenmuschelhyperplasie sowie Adenoide.
- Untersuchung im **Schlaflabor,** hier werden Atempausen sowie die verschiedenen Schlafstadien registriert.

Therapie

Es gibt einige **konservative Ansätze,** die vor einer operativen Intervention durchgeführt werden sollten. Allen voran stehen die Gewichtsreduktion, Alkohol- und Nikotinverbot sowie ein regelmäßiger Schlaf-Wach-Rhythmus.

Bessert dies die Symptomatik nicht, kann eine **Uvulopalatinopharyngoplastik (UPPP)** durchgeführt werden (auch laserchirurgisch), ggf. mit Tonsillektomie. Zusätzlich evtl. Septumplastik und Konchotomie. Immer häufiger wird die **Mehretagen-Therapie,** also im Bereich der Nase und des Nasopharynx, des Oropharynx und des Hypopharynx, propagiert. Bei obstruktivem Schlaf-Apnoe-Syndrom (OSAS) mit Kollaps im Bereich des Oropharynx bekommt der Patient eine sog. **nCPAP-Maske** (Nasal Continuous Positive Airway Pressure), durch die die Passage offengehalten wird.

Klinischer Fall

Ein 59-jähriger, stark übergewichtiger, Patient klagt über seit Monaten bestehende Müdigkeit und Abgeschlagenheit, er schlafe gelegentlich auch einfach so im Sitzen ein. Wenn er morgens aufwache fühle er sich, als ob er nicht geschlafen habe. Seine Frau berichtet, dass er nachts stark schnarche und auch ab und zu Atempausen mache.

1. Welche Untersuchungen sind indiziert?
2. Welche Therapie ist erforderlich?

Antwort: Bei der Spiegeluntersuchung zeigt sich ein sehr langes schlaffes Gaumensegel, das die Rachenwand beinahe berührt. Weiterhin sind die Tonsillen stark hyperplastisch. Es wird dem Patienten zu einer deutlichen Gewichtsreduktion und einer Uvulopalatopharyngoplastik geraten. Da es in der Schlaflaboruntersuchung zu deutlichen Atempausen, also einem OSAS, kam wird zusätzlich sofort eine nCPAP-Maske verordnet. Unter dieser Therapie kehrt die alte Leistungsfähigkeit wieder zurück.

3.4.10 Dysphagie

Ätiologie

Unter Dysphagie versteht man **Schluckstörungen** unterschiedlichster Genese. Die **Ursache** kann im Oropharynx, Hypopharynx oder Ösophagus liegen.

Im **Oropharynx** kommen Veränderungen der HWS, wie z. B. eine Hyperostosis vertebralis, Spondylitis deformans, ein langer Processus styloideus, außerdem Fremdkörper, eine Entzündung oder Tumoren in Betracht.

Im **Hypopharynx** oder **Ösophagus** kommen als Auslöser von Schluckbeschwerden infrage: Ösophagitis, Refluxkrankheit, Zenker-Divertikel, Achalasie, Stenosen bzw. Strikturen, Tumor, neuromuskuläre Erkrankungen oder Z. n. Operation oder Radiatio.

Schluckbeschwerden können auch **psychogen** sein (sog. Globusgefühl).

Diagnostik

Schluckstörungen können sich auf sehr unterschiedliche Art manifestieren. Jedoch ist die mögliche Ursache mit einer **präzisen Anamnese** recht gut einzugrenzen. Daher sollte man sehr genau erfragen, welche Beschwerden und Begleitsymptome bestehen:

- Bestehen Beschwerden bei fester oder flüssiger Nahrung oder bei beiden?
- Welche **Begleitsymptome** treten auf? Beispiele:
  - Regurgitationen: Wie sieht die regurgitierte Nahrung aus (flüssig oder fest?)
  - Schmerzen: Retrosternale Schmerzen deuten auf Ösophagitis hin, epigastrische Schmerzen mit Sodbrennen auf Refluxkrankheit.
  - Blutungen? (können bei Ösophagitis auftreten)
  - Verschlucken?

Wenig invasiv, aber sehr aufschlussreich kann die **endoskopische transnasale Endoskopie** (FEES = Flexible Endoscopic Evaluation of Swallowing)

sein, dabei können der Schluckakt beobachtet und eine Aspiration direkt nachgewiesen werden.
Weitere diagnostische Maßnahmen sind ein **Kontrastmittelbreischluck** bzw. eine **Hochfrequenzkinematografie,** bei der der Schluckakt mit 200 Bildern/Sekunde aufgenommen wird, um eine Aspiration nachzuweisen. Außerdem können die Panendoskopie, eine Manometrie zur Analyse der Druckverhältnisse sowie eine pH-Metrie bei V. a. Reflux zur Diagnostik eingesetzt werden.

Therapie

Abhängig von der Ursache. Eine **Operation** ist indiziert bei **anatomischen Ursachen** (z. B. bei abnormem Abgang der A. subclavia dextra aus der Aorta [sog. A. lusoria] oder einem verlängerten Processus styloideus), Tumor, Strikturen/Stenosen, Divertikeln. Ansonsten ist eine **konservative Therapie** (z. B. Gewichtsabnahme und Antazida bei Refluxösophagitis oder auch logopädisches Schlucktraining) indiziert.

Assen Koitschev

Larynx, Trachea und Bronchien

04

IMPP-Hits

Es werden Fragen zur Innervation des Kehlkopfs (► Kap. 4.2) und zu Paresen des N. laryngeus recurrens (► Kap. 4.4.2) gestellt. Die klinischen Auswirkungen einer Parese, einer Entzündung oder eines Tumors des Larynx sowie deren Behandlung sind besonders zu beachten.

4.1 Wegweiser

Im Kehlkopf kreuzen sich Luft- und Speisewege. Hier erfolgt die Stimmbildung als Grundlage der Kommunikation sowie der Verschluss der oberen Atemwege beim Schlucken. Die Sicherung freier Atemwege (Intubation oder Tracheotomie, ► Kap. 4.4.4.1 und ► Kap. 4.4.4.2) ist eine zentrale Aufgabe bei einem Notfall oder während einer Narkose.

Engstellen in Larynx und Trachea verursachen Luftnot und pfeifende Atemgeräusche (Stridor). Paresen des Kehlkopfs können dramatische Auswirkungen auf Atmung und Stimme sowie auf die Schluckfunktion haben.

4.2 Anatomische und physiologische Grundlagen

4.2.1 Anatomie des Larynx und der Trachea

Der **Larynx** funktioniert wie eine Weiche zwischen Luft- und Speisewegen und bildet den **Eingang in die Trachea.** Er dient zusätzlich der **Stimmbildung.** Das Zungenbein (Os hyoideum) umfasst die Epiglottis (Kehlkopfdeckel), sodass der Kehlkopfeingang in den Hypopharynx hineinreicht (► Abb. 4.1). Beidseits der Epiglottis und der aryepiglottischen Falte ist der Hypopharynx als **Recessus piriformis** ausgestaltet, eine Rinne, die in den Ösophaguseingang mündet. Durch diese Rinne kann beim Schlucken die Nahrung am Eingang des Larynx vorbei in den Ösophagus befördert werden.

Das Gerüst des Larynx (► Abb. 4.1, ► Abb. 4.2) besteht aus dem **Schildknorpel** (Cartilago thyroidea), dem **Ringknorpel** (Cartilago cricoidea), den sich ihm kranial anschließenden **Stellknorpeln** (= Cartilagines arytaenoideae = Aryknorpel) und der **Epiglottis** (Cartilago epiglottica). Der Schildknorpel dient, ebenso wie die Stellknorpel, mehreren Muskeln als Ansatz. Er bildet mit dem Ringknorpel ein Gelenk, das ein Kippen der dorsalen Ringknorpelplatte ermöglicht und zusammen mit den Stellknorpeln die Stimmmodulation bewirkt (s. u.). Die Epiglottis ist über den Petiolus mit dem Schild-

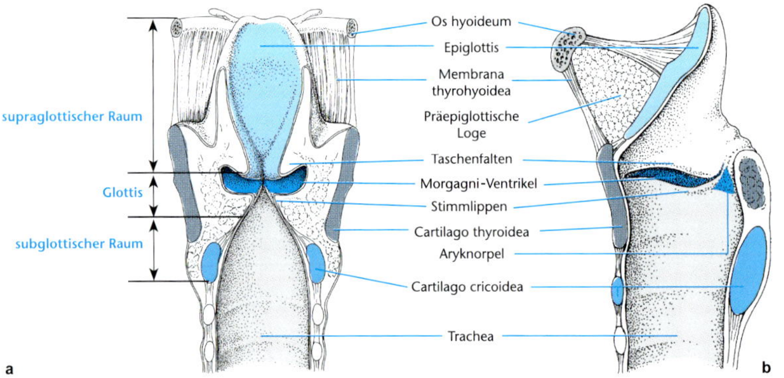

Abb. 4.1 Larynxregion von lateral (a) bzw. dorsal (b) aus gesehen [L190]

knorpel verbunden, ihr oberer Teil ist jedoch frei beweglich. Beim Schluckakt kippt sie nach dorsal über den Kehlkopfeingang und leitet den Bolus so in Richtung Ösophaguseingang.
Die Knorpel werden durch Membranen und Bänder miteinander verbunden und stabilisiert. Für die **Stimmbildung** wichtig ist das **Lig. vocale (Stimmband),** das die Stellknorpel mit der Innenfläche des Schildknorpels verbindet. Es bildet zusammen mit dem M. vocalis (s. u.) die **Plica vocalis (Stimmlippe).** Vom Kliniker werden die Begriffe Stimmband und Stimmlippe häufig synonym verwendet. Die beiden Plicae vocales bilden die **Glottis.** Zwischen ihnen liegt die **Rima glottidis (Stimmritze).** Das Lig. vestibulare spannt sich beidseits zwischen Epiglottis und Stellknorpeln aus und bildet die **Plicae vestibulares (Taschenfalten).**
Da der Larynx zum Respirationstrakt gehört, ist er mit Flimmerepithel ausgekleidet. Nur im Bereich der Stimmlippen findet sich Plattenepithel.
Das Innere des Larynx wird zur besseren klinischen Orientierung in drei Räume unterteilt (▸ Abb. 4.1):

- supraglottischer Raum
- Glottis
- subglottischer Raum

Praxistipp

Supra- und subglottisch kann sich leicht ein Ödem entwickeln, da die Schleimhaut nur locker mit der Unterfläche verhaftet ist.

Für die Stimmbildung sind die inneren Muskeln **M. vocalis, M. lateralis** (M. cricoarytenoideus lateralis), **M. transversus** (M. arytenoideus transversus) und der äußere **M. cricothyreoideus** (▸ Abb. 4.2b), verantwortlich. Alle diese Muskeln sind für den Schluss der Stimmritze bzw. deren Spannung bei der Stimmbildung (Phonation) zuständig. Der **einzige Stimmritzenöffner** ist der **M. posticus** (M. cricoarytenoideus posterior, ▸ Abb. 4.2a).
Alle inneren Larynxmuskeln werden durch den N. laryngeus inferior (recurrens) innerviert, der M. cricothyreoideus als äußerer Larynxmuskel dagegen durch den N. laryngeus superior. Beide Nerven entstammen dem N. vagus. Die Schleimhaut des Larynx wird im supraglottischen Raum und im Bereich der Glottis sensibel durch den N. laryngeus superior, im subglottischen Raum durch den N. laryngeus recurrens versorgt.
Der **N. laryngeus recurrens** entspringt dem N. vagus intrathorakal und umschlingt rechts die A. subclavia, links die Aorta. Er kann daher auf seinem langen Weg zum Larynx an mehreren Stellen geschädigt werden (▸ Kap. 4.4.2). Im weiteren Verlauf zieht der Nerv zwischen Trachea und Ösophagus nach kranial, hinter die Schilddrüse, wo er enge topografische Beziehung zur A. thyreoidea inferior hat. Im Zuge ihrer Ligatur bei Schilddrüsen-Operationen wird der Nerv am häufigsten verletzt. Zu den Folgen ▸ Kap. 4.4.2.1.
Die **Trachea** verbindet den Kehlkopf mit den Bronchien. An der Bifurkation, etwa in Höhe von BWK 4–5, teilt sie sich in den rechten und linken Hauptbronchus auf. Sie wird durch **Knorpelspangen** (Cartilagines tracheales) in ihrer Vorder- und Seitenwand offengehalten. Im Bereich der Bifurkation ist die Trachea leicht nach rechts verschoben. Der rechte, kürzere Hauptbronchus verläuft steiler als der linke. Daher finden sich Fremdkörper häufiger im rechten Hauptbronchus.
Einige **anatomische Besonderheiten** können zu einer **Einengung der Trachea** führen:

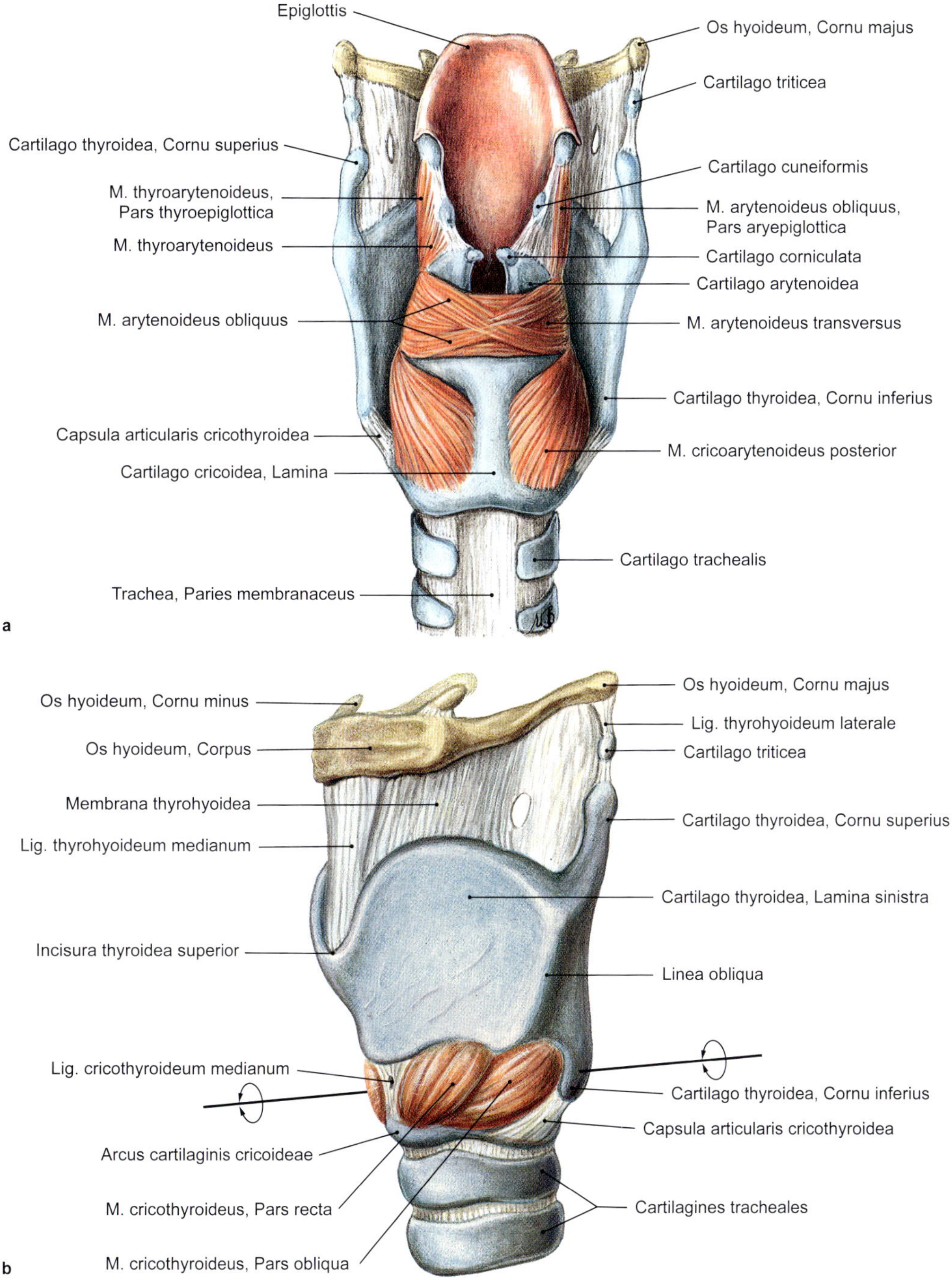

Abb. 4.2 a) Kehlkopfmuskulatur [S007-3-23]
b) Äußerer Kehlkopfmuskel (M. cricothyroideus) [S007-3-23]

- **doppelter Aortenbogen**
- **Anomalie der linken A. carotis**
- **aberrierende A. subclavia**

4.2.2 Funktion des Larynx

- **Aspirationsschutz:** In **Respirationsstellung** ist die Stimmritze maximal geöffnet, die Epiglottis ist aufgerichtet. Beim Schlucken kippt die Glottis nach dorsal und leitet den Bolus in Richtung Sinus piriformis. Zusätzlich wird der Larynx angehoben, wobei sich die Stimmlippen und die Taschenfalten schließen. Gelangt dennoch Nahrung in den supraglottischen Endolarynx **(Penetration)** oder in die Trachea **(Aspiration)**, löst dies bei ungestörter sensibler Versorgung einen Hustenreiz aus.
- **Stimmbildung (Phonation):** Einzelheiten ► Kap. 8.

4.3 Untersuchungsmethoden

4.3.1 Inspektion

Schwellungen in der Region des Larynx und der Trachea (Struma, Metastasen) sind bei ausgeprägten Veränderungen von außen sichtbar. Beim Mann ist die Prominentia laryngis des Schildknorpels („Adamsapfel") gut zu erkennen.

4.3.2 Palpation

Der Kehlkopf kann von außen gut getastet werden. Man achtet auf Verhärtungen, Schwellungen, Schmerzhaftigkeit sowie die Verschieblichkeit von Larynx und Schilddrüse beim Schlucken. Die **Palpation der Halslymphknoten** sollte ebenfalls nicht vergessen werden.
Der tastbare Spalt zwischen Ring- und Schildknorpel hat große klinische Bedeutung als Landmarke für die Durchführung einer Notfall-**Koniotomie** (► Kap. 4.4.4.1).

4.3.3 Laryngoskopie

Von innen kann der Kehlkopf direkt oder indirekt betrachtet werden. Es sollte Folgendes beachtet werden: anatomische Besonderheiten, Schleimhautveränderungen, Fremdkörper, Beschaffenheit und Beweglichkeit der Stimmlippen sowie evtl. vorhandene Speichelreste im Recessus piriformis, die auf eine Schluckstörung hinweisen können.
Folgende **Methoden der Laryngoskopie** stehen zur Verfügung:

- **Indirekte Laryngoskopie:** Die herausgestreckte Zunge des Patienten wird mit einem Läppchen unter Zug mit der linken Hand (Rechtshänder) festgehalten. Mit der rechten Hand wird ein Kehlkopfspiegel so in den Rachen eingeführt, dass die Uvula auf der Rückseite des Spiegels aufliegt. Gleichzeitig wird der Spiegel gekippt, bis der Kehlkopf eingesehen werden kann (► Abb. 4.3a). Anschließend lässt man den Patienten phonieren, um die Stimmlippen in Phonationsstellung zu beurteilen. Dabei stellt sich die Epiglottis auf und man erhält einen besseren Blick in Richtung vordere Kommissur (► Abb. 4.3b). Um den Würgreflex zu reduzieren, kann der Rachen vor der Untersuchung mit einem Lokalanästhetikum besprüht werden.

Praxistipp

Das Bild, das man im Spiegel bei der indirekten Laryngoskopie sieht, steht auf dem Kopf! Was man im Spiegel oben sieht, ist der vordere Anteil des Larynx, was man unten sieht, ist in Wirklichkeit hinten. Die Seiten sind entsprechend der Wirklichkeit dargestellt.

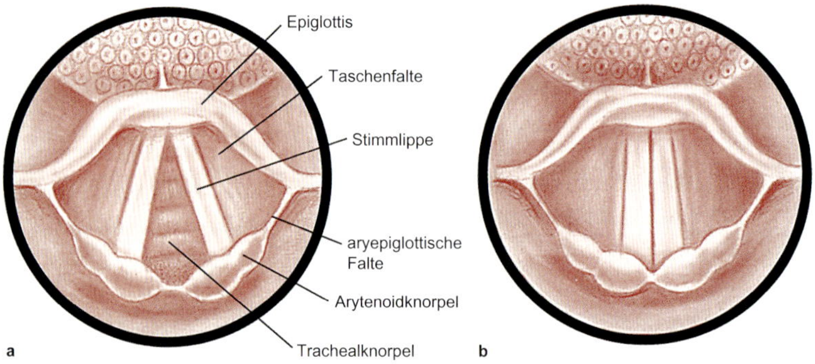

Abb. 4.3 Normales Kehlkopfspiegelbild (Respirationsstellung [a] bzw. Phonationsstellung [b] der Stimmlippen) [E246]

- **Lupenlaryngoskopie:** Statt des Spiegels wird hierbei ein starres Stablinsenendoskop (z.B. 90°-Endoskop) in den Rachen eingeführt. Durch eine Vergrößerung und eine hoch auflösende Videodokumentation kann der Larynx erheblich besser beurteilt werden.
- **Flexible Endoskopie:** Inzwischen stehen hoch auflösende flexible Endoskope zur Verfügung („chip-on-the-tip"-Technologie), die eine transnasale Larynxendoskopie erlauben. Die Methode ist insbesondere für Patienten mit starkem Würgreiz oder Behinderung der Mundöffnung geeignet. Weiterhin sind auch funktionelle Untersuchungen des Schluckakts und der Phonation möglich.
- **Direkte Laryngoskopie/Mikrolaryngoskopie:** Sie erfolgt in Vollnarkose. Ein starres Rohr wird bei stark überstrecktem Kopf bis zum Kehlkopf vorgeschoben. Der Larynx wird mit einer Vergrößerungsoptik bzw. dem Operationsmikroskop (bis 40-fache Vergrößerung) betrachtet. Selbst kleinste Veränderungen an den Stimmlippen lassen sich gut darstellen und ggf. operativ behandeln. Diese Technik lässt sich mittels einer CO_2-Laserankopplung z.B. zur Tumorbehandlung nutzen.
- **Stroboskopie:** Dieses Verfahren hat eine zentrale Bedeutung für die Beurteilung der Schwingungen der Stimmlippen und damit für die phoniatrische Diagnostik (▸ Kap. 8.3.2). Durch stroboskopisch erzeugte Blitzbeleuchtung („Diskothekenblitz") wird die Feinschwingung der glottischen Mukosa **(Randkantenverschiebung)** über dem M. vocalis verlangsamt dargestellt.

4.3.4 Direkte Tracheo-Bronchoskopie

Eine Tracheo-Bronchoskopie wird z.B. bei Verdacht auf Fremdkörper oder Tumoren, Tracheal- und Bronchialstenosen, Blutungen oder Stenteinlagen durchgeführt.
Trachea und Bronchien können sowohl mit starren als auch mit flexiblen Endoskopen untersucht werden. Die starre Endoskopie ist die Domäne der HNO-Ärzte, während die flexible Endoskopie von anderen Fachrichtungen bevorzugt wird. Der Einsatz der jeweiligen Methode richtet sich nach den Gegebenheiten und der Fragestellung.
Die **starre Tracheo-Bronchoskopie** erfolgt obligat in **Intubationsnarkose,** wobei über das Bronchoskop gleichzeitig beatmet wird. Das Endoskop wird bei rekliniertem Kopf in die Trachea bzw. bis in die Segmentbronchien vorgeschoben. Durch das Bronchoskop können verschiedene Instrumente zur Entfernung von Fremdkörpern oder Probenentnahmen vorgeschoben werden.
Ein zusätzliches **flexibles** System erlaubt Einsicht in tiefer gelegene Abschnitte.

4.3.5 Untersuchung mittels bildgebender Verfahren

- **Röntgenaufnahmen:** Prinzipiell sind zur Darstellung des Larynx und der Trachea die **seitliche Aufnahme** und die **p.a.-Aufnahme** geeignet. In der Praxis sind diese Techniken überholt. Eine klassische Thoraxaufnahme unter Miterfassung des Halses erlaubt die Beurteilung der Lage der Trachea. Insbesondere ist eine Einengung der Trachea durch eine Struma **(Säbelscheibentrachea)** gut sichtbar. Dies kann z.B. vor einer Tracheotomie von Nutzen sein.
- **CT und MRT:** Zur genaueren Beurteilung der Strukturen des Kehlkopfs, besonders bei der Frage nach der Ausdehnung und Tiefeninfiltration durch Tumoren und Lymphknotenmetastasen, sind die **Computer-** und die **Kernspintomografie** sehr gut geeignet.
- **Sonografie:** Mit ihrer Hilfe können sowohl die Weichteile als auch die Trachea recht gut beurteilt werden.

4.4 Klinik

4.4.1 Fehlbildungen, Verletzungen und Entzündungen des Larynx

4.4.1.1 Laryngomalazie (Stridor congenitus)

Ätiologie

Die Laryngomalazie ist die häufigste Ursache eines Stridors im Säuglingsalter. Es handelt sich um einen Kollaps der Supraglottis, der sich durch einen inspiratorischen Stridor wenige Wochen nach der Geburt bemerkbar macht. Ursächlich ist eine Kombination aus **zu kurzen aryepiglottischen Falten,** einem **Schleimhautüberschuss der Stellknorpel** und seltener einer **Instabilität der Epiglottis** (dadurch Ansaugen der Epiglottis beim Einatmen). Ein schlaffer Muskeltonus der Zungengrundmuskulatur sowie andere Komorbiditäten können die Behandlung erheblich erschweren.

Symptome
Inspiratorischer Stridor, evtl. mit jugulären und interkostalen Einziehungen. Durch die erhöhte Atemarbeit kann es zu Gedeihstörungen kommen.

Diagnostik
Die Diagnose wird durch eine Endoskopie in Spontanatmung gestellt.

Praxistipp

Es ist wichtig, differenzialdiagnostisch eine bilaterale Parese der Stimmlippen auszuschließen.

Therapie
In 90 % der Fälle ist aufgrund der geringen Beeinträchtigung keine Therapie erforderlich. Eine spontane Besserung tritt i. d. R. innerhalb des ersten Lebensjahres ein. Eine Operationsindikation besteht bei Gedeihstörungen und allgemeiner Beeinträchtigung.
Die Technik der **Supraglottoplastik** beinhaltet eine Reduktion der Schleimhautüberschüsse und Durchtrennung der aryepiglottischen Falten, im Einzelfall eine Aufrichtung der Epiglottis **(Epiglottopexie).**

4.4.1.2 Kehlkopfverletzungen

Ätiologie
Äußere Verletzungen entstehen durch Schlag oder Stoß von außen, meist im Rahmen von Unfällen. Dabei kann es zu einem Ödem oder Hämatom der Schleimhaut sowie zu Frakturen des Kehlkopfskeletts kommen.
Innere Verletzungen können durch eine erschwerte Intubation, aber auch durch Langzeitbeatmung verursacht werden. Typische (Spät)folgen sind die Entstehung von **Intubationsgranulomen** infolge von Drucknekrosen der Schleimhaut in der Interarytenoidregion oder von **subglottischen Stenosen.**

Symptome
Leitsymptome sind **Atemnot** und **Heiserkeit.**

Diagnostik
Bei Trauma des Kehlkopfs ist eine **endoskopische Untersuchung** zwingend erforderlich. Die Dringlichkeit und die Modalität der Endoskopie (ggf. in Narkose) hängen vom allgemeinen Zustand und Alter des Patienten ab.
Intubationstraumata können durch die indirekte Laryngoskopie diagnostiziert werden: Im Bereich der Stellknorpel sind weißliche (Fibrinbelege) bis rötliche Verdickungen (Granulome) sichtbar (► Abb. 4.4).

Therapie
- Bei **äußerem Trauma:**
  - Monitoring, ggf. Intensivüberwachung
  - Antibiotika zum Schutz vor Sekundärinfektion
  - Antiphlogistika
  - Kortikoide i. v.
  - bei Frakturen Intubation, ggf. Reposition; bei stärkerer Atemnot und Emphysem ggf. Tracheotomie
- **Intubationsschäden:** bei Reizung der Stimmlippen Stimmruhe über mehrere Tage
- **Intubationsgranulome** bilden sich oft spontan innerhalb von 2–3 Monaten wieder zurück, falls nicht, werden sie operativ entfernt, können jedoch häufig rezidivieren.

Komplikationen
Stenosen durch Narbenbildung. Diese werden nach **Myer/Cotton** in vier Grade eingeteilt: bis 50 %: Grad 1, 50–70 %: Grad 2, > 70 %: Grad 3 und komplette Obstruktion: Grad 4.

Merke

Ein Patient mit Kehlkopftrauma ist immer überwachungsbedürftig! Eine Krepitation (Hautemphysem) deutet auf eine Kehlkopffraktur hin. Es besteht Lebensgefahr durch Ersticken!

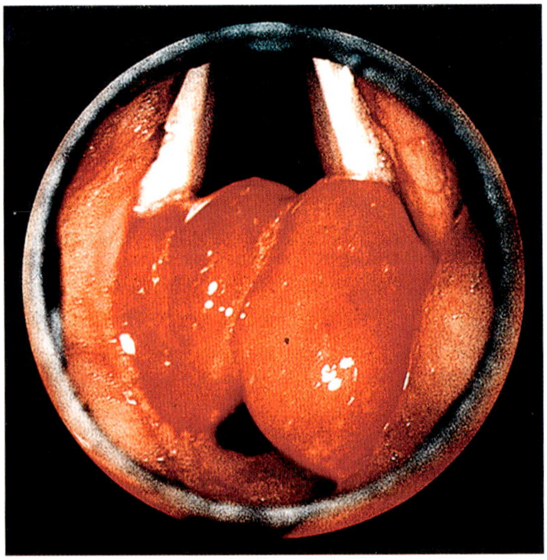

Abb. 4.4 Intubationsgranulom [E307]

4.4.1.3 Akute Laryngitis (= akute Kehlkopfentzündung)

Ätiologie und Pathogenese

Ursache ist meist ein viraler Infekt der oberen Luftwege. Kommt auch in Verbindung mit Allergien und Inhalationsnoxen (z. B. Farbstoff) vor.

Symptome

Heiserkeit, evtl. Aphonie, Kratzen und Brennen im Hals, Hustenreiz und Schmerzen.

Diagnostik

Bei der Laryngoskopie finden sich **diskret bis deutlich gerötete, verdickte Stimmlippen** (▸ Abb. 4.5). Die Feinbeweglichkeit der Schleimhaut ist stroboskopisch eingeschränkt.

Therapie

Stimmruhe, Räuspern und Flüstern vermeiden, ggf. Nikotinkarenz! Bei Sprechberufen Arbeitsunfähigkeit ausstellen! Unterstützend können Inhalationen (z. B. mit Salbei, Panthenol) durchgeführt werden. Bei starkem Ödem sollten Kortikoide gegeben werden. Bei bakterieller Superinfektion mit fibrinösen Stimmlippenbelägen ist eine antibiotische Therapie z. B. mit Doxycyclin sinnvoll.

Prognose

Wird die Stimmschonung konsequent durchgeführt, ist die Prognose gut.

Praxistipp

Bei länger als 3 Wochen andauernden, therapieresistenten Beschwerden ist eine Endoskopie bzw. eine Mikrolaryngoskopie zum Ausschluss eines Malignoms angezeigt!

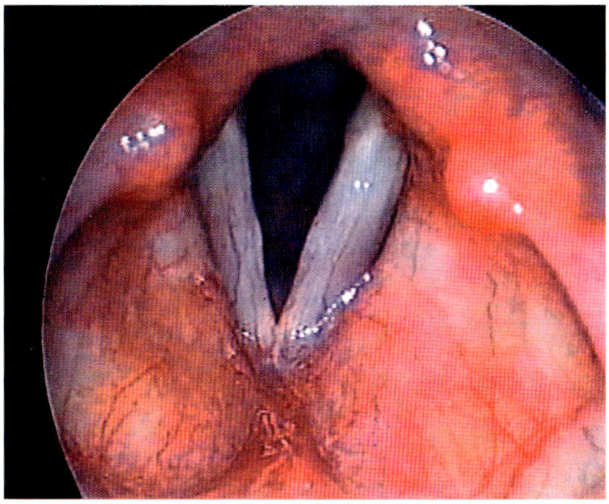

Abb. 4.5 Akute Laryngitis [F593]

4.4.1.4 Laryngitis subglottica (Pseudokrupp)

Ätiologie und Pathogenese

Akute Schwellung des subglottischen Bindegewebes infolge viraler Infekte. Gehäuft bei Kindern zwischen dem 1. und 5. Lebensjahr.

Symptome

Pathognomonisch ist der **„bellende Husten“**, oft verbunden mit inspiratorischem Stridor, Atemnot und allgemeinen Infektzeichen.

Diagnostik

Es handelt sich um eine klinische Diagnose aufgrund der pathognomonischen Symptomatik bei Kleinkindern.

Differenzialdiagnose

„Echter“ Krupp (= Diphtherie), akute Epiglottitis, Fremdkörperaspiration, spastische Bronchitis.

Therapie

Je nach Atemnot:

- bei **leichter Dyspnoe:** Beruhigung, Einatmen kühler, feuchter Umgebungsluft (z. B. feuchte Tücher über das Gitterbett hängen), Feuchtvernebler
- bei **zunehmender Dyspnoe:** Kortikoide rektal (z. B. Rectodelt®), ggf. oral; Inhalationen mit Epinephrin (Infectokrupp-Inhal®); ggf. Sedierung (**Cave:** Atemdepression)
- bei **starker Dyspnoe:** stationäre Aufnahme, Kortikoide i. v., Intubationsbereitschaft. Bei bakterieller Superinfektion Antibiotika

4.4.1.5 Diphtherie (= Krupp, Croup)

Meldepflichtige Infektion mit *Corynebacterium diphtheriae.* Die Entzündung greift von den Tonsillen auf den Larynx über. Das Exotoxin tritt ins Blut über.

Symptome

Charakteristisch ist der **bellende Husten** (echter Krupp). Die Patienten haben z. T. sehr hohes Fieber, außerdem Schluckbeschwerden, Atemnot.

Diagnostik

Man sieht **grauweiße Beläge auf der Tonsillen- und Kehlkopfschleimhaut** (Fibrin). Abstriche aus dem Randbereich der Beläge und mikrobiologische Sicherung.

Therapie

Bereits bei begründetem Verdacht **Antiserum** bestellen und injizieren! Zusätzlich i. v.-Antibiose mit

Penicillin. Bei stenosierendem Verlauf Intubation oder Tracheotomie.

Prophylaxe
Impfung gemäß STIKO-Empfehlungen.

4.4.1.6 Epiglottitis (Laryngitis supraglottica)

Ätiologie und Pathogenese
Akute lebensbedrohliche Infektion mit *Haemophilus influenzae* Typ B oder *Streptococcus pneumoniae* im Kindesalter. Die Epiglottis schwillt dabei stark ödematös an. **Lebensbedrohliches Krankheitsbild!**

Praxistipp

Wegen der Gefahr eines plötzlichen Atemstillstands darf die Laryngoskopie nur in Intubationsbereitschaft (ggf. Nottracheotomie) erfolgen!

Symptome
- Schluckbeschwerden
- kloßige Sprache
- rasch zunehmende Atemnot, inspiratorischer Stridor
- Fieber

Diagnostik
Die Epiglottis ist hochrot und ödematös aufgetrieben. Die Glottis ist kaum sichtbar. Dadurch kann eine **Intubation** hochgradig erschwert bis **unmöglich** sein.

Differenzialdiagnose
Pseudokrupp: Der charakteristische bellende Husten fehlt bei der Epiglottitis.

Therapie
Klinikeinweisung mit Transport in Intubationsbereitschaft! I. v.-antibiotische Abdeckung mit einem Breitbandantibiotikum, Feuchtvernebler, Kortikoide. Bei Erstickungsgefahr Intubation, bzw. Koniotomie/Nottracheotomie!

Prophylaxe
Impfung gemäß STIKO-Empfehlungen.

4.4.1.7 Chronische unspezifische Laryngitis

Ätiologie
Verursacht wird die chronische unspezifische Laryngitis häufig durch **exogene Noxen,** z. B. Zigarettenrauch, Luftverschmutzung und Lufttrockenheit (Klimaanlagen), weiterhin als Mitreaktion bei chronischer Sinusitis oder Bronchitis. Eine Sonderform stellt die Laryngitis gastrica dar (s. u.)

Symptome
Die Stimme ist **heiser** und belegt. Der Patient muss sich häufig räuspern, hat **Reizhusten** und einen trockenen Hals.

Diagnostik
Bei der **Laryngoskopie** findet man gerötete, verdickte Stimmlippen, mit Schleimauflagerungen Gelegentlich zeigen sich **Pachydermien** – warzenähnliche Epithelverdickungen der Stimmlippen.

Differenzialdiagnose
Stimmlippenkarzinom (▶ Kap. 4.4.3.6).

Therapie
Noxen ausschalten, Stimmschonung.
Inhalationen mit physiologischen salzhaltigen Lösungen, z. B. Emser Sole®, ggf. mit Sekretolytikum; logopädische Therapie.

Komplikationen
Leukoplakie, Atrophie der Schleimhaut, Stimmlippenpolypen.

Laryngitis gastrica (Refluxlaryngitis, Laryngitis posterior)

Ätiologie
Bei unvollständigem Verschluss der Kardia kommt es zum Abweichen von Magensäure in den Ösophagus **(„gastro-esophageal reflux disease“ = GERD).** Diese kann sich mit Speichel mischen und die Schleimhaut des dorsalen Larynx reizen.

Symptome
Heiserkeit, wechselhafte Stimme, Räusperzwang, trockener Hals, Reizhusten, Sodbrennen.

Diagnostik
Laryngoskopie: Die Schleimhaut der hinteren Kommissur ist gerötet und ödematös aufgetrieben. Die Kehlkopfschleimhaut ist oft zusätzlich diffus gerötet.
24-h-pH-Metrie des Ösophagus zum Nachweis des Refluxes.

Therapie
Neben allgemeinen Maßnahmen wie Gewichtsreduktion, Vermeiden fettreicher Abendmahlzeiten und Schlafen mit erhöhtem Oberkörper sind **Protonenpumpeninhibitoren** das Mittel der ersten Wahl (Omeprazol).

4.4.1.8 Spezifische Entzündungen des Kehlkopfs

Tuberkulose

Ätiologie und Pathogenese

Eine Kehlkopftuberkulose ist selten und meist die Folge einer offenen Lungentuberkulose.

Symptome

Schluckbeschwerden, Dysphonie, evtl. Schmerzen im Bereich des Kehlkopfs (durch Begleitneuralgie des N. laryngeus sup.) sowie Ohrenschmerzen.

Diagnostik

Laryngoskopie: An den Stimmlippen und der Epiglottis finden sich kleine rote Infiltrationen, Granulationen und Ulzera.
Beim Verdacht auf Tuberkulose muss die **Lunge geröntgt** und das **Sputum** auf **säurefeste Stäbchen** untersucht werden. Die Tuberkulose ist **meldepflichtig!**

Differenzialdiagnose

Malignom.

Therapie

Tuberkulostatika und Isolierung des Patienten.

Lues (Syphilis)

Sie tritt in der Regel nicht isoliert am Kehlkopf, sondern im Rahmen einer **Lues des Pharynx** im **Stadium II** auf. Im Stadium III kann das Kehlkopfgerüst durch Gummen zerstört werden. Die Behandlung besteht wie bei der Grunderkrankung in der Gabe von Penicillin.

4.4.2 Kehlkopflähmungen (periphere Nervenlähmungen)

Die häufigsten Ursachen einer **peripheren** Lähmung sind:

- iatrogen: Schilddrüsenoperationen, intrathorakale Herzoperationen
- Trauma: stumpfe Gewalt, Geburtstrauma
- Tumoren: Ösophagus, Trachea, Larynx, Schädelbasistumoren (N. vagus)
- postinfektiös: neurotrope Viruserkrankungen
- idiopathisch: z. B. kongenitale Paresen

Davon sollten **zentral bedingte Lähmungen,** z. B. nach einem Schlaganfall, abgegrenzt werden.

4.4.2.1 N. laryngeus inferior (= recurrens)

Symptome

Bei einer akuten **einseitigen Lähmung** (z. B. nach Struma-OP) sind die Patienten heiser, die Stimme klingt verhaucht und **ermüdet leicht.** Es besteht keine Atemnot.
Dagegen besteht bei einer **beidseitigen Lähmung** des N. laryngeus inferior **starke Atemnot** mit Heiserkeit und inspiratorischem Stridor.

Diagnostik

Laryngoskopie: Die betroffene (ggf. beide) Stimmlippe steht in Median- oder Paramedianstellung, weil der einzige Stimmritzenöffner, der M. posticus, gelähmt ist.

Therapie

Logopädische Therapie, ggf. Reizstrombehandlung.
Ziel der logopädischen Therapie ist bei einer **einseitigen Lähmung** die Kompensation der Lähmung durch eine Überbeweglichkeit der gesunden Stimmlippe über die Mittellinie hinaus. Gelingt dies nicht, kann die gelähmte Stimmlippe durch Injektion von Kollagen, Hyaluronsäure oder Hydroxylapatit medialisiert werden **(Stimmlippenaugmentation = Glottisverengung).** Dieser Effekt kann auch durch ein Stück körpereigenen Knorpels oder ein Titanimplantat erreicht werden. Durch die Verbesserung des Glottisschlusses resultiert eine bessere Stimme.
Bei der **beidseitigen Lähmung** mit ausreichender Ruheatmung kann zunächst konservativ vorgegangen werden (logopädische Übungsbehandlung). Zeigt sich keine spontane Besserung, sollte frühestens nach 1 Jahr eine endoskopische **Glottiserweiterung** (Lateralfixation mit Arytenoidektomie) durchgeführt werden: Dadurch wird die Stimme schlechter, die Atemnot jedoch geringer. Bei starker Atemnot sind die Tracheotomie und der Einsatz einer Sprechkanüle oft unumgänglich. Nach Remission bzw. Lateralfixation kann wieder dekanüliert werden.

> **Lerntipp**
>
> Der N. laryngeus recurrens versorgt motorisch alle Kehlkopfmuskeln mit Ausnahme des M. cricothyroideus. Bei der einseitigen Rekurrensparese ist der Nerv einseitig gelähmt, was zu einer Lähmung der betroffenen Stimmlippe führt, die in Paramedianstellung steht.

4.4.2.2 N. laryngeus superior

Bei einer **einseitigen Lähmung** des M. cricothyroideus (äußerer Stimmlippenspanner) ist die Sprechstimme meist wenig beeinträchtigt. Hohe Töne können nicht gesungen werden. **Laryngoskopie:** Die Glottis steht schräg, die gelähmte Stimmlippe erscheint etwas verkürzt und schlaff.

Beidseitige Paresen führen zu einer ausgeprägten Sensibilitätsstörung der Kehlkopfschleimhaut oberhalb und einschließlich der Stimmritze, was Schluckstörungen mit **Aspirationsgefahr** zur Folge haben kann.

4.4.2.3 N. laryngeus superior und N. laryngeus inferior (einseitige Lähmung)

Eine kombinierte Schädigung dieser Nerven tritt auf, wenn der **N. vagus im Bereich der Schädelbasis** geschädigt ist. Es besteht Heiserkeit, aber keine Atemnot. Eine Schluckstörung mit Aspirationsgefahr kann ebenfalls auftreten. Da sich die Symptomatik langsam entwickelt, wird die Schluckstörung gut kompensiert.

Praxistipp

Eine einseitige Lähmung der Kehlkopfmuskulatur bedarf einer radiologischen Abklärung möglicher Ursachen (Tumorausschluss) von der Schädelbasis bis zum Thorax.

4.4.3 Neubildungen des Larynx

4.4.3.1 Sängerknötchen (Schreiknötchen)

Ätiologie und Pathogenese

Bei **chronischer Überlastung der Stimme** kann es insbesondere bei Kindern und Frauen, aber auch bei Sängern zu korrespondierenden Verdickungen der Stimmlippenränder kommen. Es handelt sich um punktuelle **Hyperplasien des Epithels und der Lamina propria** an der Stelle der maximalen mechanischen Belastung der Stimmlippe.

Diagnostik

Laryngoskopie: Die Knötchen sitzen im vorderen bis mittleren Drittel der Stimmlippen – „Sanduhrglottis".

Therapie

Es erfolgt zunächst eine logopädische Übungsbehandlung und Reduktion der stimmlichen Belastung, womit häufig, insbesondere bei Kindern, eine Restitutio ad integrum herbeizuführen ist. Bei Erfolglosigkeit der konservativen Therapie kann eine mikrolaryngoskopische Abtragung erfolgen. Zur Rezidivvermeidung muss sich eine intensive logopädische Therapie anschließen.

4.4.3.2 Stimmlippenpolypen

Ätiologie

Diese gutartige Neubildung findet sich **meist nur einseitig** und wesentlich häufiger bei Männern im Alter zwischen 30 und 50 Jahren, oft bei Rauchern, nach Laryngitis oder einer übermäßigen Stimmbelastung z. B. durch Schreien (Phonationstrauma).

Symptome

Heiserkeit bis hin zur Aphonie und Reizhusten. Sind die Polypen besonders groß, können sie auch zur Dyspnoe führen.

Diagnostik

Die Polypen sind **laryngoskopisch** sichtbar. Sie sind meist einseitig (▶ Abb. 4.6) und können breitbasig aufsitzen oder gestielt sein. Sie finden sich in den meisten Fällen im mittleren Drittel der Stimmlippe.

Therapie

Mikrochirurgische Abtragung des Polypen unter Schonung der normalen Schleimhaut, nachfolgend logopädische Übungsbehandlung.

Reinke-Ödem

Ätiologie

Das chronische Ödem entwickelt sich meist nach **Stimmüberlastung** bei Rauchern, auch infolge von Infekten. Es handelt sich eine lokale Ansammlung von gallertartigem Transsudat im Reinke-Raum (zwischen Epithel und Lamina propria der Stimmlippe), die fast immer **beidseits** auftritt.

Symptome

Heiserkeit, tiefe Stimme, Räusperzwang, bei starker Ausprägung auch inspiratorischer Stridor.

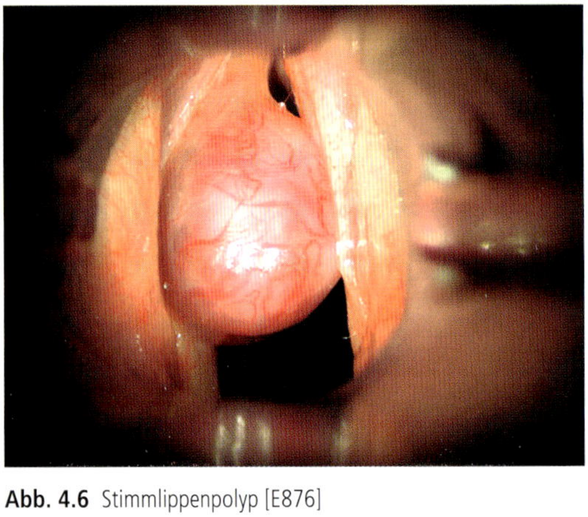

Abb. 4.6 Stimmlippenpolyp [E876]

Diagnostik

Laryngoskopie: Die Stimmlippen sind ein- oder beidseits ödematös lappig aufgetrieben und erscheinen glasig (▸ Abb. 4.7). Die Kehlkopfschleimhaut ist oft zusätzlich diffus gerötet als Folge des Nikotinabusus.

Therapie

Mikrochirurgische Abtragung des submukösen Transsudats unter peinlichster Schonung des Epithels der Stimmlippe. Bei Erreichen der vorderen Kommissur erfolgt die OP zweizeitig, um Synechien zu vermeiden.

Praxistipp

Die mikrochirurgische Entfernung des Reinke-Ödems erfolgt unter unbedingter Schonung der vorderen Kommissur, um Synechien zu vermeiden. Im Einzelfall muss die Operation zweizeitig durchgeführt werden.

Prognose

Wenn die Stimme weiter stark belastet wird bzw. der Patient raucht, sind **Rezidive** sehr häufig.

4.4.3.3 Kehlkopfpapillomatose (juvenile Papillomatose)

Ätiologie

Virusassoziiert (humane Papillomaviren, am häufigsten HPV 6 und HPV 11). Die juvenile Papillomatose beginnt im Kleinkindalter, seltener bei Erwachsenen als adulte Papillomatose.

Symptome

Heiserkeit bis Aphonie, bei ausgeprägtem Befall Dyspnoe und Stridor.

Diagnostik

Bei der **Laryngoskopie** finden sich z. T. gestielte, z. T. solitäre oder auch beerenförmig wuchernde Papillome, die die gesamte Glottis obstruieren können und sich sowohl supra- als auch subglottisch bis in die Lunge ausbreiten können (respiratorische Papillomatose).

Therapie

Mikro- und laserchirurgische Abtragung der Papillome unter bestmöglicher Schonung des Stimmlippenepithels (Stimmfunktion!), intraoperativ kann eine intraläsionale Injektion von Virustatika (Cidofovir) erfolgen, wodurch Rezidive nicht verhindert, aber abgemildert werden können.

Prognose

Kehlkopfpapillome besitzen eine **hohe Rezidivneigung,** oft müssen mehrere Eingriffe durchgeführt werden. Vereinzelt ist eine Malignisierung insbesondere bei den HPV-Subtypen 16 und 18 beschrieben.

Merke

Es wird erwartet, dass mit der Einführung der flächendeckenden Impfung junger Frauen gegen HPV ein Rückgang der Papillomatose-Neuerkrankungen einhergeht.

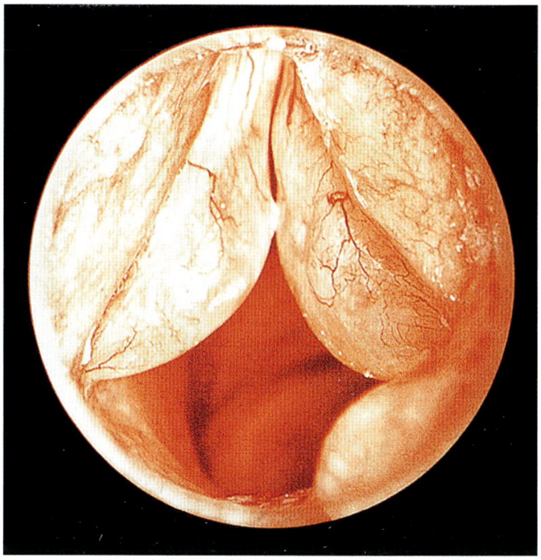

Abb. 4.7 Reinke-Ödem [E307]

4.4.3.4 Kehlkopfretentionszysten

Ätiologie

Sekretstau in den Ausführungsgängen der Schleimdrüsen. Betroffen sind meist die Vallecula (Grübchen zwischen Zungengrund und Epiglottis), die Epiglottis, die aryepiglottische Falte oder die Taschenfalte. Auch an den Stimmlippen kommen Zysten vor.

Symptome

Globusgefühl, ggf. Dyspnoe, bei Stimmlippenzysten Heiserkeit. Bei symptomlosen Zysten kann es bei Intubationen zur unerwarteten Behinderung kommen.

Therapie

Exstirpation bei Beschwerden.

4.4.3.5 Präkanzerosen

Als Präkanzerosen müssen angesehen werden:

- **Papillomatose** beim Erwachsenen
- **Leukoplakien,** bis zum Ausschluss eines Malignoms
- **Pachydermien** infolge einer chronischen Laryngitis

Die meisten derartigen Veränderungen finden sich an den Stimmlippen. Alle sollten chirurgisch entfernt und anschließend histologisch aufbereitet werden. Ein Malignom muss immer ausgeschlossen werden!

4.4.3.6 Larynxkarzinome

Einteilung nach dem Vorkommen in:

- **Kehlkopfkarzinome:**
  - supraglottisches Karzinom
  - glottisches Karzinom
  - subglottisches Karzinom
- **Hypopharynxkarzinome mit Beteiligung des Larynx** („äußere Kehlkopfkarzinome")

Larynxkarzinome stehen in deutlichem **Zusammenhang mit zivilisatorischen Noxen** (Rauchen, Alkohol). Über 90 % sind **Plattenepithelkarzinome,** der Rest Adenokarzinome oder verruköse Karzinome. Die Verdachtsdiagnose wird durch die Laryngoskopie gestellt. Die Sicherung der Diagnose erfolgt durch Biopsie und Histologie. Zur Beurteilung der Ausdehnung des Tumors werden (PET-) CT-Aufnahmen ggf. MRT veranlasst.

Grundsätzlich ist vor einer therapeutischen Entscheidung ein vollständiges standardisiertes **Staging** des Tumors obligat. Ein zentraler Bestandteil davon ist die **Panendoskopie** der oberen Speise- und Luftwege – Pharyngo-Laryngo-Tracheo-Broncho-Ösophagoskopie – in Narkose. Nur so kann der Tumor genau lokalisiert und histologisch gesichert werden.

Larynxkarzinome metastasieren primär lymphogen in die tiefen Halslymphknoten und erst in Spätstadien hämatogen. Aufgrund der geringen Versorgung der Stimmlippen mit Lymphgefäßen metastasieren glottische Karzinome erst spät und haben daher eine deutlich bessere Prognose!

Tab. 4.1 TNM-Klassifikation der Larynxkarzinome

Stadium	Supraglottisches Karzinom	Glottiskarzinom	Subglottisches Karzinom	Hypopharynxkarzinom
Tis	Carcinoma in situ	Carcinoma in situ, Basallamina noch intakt	Carcinoma in situ	Carcinoma in situ
T1	ein Unterbezirk befallen, normale Beweglichkeit des Stimmbands	beschränkt auf die Glottis, normale Beweglichkeit	Ausdehnung begrenzt auf die subglottische Region	Tumor auf einen Unterbezirk des Hypopharynx begrenzt und Größe ≤ 2 cm
T1a		Befall einer Stimmlippe		
T1b		Befall beider Stimmlippen		
T2	Schleimhaut von mehr als einem Unterbezirk von Supragottis/Glottis oder Schleimhaut eines Areals außerhalb der Supraglottis befallen, keine Larynxfixation	Ausbreitung supra- oder subglottisch, eingeschränkte Beweglichkeit	Ausbreitung auf Stimmband oder -bänder	Tumor hat mehr als einen Unterbezirk des Hypopharynx befallen oder Größe ≥ 2 cm und ≤ 4 cm
T3	Ausdehnung begrenzt auf den Larynx, mit Stimmbandfixation oder Invasion jenseits der Postcricoidregion, in präepiglottisches Gewebe oder in die Basis der Zunge	Stimmlippe fixiert	Stimmbandfixation	Tumorgröße > 4 cm oder Fixation einer Kehlkopfhälfte

Tab. 4.1 TNM-Klassifikation der Larynxkarzinome (Forts.)

Stadium	Supraglottisches Karzinom	Glottis-karzinom	Subglottisches Karzinom	Hypopharynxkarzinom
T4	Ausbreitung durch den Schildknorpel in die Weichteile des Halses, der Schilddrüse oder in den Ösophagus	Ausdehnung des Tumors in benachbarte Organe	Ausdehnung jenseits des Larynx	
T4a				Tumor befällt Nachbarstrukturen, z. B. Schild-/Ringknorpel des Kehlkopfes, Zungenbein, Schilddrüse, Speiseröhre, zentrale Weichteile des Halses inkl. der Halsmuskulatur und des Fettgewebes
T4b				Tumor überwindet die Bindegewebehüllen (Faszien) vor der Wirbelsäule oder umschließt die Halsschlagader oder befällt das Mediastinum (Geweberaum in der Brusthöhle)
N1	solitäre Lymphknotenmetastase, ipsilateral < 3 cm			
N2	solitäre Lymphknotenmetastase, ipsilateral > 3 bis 6 cm multiple Lymphknotenmetastasen ipsilateral < 6 cm bilaterale oder kontralaterale Lymphknotenmetastasen < 6 cm			
N3	> 6 cm			
MX	keine Aussage über eine Fernmetastasierung möglich			
M0	keine Fernmetastasierung			
M1	Fernmetastasierung vorhanden			

Supraglottisches Karzinom

Das supraglottische Karzinom metastasiert in die Lymphknoten des Kieferwinkels und in die oberen tiefen Halslymphknoten.

Symptome

Schluckbeschwerden und Druckgefühl (Lymphome) am Hals. Diese Symptome treten jedoch erst sehr spät auf.

Diagnostik

Bei der **Laryngoskopie** sieht man den Tumor im Bereich der Taschenfalte, im Sinus Morgagni oder im Bereich der Epiglottis. Die Diagnose wird gesichert durch die **Biopsie** und Histologie im Rahmen der Panendoskopie.

Therapie

Die Behandlung des supraglottischen Karzinoms ist **stadienabhängig** (▸ Tab. 4.1): Eine horizontale Kehlkopfteilresektion mit beidseitiger Neck Dissection und postoperativer Bestrahlung ist in den Stadien T1 bis T3 indiziert. Im Stadium T4 sind Laryngektomie, beidseitige Neck Dissection (▸ Kap. 4.4.3.7, ▸ Kap. 6.4.4.4) sowie postoperative Nachbestrahlung angezeigt.

Prognose

Die Prognose ist ebenfalls stadienabhängig, jedoch **insgesamt nicht sehr gut.** Im Stadium T1 beträgt die 5-JÜR noch 90 %, diese sinkt für Stadium T3

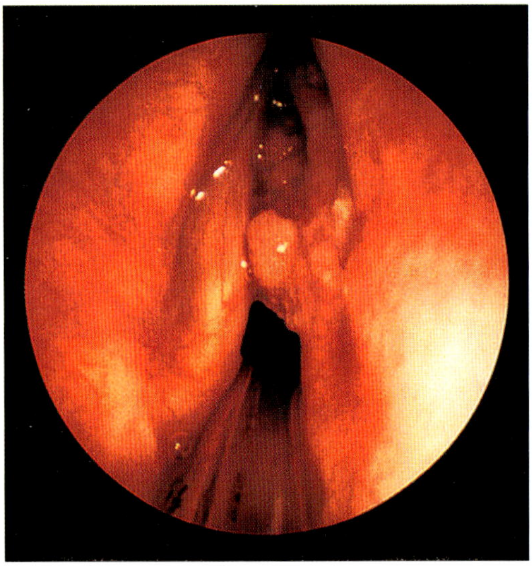

Abb. 4.8 Glottisches Larynxkarzinom (Stimmlippenkarzinom) [E307]

schon auf 40–50 % und beträgt im Stadium T4 nur noch 30 % bei jeweils adäquater Therapie.

Glottiskarzinom (= Stimmlippenkarzinom)

Das Glottiskarzinom metastasiert in die regionären Lymphknoten, allerdings treten die Metastasen erst relativ spät auf. Aufgrund einer früh auftretenden Heiserkeit werden Glottiskarzinome i. d. R. auch früher diagnostiziert als die übrigen Larynxkarzinome. TNM-Klassifikation ▸ Tab. 4.1.

Symptome

Heiserkeit, Hustenreiz, Schmerzen.

Diagnostik

Laryngoskopie: Die betroffene Stimmlippe ist gerötet, verdickt und höckrig (▸ Abb. 4.8). Möglicherweise findet man auch ein Ulkus mit Krater. Eine aufgehobene Randkantenverschiebung in der **Stroboskopie (phonatorischer Stimmlippenstillstand)** ist verdächtig auf eine Tiefeninfiltration des Tumors. Die respiratorische Stimmlippenbeweglichkeit wird erst eingeschränkt, wenn die Stellknorpel infiltriert sind. **Panendoskopie.**

> **Lerntipp**
>
> Glottiskarzinome metastasieren später und werden aufgrund des Symptoms Heiserkeit früher entdeckt. Sie haben daher eine deutlich bessere Prognose!

Therapie

Bei freier vorderer Kommissur (Stadium T1a) kommt die laserchirurgische **Chordektomie** infrage: die betroffene Läsion wird entfernt. Im **T1-Stadium** ist weder eine Neck Dissection noch eine Nachbestrahlung notwendig. Bei kleinen Karzinomen kann auch ausschließlich mit zur OP identischer Heilungsrate bestrahlt werden (im angelsächsischem Raum üblich). Bei Auftreten eines **Rezidivs** ist dann allerdings keine Strahlentherapie mehr möglich. Daher wird in Deutschland diese Option nur in Ausnahmefällen diskutiert.

Die Therapie **fortgeschrittener** Tumoren erfolgt durch eine Kombination von chirurgischen und radio(chemo)therapeutischen Maßnahmen. Der erste Schritt ist immer die operative Resektion des Tumors, im maximalen Fall, durch Laryngektomie. Bei kleineren Tumoren ist eine Teilentfernung des Kehlkopfs in verschiedenen Varianten sinnvoll. Bei allen größeren Operationen erfolgt zusätzlich eine Resektion der lokalen Halsgefäßlymphknoten (Neck Dissection, ▸ Kap. 4.4.3.7, ▸ Kap. 6.4.4.4).

Prognose

Die Prognose ist im T1-Stadium **sehr gut,** mehr als 90 % der Patienten überleben die nächsten 5 Jahre. Daher ist eine frühzeitige Diagnosestellung sehr wichtig.

> **Klinischer Fall**
>
> Ein 62-jähriger Immobilienmakler bemerkt seit 3 Wochen nach einer „Erkältung" eine deutliche Heiserkeit. Die begleitende Ehefrau gibt an, bereits vor 3 Monaten eine Stimmveränderung bemerkt zu haben. Vor 1 Jahr habe er nach einer Bypass-OP aufgehört zu rauchen. Bei der Laryngoskopie zeigt sich eine leicht erhabene, weißliche Raumforderung im mittleren Drittel der rechten Stimmlippe im Sinne einer Leukoplakie. Bei der Halspalpation finden sich suspekte Raumforderungen.
>
> 1. Welche diagnostischen Schritte sind zu veranlassen?
>
> *Antwort:* Zunächst ist eine lupenlaryngoskopische und stroboskopische Untersuchung mit Videodokumentation des Befunds erforderlich. Zeigt sich in der Stroboskopie eine aufgehobene Randkantenverschiebung (phonatorischer Stimmlippenstillstand), erhärtet sich der Verdacht auf eine Tiefeninfiltration durch ein invasives Karzinom. Jede Stimmlippenleukoplakie muss dann im Rahmen einer Mikrolaryngoskopie biopsiert werden, wobei der Befund möglichst in toto abgetragen werden sollte. Bestätigt sich histopathologisch ein Karzinom, ist eine komplette Staging-Untersuchung anzuschließen.

Subglottisches Karzinom

Das subglottische Karzinom ist selten und metastasiert in die tiefen oberen Halslymphknoten und die Lymphknoten unterhalb des Schlüsselbeins und in Richtung Mediastinum.

Symptome

Treten erst sehr spät auf, meistens „nur" Stridor.

Diagnostik

Bei der **Laryngoskopie** ist der subglottische Raum schlecht einsehbar. Daher erreicht der Tumor i. d. R. eine gewisse Größe, bis er entdeckt wird.

Therapie

Therapie der Wahl ist die **Laryngektomie,** einschließlich der Resektion der ersten vier bis fünf Trachealringe, beidseitige Neck Dissection (▸ Kap. 4.4.3.7, ▸ Kap. 6.4.4.4) und postoperative Bestrahlung. Bei nichtresektablen Tumoren wird primär eine Radio-Chemo-Therapie eingeleitet.

Prognose

Meist sehr schlecht, da aufgrund der späten Diagnose das Karzinom zu **Rezidiven,** vor allem im Tracheostomabereich, neigt und oft schon Lymphknotenmetastasen vorhanden sind.

Äußeres Larynxkarzinom/Hypopharynxkarzinom mit Larynxinfiltration

Das Hypopharynxkarzinom metastasiert in die Lymphknoten im Bereich des Kieferwinkels sowie in die aurikulären Lymphknoten.

Symptome

In etwa der Hälfte der Fälle ist das Erstsymptom eine **Halslymphknotenschwellung.** Ferner Schluckbeschwerden, Fremdkörpergefühl im Hals.

Diagnostik

Bei der **Laryngoskopie** ist das Hypopharynxkarzinom schwer zu entdecken. Es erreicht häufig die aryepiglottische Falte (▸ Abb. 4.9) und bewächst den Kehlkopf von außen aus dem Hypopharynx. Nur die **Panendoskopie** mit starren Instrumenten in Narkose kann die genaue Ausdehnung zeigen.

Therapie

Oft wird die Diagnose erst gestellt, wenn der Tumor bereits inoperabel ist. Falls er noch **operabel** ist, kommen folgende Möglichkeiten in Betracht:

- lokale Exzision bei kleinen, gut abgrenzbaren Tumoren

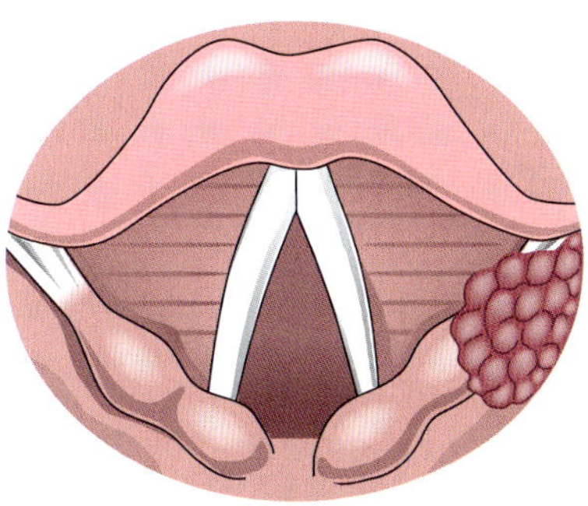

Abb. 4.9 Hypopharynxkarzinom. Durch seine Lokalisation außerhalb des Larynx erzeugt es nur unspezifische Schluckbeschwerden und wird daher erst spät diagnostiziert. [L157]

- Sitzt der Tumor im Bereich des Recessus piriformis, so muss der Pharynx teilreseziert werden, ggf. zusätzlich Laryngektomie.
- Bei größeren Tumoren ist eine zirkuläre Pharyngolaryngektomie erforderlich, die dann eine plastische Rekonstruktion, z. B. mit einem freien Radialis-Transplantat oder Jejunum-Interponat, notwendig macht.

Prognose

Die Prognose ist **sehr schlecht,** da 70 % der Tumoren zum Zeitpunkt der Diagnose bereits metastasiert haben. Die 5-JÜR beträgt ca. 20 %.

4.4.3.7 Neck Dissection

Bei der Diagnose eines Karzinoms im Halsbereich, das in die Halslymphknoten metastasiert hat, ist in Abhängigkeit vom Stadium eine ipsilaterale modifizierte radikale Neck Dissection oder eine kontralaterale funktionelle Neck Dissection erforderlich (▸ Kap. 6.4.4.4).

- **Radikale Neck Dissection:** Ausgeräumt werden die Lymphabflussbahnen, der M. sternocleidomastoideus, die V. jugularis und der N. accessorius. Bei der modifizierten radikalen Neck Dissection können einzelne Strukturen belassen werden.
- **Funktionelle Neck Dissection:** Dabei werden die Lymphbahnen der entsprechenden Halsseite entfernt, unter Erhalt von V. jugularis, N. accessorius und M. sternocleidomastoideus.

4.4.3.8 Rehabilitation nach Laryngektomie

Alle Patienten, die sich einer Laryngektomie unterziehen müssen, sollten bereits **vor der Operation** auf die veränderte Lebenssituation nach der Kehlkopfentfernung intensiv vorbereitet werden. Dazu gehört u.a. ein Gespräch mit einem Vertreter der Selbsthilfegruppen laryngektomierter Patienten.

Psychosoziale Rehabilitation

Der Patient muss nach einer Laryngektomie eine gänzlich neue Lebenssituation bewältigen. Das Tracheostoma ist die einzige Öffnung des Atemwegs, sodass Duschen, Schwimmen etc. stark eingeschränkt bis unmöglich werden. Handhabung und Pflege von Tracheostoma und Trachealkanülen stellen für die häufig multimorbiden Patienten eine Herausforderung dar. Hinzu kommt der Verlust der natürlichen Stimmfunktion.

Stimmrehabilitation

Es gibt mehrere Möglichkeiten eines Stimmersatzes:

- **Ösophagusersatzstimme:** Dabei verschluckt der Patient Luft, die er dann wieder kontrolliert in den Pharynx presst (Ruktusstimme). Durch Vibrationen der physiologischen Enge des Ösophagus entsteht ein Ton, der dann durch Artikulation in Sprache verwandelt werden kann.
- **Pseudoflüstersprache:** Sprache wird hierbei tonlos erzeugt. Diese Art der Verständigung ist einfach zu lernen, jedoch schwer zu verstehen.
- **Stimmprothese** (z.B. Provox®): zwischen Trachea und Ösophagus wird operativ eine Fistel geschaffen. In diese wird ein Ventil eingebracht, mit dessen Hilfe Luft in den Ösophagus gelangt. Diese Methode ist leichter zu erlernen, aber komplikationsträchtiger aufgrund von Dislokationen oder Insuffizienzen der Prothesen.
- **Elektronische Sprechhilfe** (z.B. Servox®): Diese externe Sprechhilfe wird von außen an den Mundboden gedrückt und erzeugt einen Ton, der durch Artikulation in Sprache verwandelt werden kann. Diese Möglichkeit sollte jenen Patienten vorbehalten sein, die nicht in der Lage sind, eine Ösophagusersatzstimme zu erlernen bzw. mit der Stimmprothese umzugehen.

Ein laryngektomierter Patient ist als Schwerbehinderter mit einer **MdE** (Minderung der Erwerbstätigkeit) von 70–80 % einzustufen.

4.4.4 Trachea und Bronchien

4.4.4.1 Tracheotomie und Koniotomie

- Eine **elektive Tracheotomie** (▶ Abb. 4.10) erfolgt heute am häufigsten bei Patienten auf der Intensivstation bei Langzeitbeatmung oder zur Vermeidung von Aspiration (z.B. nach Schlaganfall). Die zweithäufigste Indikation ist eine Tumoroperation im HNO-Bereich oder eine doppelseitige Rekurrensparese.
- Eine **Notfalltracheotomie** wird selten durchgeführt, da die Sicherung der Atemwege bei einem Notfall fast immer durch eine Intubation gelingt.
- Eine **Koniotomie** ist eine sicherere Variante der Notfalltracheotomie, da die Eröffnung der Atemwege in einem gut palpablen Bereich ohne größere Gefäße direkt subglottisch durch die Membrana cricothyreoidea (Lig. conicum, Conus elasticus) erfolgt (▶ Abb. 4.10). Hieraus leitet sich der Name ab. Es handelt sich streng genommen um eine Laryngotomie und keine Tracheotomie. Sie kann im Notfall (z.B. bei akuter anaphylaktischer Reaktion etc.) mit unsterilen Hilfsmitteln (Taschenmesser) durchgeführt werden. Wichtig ist, dass der Kopf soweit wie möglich rekliniert wird, um den Abstand zwischen Ring- und Schildknorpel zu vergrößern.

Durchführung der Tracheotomie

Nach **Reklination** des Kopfs wird in der Halsmittellinie ein horizontaler Schnitt gelegt und die Vorderwand der Trachea stumpf freigelegt. Die Höhe der Eröffnung orientiert sich am gut tastbaren Ringknorpel. Die optimale Lage ist auf Höhe des 2.–4. Trachealrings (▶ Abb. 4.10). Es muss eine exakte Blutstillung erfolgen, da große prätracheale oder thyreoidale Venen erhebliche Blutungen mit Aspirationsgefahr verursachen können. Der Ringknorpel ist unter allen Umständen zu schonen, da ansonsten eine **Ringknorpelperichondritis** und eine Stenose resultieren können.

Steht genügend Zeit zur Verfügung, wird eine **epithelialisierte Tracheotomie** bevorzugt: Die Trachea wird bogenförmig eingeschnitten und mit der Haut zirkulär vernäht. Diese Absicherung des Kanülenkanals reduziert das Risiko einer Via falsa bei Kanülenwechsel bzw. einer akzidenteller Dekanülierung erheblich.

In die Öffnung wird eine Kanüle entsprechender Größe eingesetzt, die zur Beatmung bzw. aspirationsfreiem Schlucken geblockt wird. Der erste Kanülenwechsel erfolgt üblicherweise nach 5–7 Tagen.

Eine inzwischen sehr häufig von Intensivmedizinern angewendete Technik der Tracheotomie ist die **Punktionstracheotomie.** Diese wird, ähnlich der Anlage eines zentralen Venenkatheters, durch direkte Punktion der Trachea und Aufdehnen der Öffnung bis zur Einführung einer Kanüle durchgeführt.

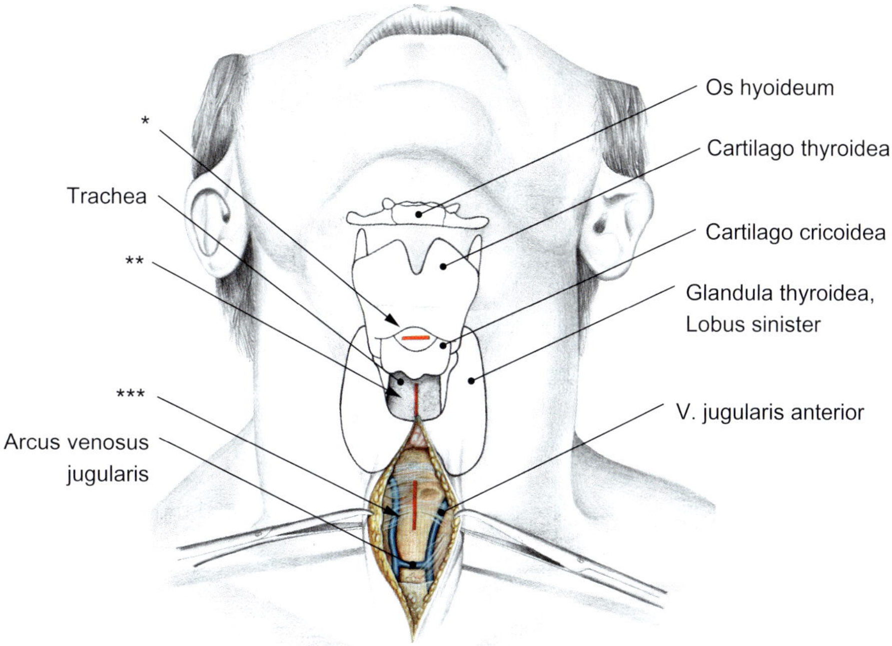

Abb. 4.10 Zugangswege bei Koniotomie und Tracheotomie [S007-3-23]
* Koniotomie, ** obere Tracheotomie, *** untere Tracheotomie

Komplikationen

Es können Infektionen, Blutungen und Stenosen auftreten.

4.4.4.2 Intubation

Indikation

Zur Beatmung bei planmäßigen Narkosen, bei Notfällen zur Sicherung der Atemwege.

Die Intubation erfolgt mithilfe eines beleuchteten Spatels, mit dem der Zungengrund nach vorn oben angehoben wird, um im Idealfall den Eingang des Kehlkopfs zu lokalisieren. Für schwierige Intubationen (Kieferklemme, Malformationen) stehen Hilfsmittel (z. B. Videolaryngoskop) zur Verfügung. Am häufigsten wird ein flexibles Bronchoskop als Schiene und Orientierungshilfe transnasal verwendet. Näheres zur Intubation s. Lehrbücher der Anästhesie und Notfallmedizin.

4.4.4.3 Fremdkörperaspiration

Ätiologie

Fremdkörperaspirationen kommen am häufigsten bei **Kindern** vor. Es sind in der Regel Nahrungsbestandteile (Erdnüsse, Reiskörner, Apfelstücke), aber auch Plastikstücke oder Babypuder zu finden.

Symptome

Atemnot, Hustenreiz, Würgereiz, stechende Schmerzen. Häufig sind bei Kindern die Ereignisse von kurzer Dauer und die Anamnese unsicher. Daher sollte jeder unklarer Aspirationsverdacht endoskopisch abgeklärt werden.

Diagnostik und Therapie

Diese ergibt sich bereits aus der **Anamnese.** Klinisch ist ein pathologischer Auskultationsbefund mit einseitig abgeschwächten Atemgeräuschen pathognomonisch. Konventionelle **Röntgenaufnahme** des Thorax kann eine einseitige Überblähung zeigen (▶ Abb. 4.11). Die endgültige Sicherung oder der Ausschluss der Verdachtsdiagnose erfolgt endoskopisch.

Praxistipp

Bei Verdacht auf eine Aspiration sollte im Zweifel immer ein endoskopischer Ausschluss möglicher Fremdkörper geführt werden! Je länger ein Fremdkörper in der Lunge unentdeckt bleibt, umso schwieriger ist es, ihn zu bergen!

Komplikationen

Pneumonie, Pneumothorax.

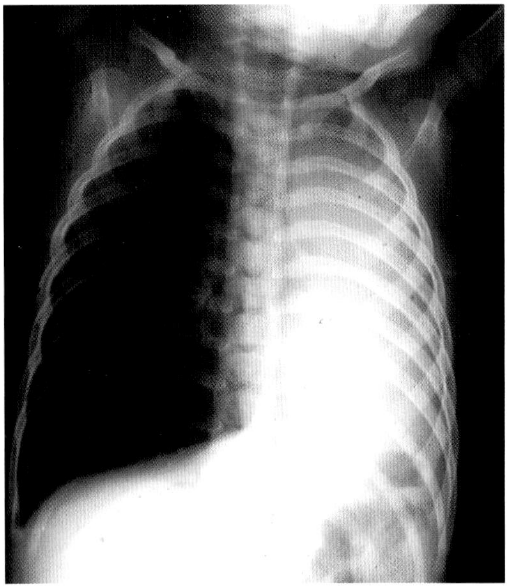

Abb. 4.11 Röntgenaufnahme des Thorax bei einem Kleinkind mit Fremdkörperaspiration im linken Hauptbronchus. Dadurch kommt es zu Überblähung der rechten (dunkel) und Unterbelüftung der linken (hell) Lunge. [M776]

4.4.4.4 Tumoren der Trachea

Primäre Tumoren der Trachea sind selten. **Benigne Neubildungen** (Adenome, Fibrome; Chondrome etc.) können sehr lange symptomarm sein. Erst durch die Obstruktion bzw. den Hustenreiz machen sie sich bemerkbar.

Maligne Tumoren mit primärer Lokalisation in der Trachea sind eine Rarität. Viel häufiger ist die Luftröhre durch **Tumorwachstum aus benachbarten Strukturen,** am häufigsten Ösophaguskarzinome, befallen. Bei einer Infiltration der Nn. recurrentes fällt als erstes Symptom eine Heiserkeit durch die Parese der Stimmlippe auf.

Assen Koitschev

Ösophagus

05

IMPP-Hits

Bisher wurden keine konkreten Fragen zum Ösophagus gestellt. Wichtig erscheinen aber die Untersuchungsmethoden (▸ Kap. 5.3) und die Behandlung von Notfällen – Fremdkörper (▸ Kap. 5.4.1, ▸ Kap. 10.5), Verbrühungen und Verätzungen (▸ Kap. 5.4.2, ▸ Kap. 10.7).

5.1 Wegweiser

Verschluckte und feststeckende Fremdkörper (Bolus; ▸ Kap. 5.4.1), Verätzungen (▸ Kap. 5.4.2), Verbrühungen und Stenosen (▸ Kap. 5.4.2.1) des Ösophaguseingangs werden HNO-ärztlich untersucht und behandelt. Beim Tumorstaging von Kopf-Hals-Karzinomen (Panendoskopie) ist die Untersuchung des Ösophagus relevant, um Zweittumoren in der Speiseröhre auszuschließen.
Typische Symptome bei Erkrankungen des zervikalen Ösophagus sind Schluckbeschwerden (Dysphagie, Odynophagie = schmerzhafter Schluckakt), Gewichtsverlust, Globusgefühl, Sodbrennen, und Husten infolge Aspiration.

5.2 Anatomische und physiologische Grundlagen

Der Ösophagus schließt sich dem Pharynx an und transportiert durch aktive Peristaltik seiner Wandmuskulatur Speichel und Speisebrei in den Magen. Seine **Wand** besteht innen aus Mukosa, darüber folgt eine stark dehnbare Muskelschicht und außen eine lockere Adventitia, die eine Verschiebbarkeit gegenüber den Nachbarorganen beim Schlucken ermöglicht.
Insgesamt hat der Ösophagus eine **Länge** von ca. 25 cm. Am Eingang wird der Ösophagus in Ruhe durch den **M. cricopharyngeus verschlossen.** Dieser ist ein echter **Sphinkter,** der beim Schlucken relaxiert, um den Bolus aufzunehmen. In diesem Bereich findet sich an der Hinterwand eine muskuläre Schwachstelle, das sog. **Killian-Dreieck.** Hier kann sich im höheren Lebensalter eine Schleimhauttasche in das Spatium retropharyngeum **(Zenker-Divertikel)** ausbilden (▸ Kap. 3.4.7). Der untere Ösophagus wird am Hiatus oesophageus unter Mitbeteiligung eines Venenplexus aktiv muskulär verschlossen. Eine Insuffizienz dieses Mechanismus führt zu einem Reflux von Magensäure in die Speiseröhre **(Refluxösophagitis).**
Der Ösophagus besitzt drei Teile mit drei klinisch bedeutsamen **Engen** (▸ Abb. 5.1):

- **Pars cervicalis** mit der **ersten Enge im Ösaphaguseingang.** Hier bleiben Fremdkörper am häufigsten stecken.
- **Pars thoracica** mit der **zweiten Enge** auf Höhe der Bifurkation der Trachea bzw. des Aortenbogens, und

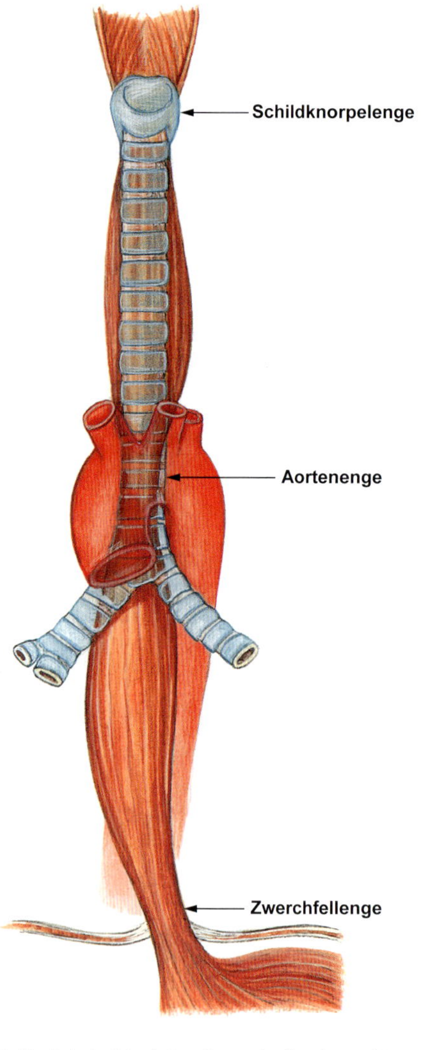

Abb. 5.1 Die drei physiologischen Engen des Ösophagus [S007-2-23]

- **Pars abdominalis** vom Durchtritt des Ösophagus durch das Zwerchfell (Hiatus oesophageus) zum Übergang in die Kardia des Magens. Am Hiatus oesophageus ist der Ösophagus verschieblich in das Zwerchfell eingebaut, damit er den Atembewegungen folgen kann. Der Hiatus ist die **dritte Enge** des Ösophagus.

Vor dem Ösophagus befinden sich die Luftröhre und die Organe des vorderen Mediastinums, also die großen Gefäße und das Herz.
Zur Physiologie des **Schluckakts** ▸ Kap. 3.2.4.

5.3 Untersuchungsmethoden

5.3.1 Endoskopie

Die **Hypopharyngo-Ösophago-Gastroskopie** kann mittels starrer oder flexibler Instrumente erfolgen. Eine **starre** Endoskopie erfordert in der Regel eine Narkose, erlaubt jedoch direkte Manipulationen, z. B. bei Fremdkörperextraktionen. Insbesondere bei einer Untersuchung des Ösophaguseingangs ist die Aufspannung von Schleimhautfalten nur mit dem starren Endoskop möglich. Die große Mehrheit der Patienten wird heute jedoch mithilfe hochauflösender **flexibler** Videoendoskope („chip-on-the-tip") in Sedierung untersucht und behandelt. Diese erlauben eine vollständige Untersuchung der Speiseröhre bis in den Magen.
Die **Perforationsgefahr** ist bei der starren Endoskopie (insbesondere bei Anfängern) etwas höher.
Eine Endoskopie wird durchgeführt bei Verdacht auf Fremdkörper und Tumoren, bei Schluckbeschwerden, Verätzungen, Blutungen, Stenosen und Stenteinlagen.

Praxistipp

Die Ösophagoskopie ist essenzieller Teil der Staging-Panendoskopie, die die Diagnostik jedes Tumors im Kopf-Hals-Bereich abschließt. Die Therapieplanung und die Prognose hängen maßgeblich vom Ausschluss eines sog. Zweittumors ab, der synchron oder metachron in bis zu 30 % der Patienten u. a. im Ösophagus vorkommen kann.

5.3.2 Untersuchung mittels bildgebender Verfahren

5.3.2.1 Röntgenaufnahmen

Der Ösophagus wird mittels eines **Kontrastmittelbreischlucks** funktionell untersucht. Es zeigen sich Kontrastmittelaussparungen im Bereich eines Tumors bzw. einer Stenose oder Retentionen im Bereich eines Divertikels. Außerdem lassen sich Fisteln darstellen. Eine Hochfrequenzkamera **(Kinematografie)** ermöglicht eine genaue Untersuchung der Boluskontrolle und des Schluckakts.

5.3.2.2 Ultraschall, CT und MRT

Eine Ultraschalluntersuchung **(Endosonografie)** erlaubt mit speziellen Sonden die endoluminale Untersuchung der Speiseröhre und des Mediastinums.

Die **Computer**- und die **Magnetresonanztomografie** ermöglichen die überlagerungsfreie Beurteilung der Organe. **Kontrastmittelgabe** ist für die präzise Tumordiagnostik unerlässlich.

5.3.2.3 pH-Metrie

Eine transnasal vorgeschobene Sonde erlaubt eine Langzeitmessung (24 h) zur Bestimmung des gastroösophagealen Refluxes **(GERD = gastro-esophageal reflux disease).**

5.4 Klinik

5.4.1 Fremdkörper

Ätiologie

Kinder verschlucken ohne Absicht die verschiedensten Dinge (Münzen, Knopfbatterien, Spielzeug etc.). Bei Erwachsenen reicht die Palette von Knochen, Fischgräten, Zahnprothesen, Nägeln und Nadeln bis hin zu Löffeln oder unzerkauten Fleischbrocken.

Praxistipp

Besonders gefährlich sind verschluckte Knopfbatterien. Diese laufen im Ösophagus aus und lösen innerhalb von wenigen Stunden durch die enthaltene Säure schwerste Nekrosen und spätere Narbenstenosen aus.

Symptome

Schluckbeschwerden und Schmerzen beim Schlucken. Oft zusätzlicher Hustenreiz. Speichelfluss durch die Unfähigkeit, den eigenen Speichel herunterzuschlucken.

Diagnostik

Diese ergibt sich oft bereits aus der **Anamnese** und den **typischen Symptomen.** Die **indirekte Laryngoskopie** und konventionelle **Röntgenaufnahmen** (▸ Abb. 5.2) der Halsweichteile, des Thorax und des Abdomens ergänzen die Diagnostik. Im Zweifel sollte immer eine Endoskopie zum sicheren Ausschluss eines Fremdkörpers erfolgen.

Therapie

Die **Ösophagoskopie** ist Diagnostik und Therapie zugleich. Bei einer Perforation wird in gleicher Sitzung eine Magensonde gelegt und der Patient zur Prophylaxe einer Mediastinitis hoch dosiert antibiotisch behandelt.

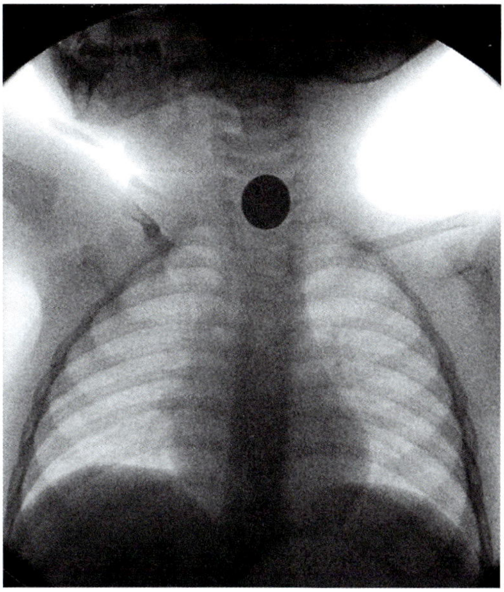

Abb. 5.2 Fremdkörper (Münze) im Ösophaguseingang [M776]

Komplikationen

Ösophagusperforation, Mediastinitis, Strikturen.

Klinischer Fall

Eine 80-jährige Dame bemerkt bei einem festlichen Geburtstagsessen plötzlich einen Schmerz im Brustbereich und kann den Rest ihres Rinderbratens nicht mehr schlucken. Sie habe versucht zu trinken, woraufhin sie heftig gehustet und das Wasser wieder ausgespuckt habe.

1. Welche Verdachtsdiagnose stellen Sie?
2. Welche diagnostischen und therapeutischen Maßnahmen müssen Sie veranlassen?

Antwort: Die geschilderten Beschwerden sind typisch für einen Ösophagusfremdkörper (Bolus). Es gilt der chirurgische Leitsatz: „Über einem Fremdkörper darf die Sonne weder auf- noch untergehen". Es ist daher schnellstmöglich eine Ösophagoskopie zu veranlassen, die bei Bestätigung der Diagnose sogleich die Therapie darstellt (Fremdkörperextraktion). Bei unklarer Anamnese sollten im Vorfeld eine Durchleuchtung und eine radiologische Darstellung der Ösophaguspassage mit wasserlöslichem Kontrastmittel erfolgen.

5.4.2 Verätzungen des Ösophagus

Ätiologie

Ätzende Substanzen werden sowohl in suizidaler Absicht als auch unabsichtlich getrunken. Zum

Unfall kommt es meist dadurch, dass ätzende Flüssigkeiten in Wasser- oder Bierflaschen aufbewahrt werden, die nicht besonders gekennzeichnet sind.

Lerntipp

Säuren verursachen **Koagulationsnekrosen,** d. h. Schorfbildung (relativ oberflächlich). **Laugen** verursachen **Kolliquationsnekrosen,** d. h. Gewebeverflüssigung (auch tiefere Schichten werden geschädigt).

Symptome

Brennende Schmerzen bis in den Oberbauch, Schluckstörungen, Speichelfluss, Übelkeit mit Erbrechen, Atemnot, zunehmender Schock.

Diagnostik

- **Anamnese:** Ätzsubstanz identifizieren
- **Inspektion** mittels indirekter oder direkter Laryngoskopie bzw. Tracheo-, Broncho- oder Ösophagoskopie. Bei einer frischen Verätzung findet man ödematös geschwollene Schleimhäute, später Nekrosen. Die Endoskopie zur Beurteilung der Ausdehnung der Läsionen sollte innerhalb der ersten 12 Stunden erfolgen. Ist das nicht möglich, sollte zunächst der klinische Verlauf abgewartet werden, da die Perforationsgefahr bei einer Endoskopie durch die einsetzenden Nekrosen innerhalb der ersten Woche steigt.

Therapie

Erstmaßnahmen: Magensonde, Kortikosteroide, Antibiotika, Schmerzbekämpfung, Schockbekämpfung. Gezielte Neutralisationsversuche nur nach Anweisung der Vergiftungszentrale sinnvoll.
Die Patienten sollten wegen möglicher Spätkomplikationen noch wenigstens **6 Monate** lang regelmäßig **kontrolliert** werden.

Komplikationen

- **Sofortkomplikationen:** Perforation, Mediastinitis, Peritonitis
- **Spätkomplikationen:** Narbenbildung mit Strikturen (Ösophagusstenose), erhöhtes Karzinomrisiko

5.4.2.1 Narbenstenosen

Ätiologie

Meist infolge von Verätzungen; sie finden sich oft an mehreren Stellen als ringförmige Stenosen.

Symptome

Zunehmende Schluckbeschwerden bis hin zur Schluckunfähigkeit mit starker Gewichtsabnahme.

Diagnose

Röntgen mit Kontrastmittel, Ösophagoskopie.

Therapie

Ballondilatation der Stenose ggf. mit Einlage eines dynamischen Stents, Resektion und Magenhochzug oder Jejunuminterponat bei narbigem Verschluss.

5.4.2.2 Divertikel

► Kap. 3.4.7.

5.4.3 Tumoren

5.4.3.1 Gutartige Tumoren

Gutartige Tumoren **(Lipome, Myome, Fibrome)** sind selten. Sie führen erst bei deutlicher Größe zu unspezifischen Schluckbeschwerden und Fremdkörpergefühl.

5.4.3.2 Ösophaguskarzinom

Ätiologie und Pathogenese

Es handelt sich meist um ein **Plattenepithelkarzinom** (seltener Adenokarzinom). Alkohol- und Nikotinabusus, Vitamin- und Eisenmangelzustände (z. B. perniziöse Anämie) sowie chronische Entzündungen begünstigen die Entstehung eines Ösophaguskarzinoms. Männer sind häufiger betroffen.

Symptome

Schluckstörungen, zunächst nur bei festen Speisen, später zunehmende Beschwerden, Gewichtsabnahme, Erbrechen. Heiserkeit bei Befall des N. recurrens.
Die Tumoren fallen aufgrund der unspezifischen Symptome häufig erst im fortgeschrittenen Stadium auf.

Diagnose

Ösophagoskopie mit Probeentnahme und Histologie. Tumorstaging (Panendoskopie, CT ggf. MRT, Ausschluss Fernmetastasen).

Therapie

Falls möglich **Operation** (Resektion mit Magenhochzug oder Jejunuminterponat), anschließend **Nachbestrahlung.** Oft sind die Tumoren jedoch bei Diagnosestellung nicht mehr operabel. In diesen Fällen erfolgt eine primäre Radio-Chemo-Therapie.

Prognose

Schlecht. Die 5-JÜR beträgt zwischen 10 und 20 %, da das Karzinom sehr schnell (lymphogen) metastasiert.

5.4.4 Perkutane endoskopische Gastrostomie (PEG)

Bei **Schluckunfähigkeit** aufgrund einer neurologischen Grunderkrankung oder eines Tumors wird die Ernährung durch die Anlage eines Zugangs in den Magen oder in das Jejunum gesichert. Diese perkutane Gastrostomie wird routinemäßig nach der sog. Fadendurchzugsmethode angelegt. Dabei erfolgt unter Diaphanoskopie durch die Lichtquelle des Gastroskops eine direkte Punktion des aufgeblähten Magens mit einer dicken Kanüle. Darüber wird ein Führungsfaden geleitet, der das Durchziehen der Sonde von innen nach außen durch die Bauchdecke ermöglicht.

Christiane Koitschev

Hals

06

IMPP-Hits

Zu diesen Themen gab es bislang keine Fragen vom IMPP, sehr wichtig für die Praxis sind jedoch insbesondere die entzündlichen Erkrankungen des Halses (► Kap. 6.4.2) sowie die Halstumoren (► Kap. 6.4.4).

6.1 Wegweiser

Der Hals führt lebenswichtige Gefäß- und Nervenbahnen. In unmittelbarer anatomischer Nachbarschaft finden sich außerdem die oberen Luft- und Speisewege sowie der Kehlkopf als Stimmorgan. Das ausgedehnte Lymphgefäßsystem ist bei entzündlichen Erkrankungen und Kopf- und Halstumoren von zentraler klinischer Bedeutung.

6.2 Anatomische Grundlagen

6.2.1 Topografische Anatomie (Halsregionen)

Wichtige und gut tastbare Strukturen im Halsbereich sind der Schild- und der Ringknorpel, das Zungenbein (Os hyoideum), die Schilddrüse und die Mm. sternocleidomastoidei. Dorsal der Mm. sternocleidomastoidei liegt beidseits die Nackenmuskulatur mit den Mm. scaleni, den Mm. longi colli et capitis und dem M. trapezius.

Der M. sternocleidomastoideus unterteilt den Hals in eine Regio cervicalis anterior und lateralis:

- Die **Regio cervicalis anterior** wird durch den Venter posterior des M. digastricus geteilt (► Abb. 6.1): Oberhalb liegt das **Trigonum submandibulare** mit der Gl. submandibularis und dem N. lingualis, unterhalb befindet sich das **Trigonum caroticum.** Es enthält insbesondere die Bifurkation der A. carotis, die V. jugularis intema sowie den N. hypoglossus und den N. vagus.
- Die **Regio cervicalis lateralis** enthält u.a. den Plexus cervicalis und die A. subclavia.

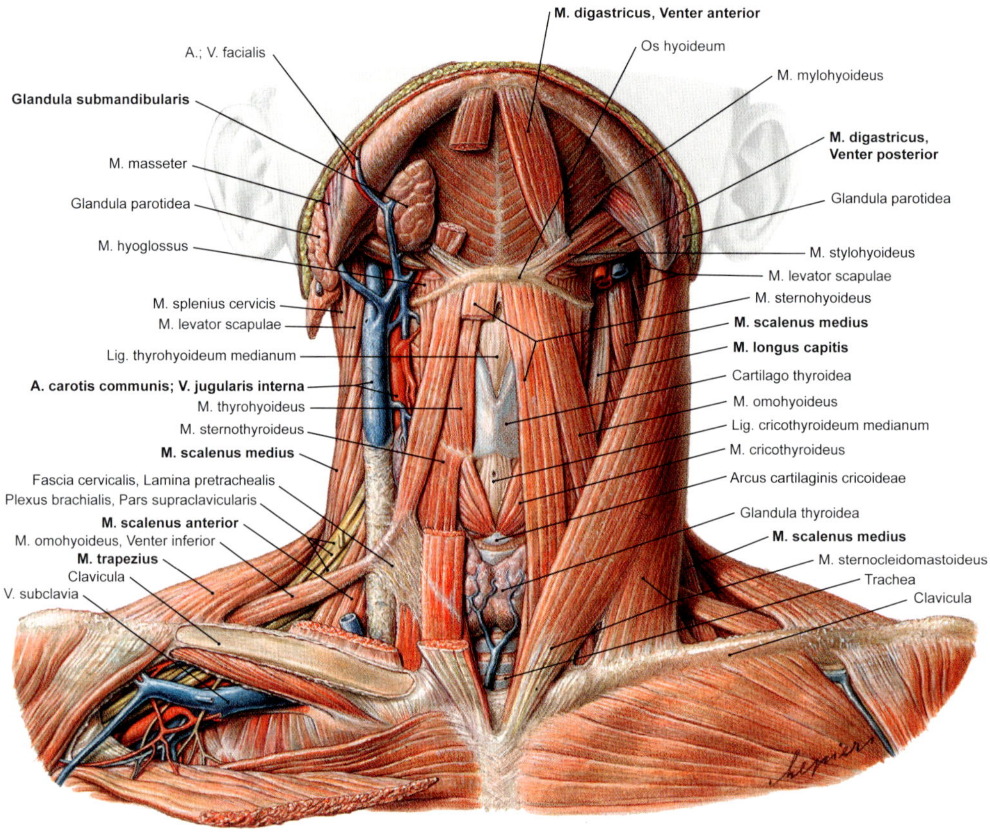

Abb. 6.1 Regio cervicalis anterior [S007-3-23]

6.2.2 Halsfaszie (Fascia cervicalis)

Die Halsfaszie besteht aus **drei Blättern:**

- Die **oberflächliche** Halsfaszie (**Lamina superficialis**) verläuft direkt unter dem Platysma, umschließt Mm. sternocleidomastoideus und trapezius.
- Die **mittlere** Halsfaszie (**Lamina pretrachealis**) liegt auf den Halsorganen zwischen den Mm. omohyoidei, dem Zungenbein und den Claviculae.
- Die **tiefe** Halsfaszie (**Lamina prevertebralis**) bildet eine stabile Schicht direkt auf der tiefen Halsmuskulatur und den Halswirbeln.

Der klinisch bedeutsame **Retropharyngealraum** befindet sich zwischen der mittleren und tiefen Halsfaszie. Er enthält das **Gefäß-Nerven-Bündel** und die **tiefen Halslymphknoten** (▸ Kap. 6.2.4)

Praxistipp

Entzündungen und Tumoren können die durch die drei Blätter der Halsfaszie gebildeten Spalträume des Halses frühzeitig durchbrechen. Infektionen können insbesondere entlang der tiefen Halsfaszie auf das Mediastinum übergreifen und eine lebensbedrohliche Mediastinitis auslösen.

6.2.3 Blutgefäße des Halses

Die A. carotis communis teilt sich in Höhe des Schildknorpels. Die **A. carotis externa** zieht durch die Fossa retromandibularis und gibt nacheinander die A. thyroidea superior, A. lingualis, A. facialis, A. pharyngea ascendens, A. occipitalis und die A. auricularis posterior ab, bevor sie sich in die A. maxillaris und A. temporalis superficialis aufteilt.

Die **A. carotis interna** zieht durch den Canalis caroticus in der Schädelbasis zum Gehirn.

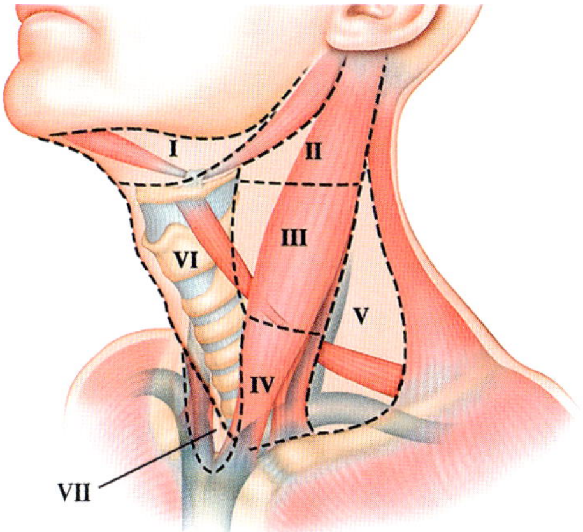

Abb. 6.2 Einteilung der tiefen Hals-LK: Level I: submentale LK; Level II: juguläre LK bis Höhe Zungenbein; Level III: juguläre LK bis Kreuzung des M. omohyoideus mit dem M. sternocleidomastoideus; Level IV: untere juguläre LK bis Klavikula; Level V: laterales Halsdreieck dorsal des M. sternocleidomastoideus; Level VI: vorderes Halsdreieck; Level VII: suprajuguläre Region [F444]

Die **V. jugularis interna** bildet den wesentlichen venösen Abfluss des Halses.

6.2.4 Lymphsystem des Halses

Im Bereich des Halses befinden sich ca. 400 Lymphknoten, die sich anatomisch in **oberflächliche** und **tiefe Halslymphknoten** unterscheiden lassen. Wichtiger ist jedoch die klinisch-chirurgische Einteilung in verschiedene Regionen **(Level)**, die für die Planung onkologischer Halseingriffe benutzt wird (► Abb. 6.2).

Über die tiefen Halslymphknoten sammelt sich die Lymphe letztlich in den paarigen **Trunci jugulares,** die rechts in den **Ductus lymphaticus dexter** bzw. links in den **Ductus thoracicus** münden. Diese enden in den jeweiligen Venenwinkeln. Die hier gelegenen Lymphknoten sind somit die **letzte Lymphstation** für die gesamte jeweilige Körperhälfte.

Praxistipp

Eine **Vergrößerung** der Halslymphknoten muss stets ausreichend abgeklärt werden. Schwierig ist insbesondere bei Kindern die Abgrenzung zu harmlosen, reaktiven Lymphknotenschwellungen infolge von Atemwegsinfekten.

6.2.5 Nerven des Halses

Motorische Versorgung:
- N. accessorius (XI. Hirnnerv): M. sternocleidomastoideus und M. trapezius
- N. hypoglossus (XII. Hirnnerv): Zungenmuskulatur
- Ansa cervicalis: infrahyoidale Muskulatur
- Äste der Hirnnerven V, VII und XII: Mundboden (= suprahyoidale) Muskulatur

Sensible Versorgung: **Plexus cervicalis** mit:
- N. auricularis magnus
- N. occipitalis minor
- N. transversus colli
- Nn. supraclaviculares

Alle sensiblen Nerven des Plexus cervicalis treten am **Erb-Punkt** am Hinterrand des M. sternocleidomastoideus an die Oberfläche. Der Plexus cervicalis enthält außerdem motorische Rr. musculares und den N. phrenicus.

6.3 Untersuchungsmethoden

6.3.1 Inspektion

Bei der Inspektion des Halses achtet man insbesondere auf Schwellungen, entzündliche Hautveränderungen und Fistelöffnungen, Vergrößerungen der Schilddrüse, Venenstauungen sowie funktionelle Einschränkungen der Beweglichkeit.

6.3.2 Palpation

Der Hals wird immer im **Seitenvergleich** mit beiden Händen palpiert. Man achtet darauf, ob **Lymphknoten** tastbar sind (etwa ab einer Größe von 1 cm), und beurteilt ihre Größe, Konsistenz, Verschieblichkeit und Schmerzhaftigkeit. Außerdem wird die **Schilddrüse** palpiert.

6.3.3 Untersuchung mittels bildgebender Verfahren

Ein wesentliches Untersuchungsverfahren des Halses ist die B-Bild-**Sonografie,** die zur Verbesserung der Gefäßdarstellung mit der Farb-Doppler-Sonografie kombiniert werden kann. Mit ihrer Hilfe können Zysten von soliden Raumforderungen unterschieden und Lymphome hinsichtlich ihrer Größe gut dokumentiert werden. Speichelsteine lassen sich indirekt durch die von ihnen verursachte Schallauslöschung erkennen.

Die konventionelle Röntgenuntersuchung des Halses wird nur noch selten durchgeführt.
Die **CT** in axialer Schichtung ermöglicht die Darstellung entzündlicher und tumoröser Prozesse.
Die **Kernspintomografie** eignet sich besonders zur Abklärung von Weichteilen wie Zungengrund oder Speicheldrüsen.
Neuere Untersuchungsmethoden, wie z. B. die **Positronenemissionstomografie (PET)** können maligne Prozesse durch deren erhöhten Stoffwechsel nachweisen.

6.3.4 Gewebeentnahme

Die Gewinnung von Gewebeproben ist auf zwei Wegen möglich:

- **Feinnadelbiopsie:** Wegen der geringen Menge des entnommenen Materials nur eingeschränkt aussagefähig.
- **Chirurgische Biopsie:** Oberflächlich gelegene Lymphknoten können häufig in örtlicher Betäubung und nach Möglichkeit vollständig exzidiert werden.

Merke

Der N. accessorius ist aufgrund seines oft oberflächlichen Verlaufs im lateralen Halsdreieck bei diagnostischen Lymphknotenentnahmen besonders gefährdet (Aufklärung!).

6.4 Klinik

6.4.1 Fehlbildungen

6.4.1.1 Mediane Halszysten und Halsfisteln

Ätiologie
Mediane Halszysten und -fisteln sind **Reste des Ductus thyreoglossus.** Halsfisteln entstehen meist sekundär infolge spontaner oder entzündungsbedingter Perforation von Halszysten. Sie ziehen vom Foramen caecum (Zungengrund) bis in die Mitte des Halses.

Symptome
In der Mittellinie des Halses in Nachbarschaft des Zungenbeins ist eine **prall-elastische Raumforderung** sicht- und tastbar, die beim Schlucken eine Mitbewegung ausführt (► Abb. 6.3). Die Patienten beklagen gelegentlich ein Globusgefühl. Die Haut um die Fistelöffnungen ist häufig entzündlich verändert.

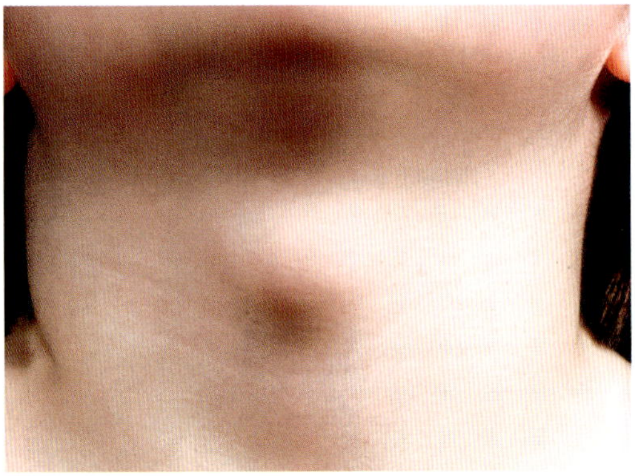

Abb. 6.3 Mediane Halszyste [E877]

Diagnostik
Inspektion und Palpation, Halssonografie, ggf. Hals-CT bei Abszessbildung.

Therapie
Chirurgische Exstirpation der Zyste oder Fistel.

Praxistipp

Bei der Resektion medianer Halszysten und -fisteln muss der mediale Anteil des Zungenbeins immer mitentfernt werden, da sonst Rezidive aus verbleibenden epithelialen Zellen drohen. Aus diesem Grund muss auch die Zystenkapsel vollständig entfernt werden.

Komplikationen
Entzündungen mit Abszessbildung sind nicht selten. Es erfolgt dann vor der eigentlichen Zystenexstirpation die chirurgische Abszessspaltung und antibiotische Therapie.

6.4.1.2 Laterale Halszysten und Halsfisteln

Ätiologie
Laterale Halszysten sind **Rudimente des 2.,** seltener auch des **3. oder 4. Kiemenbogens** und treten meist im Kindes- und Jugendalter auf.

Symptome
An der betroffenen Halsseite findet sich eine **fluktuierende Vorwölbung** (► Abb. 6.4). Die Öffnung der Fistel befindet sich meist am Vorderrand des M. sternocleidomastoideus und sondert Sekret ab.

Diagnostik und Therapie
Entsprechend den medianen Halszysten (► Kap. 6.4.1.1).

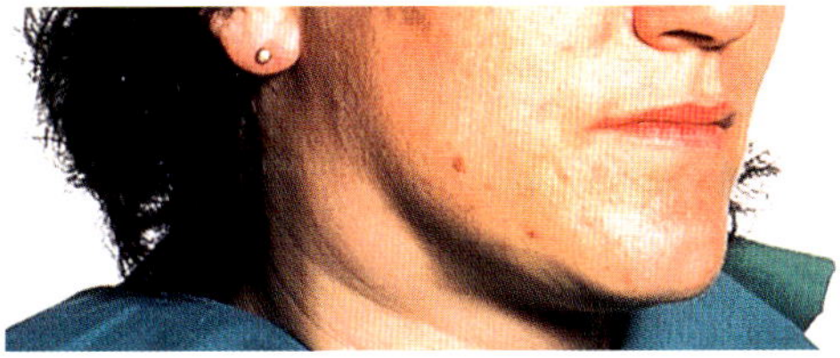

Abb. 6.4 Laterale Halszyste [E273]

Komplikationen
Abszessbildung (▸ Kap. 6.4.1.1).

6.4.2 Entzündliche Lymphknotenerkrankungen (Lymphadenitis colli)

Lerntipp

Der Begriff der **Lymphadenopathie** beschreibt generell die krankhafte Vergrößerung von Lymphknoten. Diese kann „reaktiv" bei entzündlichen Erkrankungen oder als eigenständige Neoplasie bei Lymphomen bzw. Metastasen auftreten. Ab einer Größe von über 1 cm gelten Lymphknoten als abklärungsbedürftig.

Spezifische Entzündungen treten im Vergleich zur unspezifischen Lymphadenitis colli deutlich seltener auf. Sie verursachen meist chronische Lymphadenopathien und müssen differenzialdiagnostisch daher immer gegen Malignome abgegrenzt werden.

6.4.2.1 Unspezifische Lymphadenitis colli

Ätiologie
Bei vielen viralen und bakteriellen Entzündungen im Kopf-Hals-Bereich sind die Lymphknoten der entsprechenden Lymphbahn mitbetroffen, so z. B. im Rahmen von **Streptokokken-Infektionen des Waldeyer-Rachenrings.** Durch die Häufung von Infekten der oberen Luftwege sind Kinder bis zum 10. Lebensjahr besonders betroffen.

Symptome
Schmerzhafte Schwellungen der Halslymphknoten, evtl. Rötung und Induration der Haut als Hinweis auf eine beginnende Abszedierung (▸ Abb. 6.5).

Diagnostik
Sorgfältige HNO-Untersuchung auf **Primärherde.** Gegebenenfalls weitere Diagnostik (Rachenabstrich, Serologie, Histologie). **Sonografie** zur Dokumentation und Verlaufskontrolle. CT bei V. a. Halsabszess.

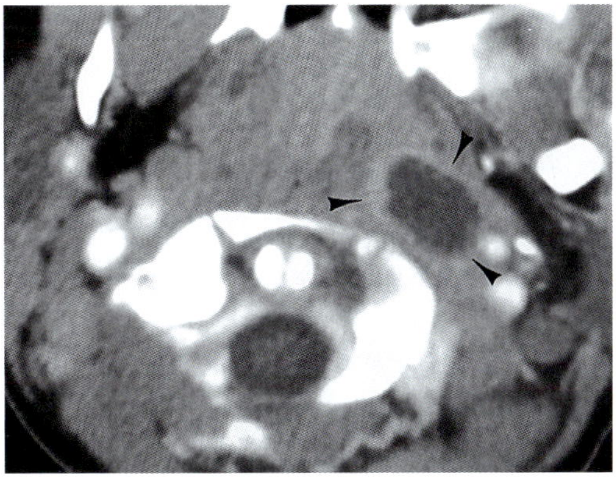

Abb. 6.5 Darstellung eines retropharyngeal gelegenen Halsabszesses (Pfeile) im CT mit Kontrastmittel [E653]

Therapie
In Abhängigkeit von der Ursache z. B. Breitspektrum-Antibiotika. Bei Abszessbildung chirurgische Drainage und i. v. antibiotische Therapie nach Abstrich.

Komplikationen
Halsabszess.

Klinischer Fall

Ein 25-jähriger Patient stellt sich notfallmäßig mit einer schmerzhaften, über Nacht aufgetretenen Schwellung der linken Halsseite vor. Seit einigen Tagen bestünden Fieber und Schluckbeschwerden, die sich zunehmend verstärkt hätten. Vom Hausarzt sei er seit 3 Tagen oral antibiotisch behandelt worden.
Bei der Untersuchung zeigt sich eine diffuse Schwellung der linken Halsseite bis in den Kieferwinkel mit Rötung und Überwärmung der Haut sowie einer deutlichen Schonhaltung.

1. Wie lautet die wahrscheinlichste Diagnose?
2. Welche Untersuchungen sind indiziert?
3. Welche Therapie ist erforderlich?

Antwort: Es handelt sich mit hoher Wahrscheinlichkeit um eine abszedierende Lymphadenitis colli (Halsabszess), die am häufigsten in der Folge einer eitrigen Tonsillitis entsteht. Differenzialdiagnostisch sind eine infizierte laterale Halszyste und prinzipiell auch eine infizierte Halslymphknoten-Metastase zu bedenken. Eine vollständige HNO-Spiegeluntersuchung mit genauer Untersuchung des Oropharynx (Tonsillen) und Ausschluss eines entzündlichen Larynxödems sind erforderlich, weiterhin eine Sonografie des Halses und i. d. R. auch ein Hals-CT (bei Kindern MRT!). Therapeutisch sind die chirurgische Abszessdrainage, eine i. v. antibiotische Therapie sowie die Gabe von Analgetika indiziert.

6.4.2.2 Spezifische Lymphadenitis colli

Spezifische Entzündungen der Halslymphknoten kommen u. a. im Rahmen einer **Tuberkulose, Lues** oder **Borreliose** vor. Insbesondere bei Kindern spielen auch **atypische Mykobakterien** eine Rolle. Aus dem Tierreich übertragene Erkrankungen wie die Tularämie oder die Katzenkratzkrankheit verursachen Lymphadenitiden im Abflussgebiet der Hautwunde.

Tuberkulose der Halslymphknoten

Ätiologie

Infektion mit *Mycobacterium tuberculosis.* Die Lymphknoten des Halses können auf verschiedene Weise befallen werden:

- **lymphogen** über einen Primärkomplex im Bereich des Oropharynx
- **hämatogen** im Rahmen einer postprimären Reaktivierung der Tuberkulose

Symptome

Häufig schmerzlose Vergrößerung insbesondere supraklavikulärer Lymphknoten, gelegentlich Fistelbildung.

Diagnostik

Histologische und mikrobiologische Untersuchung exzidierter Lymphknoten, Röntgen-Thorax.

Therapie

Tuberkulostatika (s. Lehrbücher der Inneren Medizin).

> **Merke**
>
> Die Tuberkulose ist bereits im Verdachtsfall meldepflichtig!

Atypische Mykobakterien

Atypische Mykobakterien kommen ubiquitär im Erdreich und in Gewässern vor. Sie verursachen typischerweise derbe, nicht schmerzhafte, teils fistelnde Lymphknotenschwellungen.

Diagnostisch ist die mikrobiologische und histologische Untersuchung einer **Gewebeprobe** erforderlich.

Die Therapie besteht in der vollständigen chirurgischen **Exzision,** da die Erreger auf Antibiotika kaum ansprechen.

Lues

Die Lymphknotenschwellungen als Bestandteil des Primärkomplexes sind meist indolent und entstehen 1–2 Wochen nach Auftreten eines Primärherdes im Mund- oder Gesichtsbereich.

Toxoplasmose

Bei immungesunden Personen verursacht die Toxoplasmose kaum Allgemeinsymptome. Typisch sind besonders **nuchale** Lymphknotenschwellungen.

6.4.3 Verletzungen

Verletzungen im Halsbereich sind insbesondere dann lebensgefährlich, wenn die großen Halsgefäße betroffen sind. Stumpfe und scharfe Halstraumen können daneben durch Kehlkopfschwellungen oder Verletzungen der Trachea zu Atemnot führen. **Hautemphyseme** sind klinische Zeichen einer perforierenden Verletzung der oberen Luftwege. Bei **Perforationen** von Pharynx oder Ösophagus droht eine Mediastinitis.

> **Merke**
>
> Patienten mit stumpfen Halstraumen müssen sorgfältig auf Larynxschwellungen untersucht und auch bei diskret erscheinenden Befunden stationär überwacht werden.

6.4.4 Halstumoren

6.4.4.1 Benigne Tumoren

Hämangiome und Lymphangiome

Die Bezeichnung **Hämangiom** („Blutschwamm") wird von Laien wie Ärzten oft undifferenziert für ganz verschiedene Gefäßanomalien mit unterschiedlichen biologischen und pathologischen Merkmalen verwendet.

Echte Hämangiome finden sich bei ca. 10 % aller Säuglinge und sind hinsichtlich ihrer Lokalisation und Größe äußerst variabel. In der Halsregion betreffen sie den HNO-Arzt dann, wenn Störungen der Atem-, Schluck- oder Stimm- und Sprechfunktionen des Kindes resultieren.

Diagnostisch ist in diesen Fällen neben der **Duplex-Sonografie** und der **MRT** eine **endoskopische** Größenbestimmung in Narkose erforderlich.

Hämangiome zeigen in 80–90 % eine **spontane Regression** im 1. Lebensjahr. Verursachen sie Probleme, müssen sie medikamentös (Kortikoide, β-Blocker) oder operativ therapiert werden.

Lymphangiome sind **angeborene Fehlbildungen** der Lymphgefäße, die nach der Geburt eine Größenprogredienz zeigen können. Verursachen sie funktionelle Probleme, müssen sie **medikamentös sklerosiert** (Picibanil®) oder chirurgisch entfernt werden.

Glomustumoren

Glomustumoren sind äußerst gefäßreiche Tumoren, die von den Zellen des Ganglion caroticum in der Karotis-Bifurkation ausgehen. Daher werden sie auch als Chemodektome oder **Paragangliome** bezeichnet. Vor einer chirurgischen Entfernung sind eine Angiografie und eine Embolisation erforderlich, um das Blutungsrisiko zu reduzieren.

Neurinome und Neurofibrome

Die von den Nervenscheiden ausgehenden Tumoren wachsen meist langsam und verursachen erst in fortgeschrittenen Stadien neurologische Ausfälle. Im Rahmen einer **Neurofibromatose Typ I** können sie disseminiert auftreten.

6.4.4.2 Maligne Tumoren

Maligne Halstumoren betreffen i. d. R. die Lymphknoten. Hierbei sind die primären Tumoren des lymphatischen Systems (**Hodgkin**- bzw. **Non-Hodgkin-Lymphome**) von den **Lymphknotenmetastasen** abzugrenzen (▸ Abb. 6.6).
Bei Letzteren liegen die Primärtumoren, meist fortgeschrittene Plattenepithelkarzinome der Schleimhäute der oberen Luft- und Speisewege, in über 80 % der Fälle im Kopf-Hals-Bereich.
Die Wahrscheinlichkeit einer lymphogenen Metastasierung hängt vom jeweiligen Tumorstadium und von der Tumorlokalisation ab. **Bilaterale** zervikale Metastasen treten insbesondere bei Zungengrund- und Nasopharynxtumoren auf.
Lymphknotenmetastasen werden nach dem TNM-System klassifiziert (▸ Tab. 6.1).

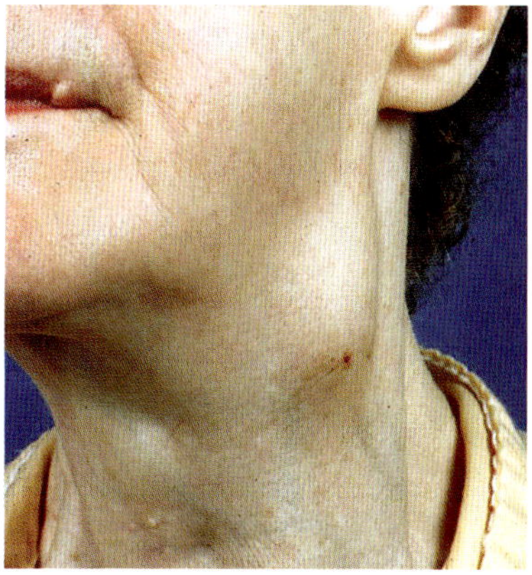

Abb. 6.6 Halslymphknotenmetastase [E846]

Therapie der Wahl bei bekanntem Primärtumor ist die Exstirpation des Tumors in Verbindung mit einer **Neck Dissection** (▸ Kap. 6.4.4.4) sowie ggf. die anschließende **Bestrahlung.**

6.4.4.3 CUP-Syndrom (Cancer of Unknown Primary)

Eine histologisch gesicherte Lymphknotenmetastase am Hals ohne nachweisbaren Primärtumor wird als CUP-Syndrom bezeichnet. Es muss dann eine **intensive Primärtumorsuche** einschließlich Panendoskopie, Gastroskopie, Koloskopie, dermatologischer und gynäkologischer bzw. urologischer Untersuchung sowie ggf. PET erfolgen. Handelt es sich um ein Plattenepithelkarzinom, beinhaltet die Diagnostik auch Biopsien des Nasenrachenraums, des Zungengrunds und des Hypopharynx sowie ggf. eine diagnostische Tonsillektomie.
Therapeutisch erfolgen je nach Histologie und Ergebnissen der Diagnostik i. d. R. eine modifiziert-radikale Neck Dissection (▸ Kap. 6.4.4.4) sowie eine Nachbestrahlung.

6.4.4.4 Neck Dissection

Unter einer Neck Dissection versteht man die Ausräumung der Halslymphknoten. Der Eingriff bildet einen standardisierten Bestandteil einer operativen Behandlung von Kopf- und Hals-Malignomen und wird nach onkologischen Kriterien in verschiedenen Techniken ausgeführt:

- **Radikale** Neck Dissection: Alle Lymphknoten im Level I–V werden zusammen mit dem M. sternocleidomastoideus, der V. jugularis interna und dem N. accessorius entfernt.

Tab. 6.1 TNM-Klassifikation von Lymphknotenmetastasen

N1	ipsilaterale, einzelne Lymphknotenmetastase ≤ 3 cm
N2a	ipsilaterale, einzelne Lymphknotenmetastase 3–6 cm
N2b	mehrere ipsilaterale Lymphknotenmetastasen ≤ 6 cm
N2c	bilaterale oder kontralaterale Lymphknotenmetastasen ≤ 6 cm
N3	Lymphknotenmetastasen > 6 cm

- **Modifiziert-radikale** Neck Dissection: Die Lymphknoten der Level I–V werden unter Erhalt mindestens einer der oben genannten nichtlymphatischen Strukturen entfernt. Hierdurch werden die funktionellen Beeinträchtigungen der Patienten deutlich reduziert.
- **Selektive** Neck Dissection: Die Lymphknoten eines oder mehrerer Level werden unter Schonung aller nichtlymphatischen Strukturen ausgeräumt. Dieses Verfahren wird vor allem bei klinisch unauffälligen Halslymphknoten angewendet.

Praxistipp

Die Durchführung einer kurativen Neck Dissection setzt die Operabilität des Primärtumors (Ausnahme: CUP-Syndrom!) sowie den Ausschluss von Fernmetastasen voraus.

Annette Limberger

Kopfspeicheldrüsen

07

IMPP-Hits

In den letzten Jahren wurden nur zu den Untersuchungsmethoden (► Kap. 7.3) und zur Fazialisparese (► Kap. 7.4.3) Fragen gestellt.

7.1 Wegweiser

Die Speicheldrüsen sind wichtige Organe für die Verdauung, die Immunabwehr und den Schutz der Schleimhaut, sie bilden den überaus wichtigen Speichel. Das Drüsengewebe ist sehr empfindlich gegenüber schädigenden Einflüssen, Stoffwechselstörungen und Entzündungen. Erkrankungen der Speicheldrüsen haben für die Betroffenen weitreichende Konsequenzen.

7.2 Anatomische und physiologische Grundlagen

Die Speicheldrüsen werden unterschieden in die drei großen und zahlreiche kleine Speicheldrüsen. Die **großen** Speicheldrüsen bestehen aus der:

- Gl. parotidea (Ohrspeicheldrüse, kurz: Parotis)
- Gl. submandiublaris (Unterkieferspeicheldrüse)
- Gl. sublingualis (Unterzungenspeicheldrüse)

Die **kleinen** Speicheldrüsen befinden sich an den Lippen, den Wangen, der Zunge, dem Gaumen und um die Molaren.

Die Speicheldrüsen haben eine wichtige **Funktion** bei der Verdauung, der Reinigung der Mundhöhle und des Rachens, der Immunabwehr und beim Schmecken.
Die **Gl. parotidea,** die **Ohrspeicheldrüse** (oder kurz **Parotis**), ist die größte Speicheldrüse. Sie liegt teilweise auf dem M. masseter und reicht bis in den Parapharyngealraum. Die Drüse ist **rein serös.** Ihr Ausführungsgang (Ductus parotideus) zieht durch den M. buccinator und mündet über dem 2. oberen Molaren.
Der **N. facialis** verläuft durch die Parotis: An seinem Austritt aus dem Schädelinneren, dem Foramen stylomastoideum, tritt er bogenförmig in die Gl. parotidea ein und bildet dort den Plexus intraparotideus, der die Äste für die mimische Gesichtsmuskulatur abgibt: die Rr. temporales, zygomatici, buccales marginales mandibulae und colli sowie den dorsalen Endast, den N. auricularis posterior, der hinter die Ohrmuschel zieht.
Bei **Operationen der Parotis** wird der N. facialis mittels des sog. **Nerve Monitoring** aufgesucht und so geschont: Feine Nadelelektroden werden in die einzelnen Äste eingebracht, bei Berührung ertönt dann ein akustischer Warnton. Handelt es sich aller-

dings um einen malignen Tumor der Parotis, muss der Nerv geopfert werden, es resultiert eine Fazialisparese, die jedoch häufig schon vor der Operation als Zeichen der Malignität des Tumors bestand.
Die **Gl. submandibularis** liegt im Trigonum submandibulare, zwischen Unterkiefer und den beiden Bäuchen des M. digastricus. Die Drüse ist **seromukös** und mündet auf der Caruncula sublingualis, lateral des Zungenbändchens.
Die **Gl. sublingualis** besteht aus mehreren kleinen Einzeldrüsen unterhalb der Zunge, der Ductus sublingualis major mündet gemeinsam mit der Gl. submandibularis. Die Drüse ist überwiegend **mukös.**
Innerviert wird die Gl. parotis über den sekretorischen N. petrosus minor aus dem Ganglion oticum, die Gll. submandibularis und sublingualis über die Chorda tympani, eine Abspaltung des N. facialis im Mittelohr.
Die Speicheldrüsen produzieren am Tag **zwischen 0,5 und 1,5 l Speichel.** Der Speichel enthält eine Reihe von Proteinen darunter vor allem kohlenhydratspaltende Amylase, Muzine und v. a. Immunglobulin A (IgA), außerdem verschiedene Elektrolyte, Ammoniak, Harnstoff und Harnsäure.
Sekretionsreiz sind Geschmackseindrücke (das Wasser läuft im Munde zusammen), aber auch mechanische Reizung, wie Massage der Speicheldrüsen.

7.3 Untersuchungsmethoden

7.3.1 Inspektion

Bei der Inspektion der Speicheldrüsen ist besonders auf das Vorliegen einer **Schwellung** und/oder **Rötung** (ein- oder beidseitig vorhanden?) sowie einer **Fazialisparese** zu achten.
Im Anschluss an die äußere Inspektion betrachtet man die **Ausführungsgänge:** Sind sie gerötet, spricht dies für eine Infektion, tritt Eiter aus, handelt es sich um eine bakterielle Infektion.

7.3.2 Palpation

Die Palpation der Speicheidrüsen gehört zur HNO-ärztlichen Untersuchung dazu. Man tastet immer beide Seiten ab. Dabei achtet man auf **Schwellungen** und dokumentiert ihre Größe, Konsistenz und Verschieblichkeit. Weiterhin werden die Ausführungsgänge auf Steine untersucht und Speichel durch Druck auf die Drüse exprimiert, dabei wird der Speichel beurteilt.

7.3.3 Untersuchung mittels bildgebender Verfahren

- **Sonografie:** Diese nichtinvasive Untersuchung ist gut dazu geeignet, zystische von soliden Prozessen zu unterscheiden, aber ebenso zur Darstellung von Steinen. Die Sonografie gibt differenzialdiagnostische Hinweise zur Unterscheidung von gut- und bösartigen Prozessen.
- **Feinnadelaspirationszytologie** (FNAZ): Sie dient der Zellgewinnung zur Diagnosesicherung bei unklarer Dignität.
- **Computer- und Kernspintomografie:** Beide eignen sich gut dazu, die Ausdehnung von Tumoren zu beurteilen und differenzialdiagnostische Hinweise auf gut- oder bösartige Tumoren zu gewinnen.
- **Röntgenaufnahmen einschließlich Kontrastdarstellung:** Röntgenaufnahmen in mehreren Schichten dienen der Lokalisation von Speichelsteinen. Die Gl. submandibularis kann mit Mundbodenaufnahmen dargestellt werden. Durch Darstellung der Speicheldrüsen mit Kontrastmittel **(Sialografie)** kann man das Gangsystem der Speicheldrüsen gut darstellen. Diese Untersuchung ist auch im MR ohne Kontrastmittel möglich.

Merke

Bei akuten Entzündungen keine Sialografie, da bei retrograder Füllung die Entzündung verstärkt werden kann!

- **Szintigrafie:** Die Untersuchung wird mit Technetium (^{99m}Tc) durchgeführt. Sie kann Speicherdefekte innerhalb von Tumoren oder eine verzögerte Ausscheidung bei Sialadenose aufdecken und Entzündungen der Speicheldrüsen nachweisen.
- Zu den neueren Untersuchungsmethoden gehört die **Positronenemissionstomografie** (PET), ein funktionelles Verfahren zur Entdeckung maligner Prozesse.

7.4 Klinik

Viele Erkrankungen der Speicheldrüsen treten meist nur einseitig auf, jedoch spielen Erkrankungen der Speicheldrüsen auch eine wichtige Rolle bei Allgemeinerkrankungen. Tumoren sind glücklicherweise meist gutartig, wenn sie bösartig sind, ist die Fazialisparese oft das erste Symptom.

7.4.1 Sialadenitis, Sialolithiasis, Sialosen

7.4.1.1 Sialadenitis

Akute Sialadenitis

Ätiologie

Eine akute Entzündung der Speicheldrüsen kann durch **Bakterien** (Staphylokokken oder Streptokokken) oder **Viren** bedingt sein (z. B. Paramyxoviren bei Parotitis epidemica, Mumps). **Mumps** hat eine Inkubationszeit von ca. 20 Tagen.
Die akute Sialadenitis entwickelt sich auf dem Boden **mangelnden Speicheldurchflusses,** d. h. bei Behinderungen im Speichelfluss, z. B. durch einen Stein (öfter Gl. submandibularis), oder bei stark eingeschränkter Nahrungsaufnahme. Auch mangelhafte Mundhygiene ist ein prädisponierender Faktor. Meist ist die Parotis betroffen.

Symptome

Die Drüse ist **geschwollen, gerötet** und **druckschmerzhaft.** Bei Mumps sind in 75 % der Fälle beide Parotiden geschwollen („Hamsterbacken"); die Ohrläppchen stehen ab.
Komplikationen einer Mumpsinfektion: Schwerhörigkeit bis Taubheit, Meningitis, Enzephalitis, Pakreatitis oder Orchitis mit Unfruchtbarkeit.

Diagnostik

Inspektion/Palpation: Die Papille des Ausführungsgangs ist gerötet und geschwollen. Bei einer bakteriellen Entzündung tritt bei Druck auf die Drüse Eiter aus.
Das Mumpsvirus kann bereits vor Beginn der Erkrankung im Speichel nachgewiesen werden. Die Diagnose wird jedoch **serologisch** gesichert (Erhöhung des Antikörpertiters).

Therapie

Bei Abszessbildung sofortige **Drainage, hoch dosiert Antibiotika, lokale Umschläge.** Außerdem speichelfördernde Maßnahmen **(Sialogoga),** damit die Entzündung „ausgespült" wird, z. B. Pilocarpin-Tropfen, saure Drops, Zitronenscheiben.

Prophylaxe

Auf Empfehlung der ständigen Impfkommission (STIKO) werden alle Kinder zwischen dem 11. und 14. Lebensmonat zusammen mit Masern und Röteln gegen Mumps geimpft (MMR). Die 2. Impfung erfolgt zwischen dem 15. und 23. Lebensmonat.

Chronische Sialadenitis

Die chronische Sialadenitis kommt relativ häufig vor. Es kann eine angeborene Störung der Sekretbildung sein oder obstruktiv bedingt, z. B. durch Steinbildungen. Aber auch im Rahmen von Systemerkrankungen treten chronische Entzündungen der Speicheldrüsen auf. Beispiele sind die im Folgenden beschriebenen Syndrome:

- Das **Sjögren-Syndrom** ist charakterisiert durch chronisch-rezidivierende Gelenkentzündungen, Xerostomie, Keratoconjunctivitis sicca, Rhinopharyngitis sicca und Schwellungen der Speicheldrüsen, vornehmlich der Gll. parotideae. **Ursächlich** ist möglicherweise eine **Autoimmunkrankheit,** die mit einer Retrovirusinfektion in Verbindung stehen könnte. Die Speicheldrüsen sind geschwollen. Es besteht eine chronische Entzündung mit fortschreitender Atrophie des Drüsenparenchyms, kompensatorischer Wucherung der Schaltstücke und lymphozytärer Infiltration des Interstitiums. Folge ist eine Verminderung der Speichelproduktion. **Behandelt** wird zum einen **symptomatisch** (künstlicher Speichel), zum anderen **immunsuppressiv** (Kortikosteroide).
- Das **Heerfordt-Syndrom** stellt eine extrapulmonale Manifestation der Sarkoidose dar mit Uveitis, Speicheldrüsenschwellung, Fieber, manchmal auch mit Fazialisparese. Meist ist die Parotis betroffen. **Ursache** der Schwellung ist eine granulomatöse, epitheloidzellige Entzündung. Folge ist eine verminderte Speichelproduktion. Wie beim Sjögren-Syndrom wird mit **künstlichem Speichel** und **Kortikoiden behandelt.**

Eine besondere Form einer **chronisch-sklerosierenden** Sialadenitis der Gl. submandibularis ist der sog. **Küttner-Tumor,** er beschreibt die verhärtete Drüse und ist immer gutartig, jedoch kann sich innerhalb des Tumors ein Karzinom verbergen.

7.4.1.2 Strahlensialadenitis

Ätiologie

Nach **Bestrahlungen** im Kopf-Hals-Bereich ab 15 Gy werden die Speicheldrüsen geschädigt, irreversibel ab ca. 40 Gy. Es kommt zunächst zu einer Mukositis mit Schleimhautschäden, später zu Schädigungen der Azinuszellen mit verminderter Speichelproduktion (Hyposialie) und Veränderungen in der Viskosität des Speichels.

Symptome

Die Patienten klagen v.a. über starke **Mundtrockenheit,** häufig leiden sie an **Pilzinfektionen** (Soor).

Therapie

Therapeutisch kommen **künstliche Speichelprodukte,** z.B. Glandosane®, zum Einsatz. Es helfen auch Mundspülungen mit Salbei (nicht mit Kamille [!], trocknet aus), oder gelegentliches Zerlaufenlassen von Butter im Mund. Bei Soor außerdem Gabe von Antimykotika, z.B. Ampho-Moronal®.

7.4.1.3 Sialolithiasis (Speichelsteine)

Ätiologie

Speichelsteine bilden sich zu 85 % in der Gl. submandibularis. Ursache ist eine **Viskositätszunahme des Speichels.** Es kommt zur Obstruktion des Ausführungsgangs durch Schleim, anschließend bildet sich durch Anlagerung von anorganischem Material ein Speichelstein.

Symptome

Typischerweise treten **Schmerzen beim Essen** und eine **Schwellung** der Drüse auf. Anfangs sind diese Symptome vorübergehend, später persistieren sie: Die Erkrankung ist dann in ein chronisches Stadium übergegangen.

Therapie

Zunächst versucht man, konservativ mit **Sialogoga** zu behandeln oder den Stein mit **ESWL** (extrakorporale Stoßwellenlithotripsie) zu zertrümmern. Der Stein kann auch durch Gangschlitzung **(Marsupialisation)** entfernt werden. Diese Maßnahmen schützen jedoch nicht vor Rezidiven, deshalb ist die **Exstirpation** der Drüse besonders bei bereits stark vernarbter Drüse der beste Weg.

7.4.1.4 Sialose (Sialadenose)

Eine Sialadenose ist eine **nichtentzündliche, schmerzlose, beidseitige Schwellung der Speicheldrüsen,** meist der Parotis. Man vermutet eine Fehlsteuerung des autonomen Nervensystems als Ursache. Die Sialose tritt bei **endokrinen Störungen** wie Diabetes mellitus, Hypothyreose, Funktionsstörungen der Nebenniere und im Klimakterium auf. Die Drüsenazini sind aufgrund Epithelhyperplasie vergrößert, in der Drüse findet sich vermehrt Fettgewebe. Folge der Veränderungen ist eine **verminderte Speichelproduktion.**

Therapie

Behandlung der Grunderkrankung.

> **Praxistipp**
>
> Bei den entzündlichen Erkrankungen der Speicheldrüsen ist ein vermehrter Speichelfluss sehr hilfreich; zur Vermehrung des Speichelflusses dienen z.B. saure Drops oder das Lutschen von Zitronenscheiben.

7.4.2 Sialome (Tumoren der Speicheldrüsen)

7.4.2.1 Gutartige Tumoren

Pleomorphes Adenom

Ätiologie

Das pleomorphe Adenom ist ein **Mischtumor,** d.h. es setzt sich aus unterschiedlichen Gewebearten (epithelial, knorpelartig) zusammen. Meist tritt es in der **Parotis** auf, gleichzeitig ist das Adenom der häufigste Tumor dieser Drüse. Eine maligne Entartung ist möglich (in ca. 3–5 % der Fälle).

Symptome

Auffallend ist meist lediglich eine schmerzlose, derbe Schwellung der Parotis (► Abb. 7.1). Die Anamnese geht oft über mehrere Jahre. Der **N. facialis** bleibt selbst bei großen Tumoren **unbeeinträchtigt.**

Diagnostik

Sonografie, Sialografie, Biopsie.

Therapie

Einzig mögliche Therapie ist die **Enukleation** des Tumors. Rezidive sind bei unzureichender Operation häufig. Um den N. facialis optimal zu schonen, wird die Operation zunehmend unter „nerve monitoring“ (► Kap. 7.2) durchgeführt.

> **Praxistipp**
>
> Liegt ein Tumor der Parotis vor, so muss immer eine Prüfung des N. facialis erfolgen, da eine Lähmung Hinweise auf einen malignen Prozess geben kann.

Zystadenolymphom (Warthin-Tumor)

Ätiologie

Der Tumor geht wahrscheinlich von **heterotopem Speicheldrüsengewebe** in parotisnahen Lymphknoten aus. Es ist ein gutartiger, abgekapselter Tumor, der aus mit Epithel ausgekleideten Zysten und

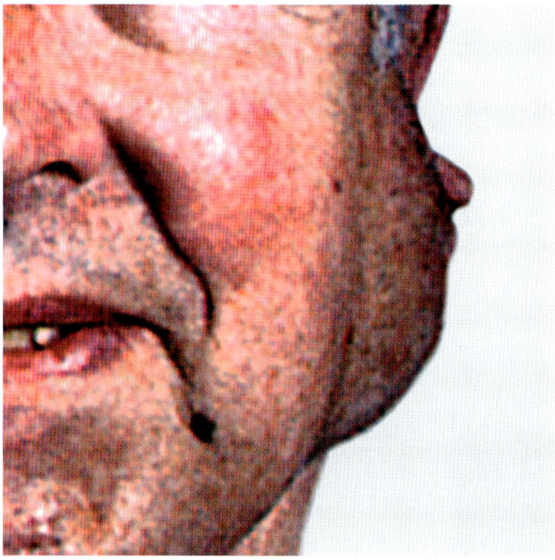

Abb. 7.1 Pleomorphes Adenom [E307]

lymphozytärem Gewebe aufgebaut ist. Er tritt meist im höheren Lebensalter auf. Häufigste Lokalisation ist die **Parotis,** Männer und Raucher sind häufiger betroffen.

Symptome
Meist einseitige, schmerzlose und verschiebliche Schwellung.

Diagnostik
Hinweise gibt die **Sonografie,** evtl. kann vorab eine Feinnadelpunktion durchgeführt werden; die endgültige Diagnose ist nur **histologisch** möglich.

Therapie
Exstirpation: Parotidektomie unter Erhalt des N. facialis bzw. Submandibulektomie.

Ranula („Fröschleingeschwulst")
Ätiologie
Es handelt sich um eine von der **Gl. sublingualis** ausgehende Schleimretentionszyste **(Mukozele).** Die Drüse besitzt neben einem Hauptausführungsgang mehrere kleine Ausführungsgänge. Einer oder mehrere dieser kleinen Gänge können obliterieren. Dadurch entsteht ein Sekretverhalt.

Symptome
Eine Größenzunahme der Zyste(n) kann im Laufe der Zeit zu Schluck- und Sprechstörungen führen. Am Mundboden findet sich neben der Mittellinie eine oder mehrere rundliche Schwellungen (▸ Abb. 7.2).

Therapie
Exstirpation der Ranula.

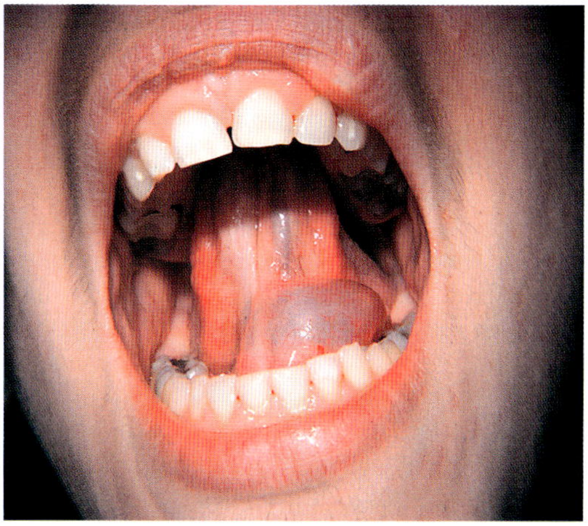

Abb. 7.2 Ranula [E421]

7.4.2.2 Bösartige Tumoren
Etwa 20–30 % aller Tumoren der Speicheldrüsen sind bösartig.
Symptome sind schnelles Wachstum, Schmerzen, Schwellung der Halslymphknoten und bei Parotistumor Fazialisparese.
Bei der **Untersuchung** zeigt sich eine derbe, evtl. knotige, schlecht verschiebliche Schwellung der betroffenen Drüse (▸ Abb. 7.3), u. U. mit Ulzeration.
Man unterscheidet folgende Formen des Speicheldrüsenkarzinoms:

- **Karzinom im pleomorphen Adenom:** Ein Karzinom entsteht meist nur in Adenomen, die schon mehrere Jahre bestehen. Etwa 3–5 % der pleomorphen Adenome entarten. Schon länger bestehende Adenome, die bisher nur kosmetisch störend waren, fangen plötzlich an zu wachsen und/oder es entsteht eine Fazialisparese (bei Infiltration des Tumors in den Nerv).
- **Undifferenziertes Karzinom:** macht etwa 25 % der bösartigen Tumoren der Speicheldrüsen aus. Es kann aus Leukoplakien in der Mundschleimhaut entstehen. Der Tumor wächst relativ rasch. Bei Befall der Parotis wird in den meisten Fällen der N. facialis infiltriert, sodass eine Fazialisparese resultiert.
- **Mukoepidermoidkarzinom:** Der Tumor entwickelt sich aus epidermoiden und mukösen Zellen. Der jeweilige Anteil bestimmt die Prognose: Tumoren mit überwiegend mukösem Anteil haben eine bessere Prognose. Die Wachstumsgeschwindigkeit hängt vom Malignitätsgrad ab: je niedriger er ist, desto langsamer wächst der Tu-

mor. Bei hohem Malignitätsgrad kommt es durch rasches Wachstum zu Schmerzen, bei Befall der Parotis zu Fazialisparese. Frühzeitig treten Lymphknotenmetastasen auf, auch Fernmetastasen kommen gehäuft vor.

- **Azinuszellkarzinom:** Meist ist die Parotis betroffen. Die Tumorzellen sehen aus wie Azinuszellen. Es gibt unterschiedlich differenzierte Karzinome. Nach der Differenzierung richtet sich die **Therapie:** Bei hoch differenzierten Tumoren ist eine laterale oder totale Parotidektomie (möglichst unter Erhalt des N. facialis) angezeigt. Hier wird nicht nachbestrahlt. Bei niedrig differenzierten Tumoren totale Parotidektomie mit Resektion des N. facialis. Sind bereits Lymphknotenmetastasen vorhanden, ist die Neck Dissection (► Kap. 6.4.4.4) angezeigt.
- **Adenokarzinom:** Dieses Karzinom geht vom Gangsystem der Speicheldrüsen aus. Es wächst papillär und produziert Schleim. Bei Befall der Parotis Infiltration des N. facialis. Häufig bestehen bei Stellung der Diagnose schon zervikale Lymphknotenmetastasen.
- **Adenoidzystisches Karzinom:** Dieser Tumor besteht aus drüsenartigen, zystischen Zellnestern. Er wächst in den kleinen Speicheldrüsen, am häufigsten am Gaumen. Mit absteigender Häufigkeit folgen die Gl. sublingualis, Gl. submandibularis und die Parotis. Das Karzinom wächst an Gefäßen und Nerven entlang, oft mit geringer Wachstumsgeschwindigkeit. In etwa ¼ der Fälle stellt sich (frühzeitig) eine Fazialisparese ein. Lymphknotenmetastasen und Femmetastasen kommen relativ häufig vor.
- **Plattenepithelkarzinom:** Es wächst sehr schnell und metastasiert sehr häufig. Ist die Parotis betroffen, besteht oft eine Fazialisparese.

Die Speicheldrüsenkarzinome werden nach der TNM-Klassifikation (► Tab. 7.1) eingeteilt.

Tab. 7.1 TNM-Klassifikation der Speicheldrüsenkarzinome

T1	Tumor ≤ 2 cm
T2	Tumor > 2 cm und < 4 cm, ohne Infiltration umgebender Gewebe
T3	Tumor > 4 cm und/oder Infiltration umgebender Gewebe
T4a	Tumor infiltriert Unterkiefer, äußeren Gehörgang, N. facialis, Haut
T4b	Tumor infiltriert Schädelbasis, Proc. pterygoideus oder umschließt die A. carotis interna
N0	Keine regionären Lymphknotenmetastasen
N1	Solitäre ipsilaterale LK-Metastase ≤ 3 cm
N2	Solitäre ipsilaterale LK-Metastase > 3 cm und > 6 cm oder bilaterale oder kontralaterale LK-Metastasen < 6 cm
N3	LK-Metastase > 6 cm
M0	Keine Fernmetastasen
M1	Fernmetastasen vorhanden

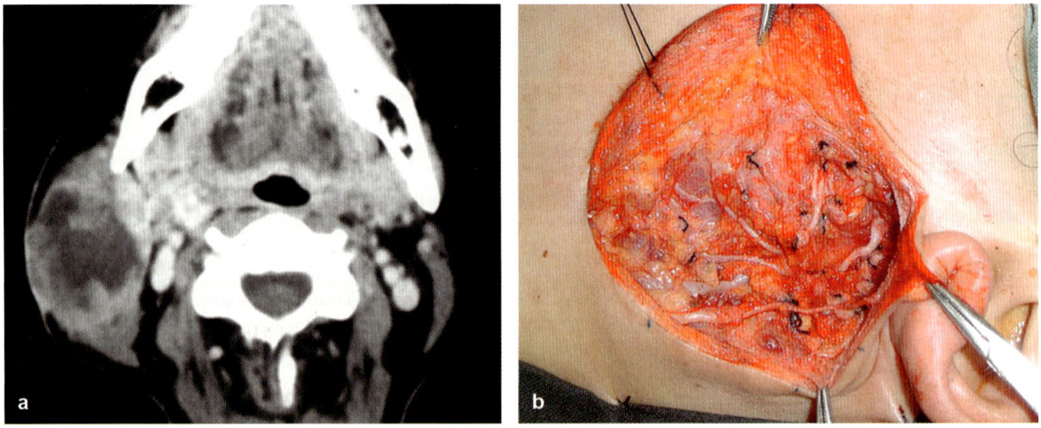

Abb. 7.3 Parotiskarzinom. a) Axiales CT der Parotisregion mit einem ausgedehnten Karzinom der Ohrspeicheldrüse [E871] b) Intraoperative Darstellung der Verzweigungen des N. facialis in der Parotis [E871]

Die Einteilung von Lymphknotenmetastasen erfolgt wie bei allen Kopf-Hals-Tumoren (▸ Tab. 6.1). Alle Formen des Speicheldrüsenkarzinoms müssen **radikal operiert** werden. Bei Befall der Gl. parotidea ist meist die radikale Operation mit Resektion des N. facialis erforderlich. Bei Lymphknotenmetastasen ist die **Neck Dissection** angezeigt. In den meisten Fällen muss nachbestrahlt werden.

Klinischer Fall

Ein 65-jähriger Patient kommt mit einer seit mehreren Monaten zunehmenden Schwellung der Ohrspeicheldrüse links in die Klinik. Zuletzt hatte er deutliche Schmerzen und seit 2 Tagen einen hängenden Mundwinkel. Bei der Untersuchung findet sich eine ca. 3 × 4 cm große derbe, nicht verschiebliche Schwellung der linken Parotis.

1. Welche diagnostischen Maßnahmen sind angezeigt?
2. Wie lautet die Diagnose?
3. Welche Therapie ist erforderlich?

Antwort: Im Ultraschall-B-Scan, lässt sich eine unscharf begrenzte Raumforderung nachweisen, dies bestätigt ebenso ein durchgeführtes MRT. Eine Probeexzision ergibt ein Adenokarzinom. Die Therapie besteht in einer radikalen Parotidektomie mit Fazialisresektion und -rekonstruktion.

7.4.3 Fazialisparesen

Traumatische Fazialisparese ▸ Kap. 1.5.2.4

7.4.3.1 Idiopathische Fazialisparese (Bell-Lähmung)

Ätiologie

Unbekannt. Diskutiert werden entzündliche, vaskuläre und konstitutionelle Ursachen.

Diagnostik und Prognose

Zur Topodiagnostik ▸ Kap. 1.3.8. Das **EMG** (Elektromyogramm) wird zur Beurteilung der Prognose herangezogen. Besteht ein Leitungsblock (Neurapraxie), so ist die Prognose gut, bei einer Axondegeneration (Axonotmesis) ist die Prognose eher schlecht.

Therapie

Glukokortikoide und krankengymnastische Übungen. Wichtig ist außerdem ein Korneaschutz bei fehlendem Lidschluss.

7.4.3.2 Fazialisparese bei Tumorerkrankungen und Ohrentzündungen

Ätiologie

- **Tumorerkrankungen:** Gutartige Tumoren, vor allem im Bereich der Parotis, aber auch im inneren Gehörgang, können den N. facialis komprimieren und so zu einer Lähmung führen. Bösartige Tumoren führen durch Infiltration des Nervs zur Lähmung.
- **Ohrerkrankungen:** Die Entzündung kann aufgrund der anatomischen Nähe auf den N. facialis übergreifen und damit eine Lähmung bedingen.

Diagnostik

▸ Kap. 1.3.8.

Therapie

- **Bei Tumorerkrankungen:** Entfernung des Tumors, ggf. chirurgische Rekonstruktion des Nervs (▸ Kap. 7.4.3.3), Krankengymnastik.
- **Bei Ohrerkrankungen:** Behandlung der Grunderkrankung und Krankengymnastik, ggf. chirurgische Rekonstruktion des Nervs (▸ Kap. 7.4.3.3).

7.4.3.3 Chirurgische Rekonstruktion des N. facialis

- Wurde der Nerv **ohne Substanzverlust** durchtrennt (meist traumatisch), so sollte möglichst innerhalb von 48 Stunden eine End-zu-End-Naht erfolgen.
- Bei Unterbrechung des Nervs **mit Substanzverlust** (meist nach Tumorresektion) kann man bei kurzstreckigen Verläufen ein **Nerveninterponat** einfügen (z. B. aus dem N. auricularis magnus). Bei längerstreckigem Verlauf ist die **Anastomose** mit einem anderen ipsilateralen Hirnnerv zu erwägen. Die am häufigsten verwendete Anastomose ist die **N. facialis-N. hypoglossus-Anastomose.** Hierbei wird das distale Fazialisende mit dem N. hypoglossus anastomosiert.

Christiane Koitschev

08

Stimm- und Sprech- bzw. Sprachstörungen

IMPP-Hits

Fragen zur Pädaudiologie und Phoniatrie wurden vom IMPP bislang nicht direkt gestellt. Es besteht jedoch eine enge inhaltliche Verzahnung insbesondere mit der Audiologie und Laryngologie, sodass sich auch in Bezug auf die Prüfungsfragen Überschneidungen ergeben.

8.1 Wegweiser

Die Phoniatrie ist seit 1993 ein eigenständiges Fachgebiet mit der Bezeichnung „Stimm-, Sprach- und kindliche Hörstörungen", früher: „Phoniatrie und Pädaudiologie". Die 5-jährige Weiterbildung schließt 2 Ausbildungsjahre in der HNO ein.

Sprachentwicklungsstörungen sind eine häufige Problematik des **Kindesalters** und können u. a. durch Hörstörungen entstehen. Ein Meilenstein in der Früherkennung kindlicher Hörstörungen ist das universelle Neugeborenen-Hörscreening, welches 2009 in der BRD flächendeckend eingeführt wurde. Zur Pädaudiologie siehe auch ► Kap. 1.6.5.

Im Unterschied zum Kindesalter resultieren erworbene Sprachstörungen bei **Erwachsenen** am häufigsten aus **zerebrovaskulären Ischämien.**

Stimmstörungen können organisch oder funktionell bedingt sein und gefährden insbesondere Menschen mit stimmintensiven Berufen.

8.2 Grundlagen der Sprachentwicklung und der Stimmentstehung

8.2.1 Normale und auffällige Sprachentwicklung

Der Spracherwerb vollzieht sich in mehreren Phasen und verläuft im Prinzip in allen Sprachen ähnlich (► Tab. 8.1). Neben den verschiedenen Phasen werden nach linguistischen Kriterien mehrere **Ebenen des Spracherwerbs** unterschieden:

- **phonetisch-phonologische** Ebene: Lautbildung/ Aussprache
- **morphologisch-syntaktische** Ebene: Grammatik
- **semantisch-lexikalische** Ebene: Wortschatz/ Sprachverständnis

Tab. 8.1 Phasen der physiologischen bzw. gestörten Sprachentwicklung

Alter	Physiologische Sprachentwicklung	Gestörte Sprachentwicklung
0–6 Monate	Erste Lallphase: vokal- und konsonantenähnliche Laute im hinteren Zungenbereich (Gurren)	
7–10 Monate	Zweite Lallphase: Silbenwiederholungen wie „dada, baba", zunehmend sprachähnliche Melodik, erstes Sprachverständnis	Kind wird zunehmend „still", keine Silbenketten: Unbedingt Hörvermögen überprüfen!
1 Jahr	Erste Wörter	
18 Monate	Spricht ca. 50 Worte, versteht einfache Aufforderungen	Spricht kein Wort
24 Monate	Erste Zwei-Wort-Sätze, Vokabular bis 300 Wörter, zunehmend auch Verben	Produktiver Wortschatz umfasst weniger als 50 Wörter, keine Zwei-Wort-Sätze („late talker")
36 Monate	Drei-Wort-Sätze mit korrekter Verb-Endstellung, zunehmender Gebrauch von Pronomina („ich", „du"), Präpositionen („auf", „in"), Frageworten („warum"?)	Spricht schlecht verständlich oder bildet keine Sätze; verwendet keine Artikel, Pluralformen oder Adjektive
48 Monate	Weitgehend korrekte Bildung von Haupt- und Nebensätzen, Plural- und Steigerungsformen. Lautbildung, insbes. Zischlaute, noch teilweise fehlerhaft	Sätze werden nicht korrekt gebildet, einfache Inhalte können nicht wiedergegeben werden
6 Jahre	Spricht vollkommen verständlich und inhaltlich komplex	

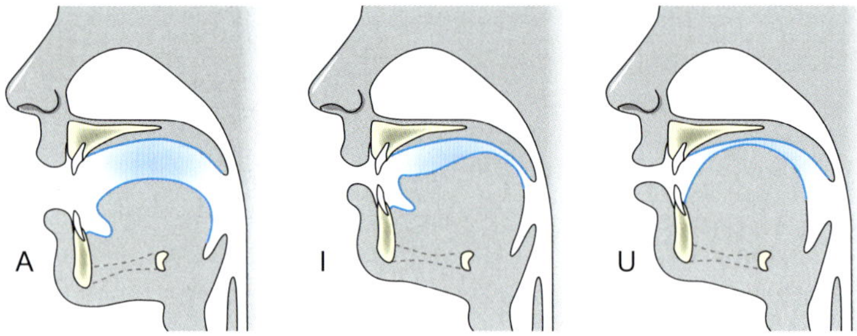

Abb. 8.1 Stellung der Artikulationsorgane Zunge, Lippen und Mund beim Sprechen der Vokale A, I und U [L157]

8.2.2 Physiologie der Stimmbildung (Phonation)

Die Stimme entsteht primär durch die Modulation des Luftstroms während der Ausatmung durch die Stimmlippenschwingungen. Die in Hertz angegebene **Grundfrequenz** dieser Schwingungen bestimmt die Höhe der Stimme (Männer: ca. 100 Hz, Frauen: ca. 200 Hz). Durch Variation von Spannung und Länge der Stimmlippen kann die Tonhöhe über einen Bereich von ca. 2 Oktaven variiert werden **(Stimmumfang).** Die Lautstärke wird durch den Anblasedruck bestimmt, den die Ausatemluft aus der Lunge auf die Stimmlippen ausübt **(Stimmdynamik).**

Der Raum oberhalb der Stimmlippen bis zur Mundöffnung wird als **Vokaltrakt** bezeichnet und bildet einen Resonator, der die für bestimmte Laute (Phoneme) charakteristischen Resonanzfrequenzen verstärkt. Diese Resonanzen werden als **Formanten** bezeichnet und bedingen insbesondere die Vokalerkennung (► Abb. 8.1)

8.3 Funktionsprüfungen

8.3.1 Stimmstatus

- **auditive Stimmbeurteilung:** Bewertung der Heiserkeit durch den Untersucher, Dokumenta-

tion z. B. im **RBH-System:** **R**auigkeit, **B**ehauchtheit, **H**eiserkeit (jeweils Schweregrade 0–3)
- **akustische Untersuchung:** Aufzeichnung eines gehaltenen Vokals und computergestützte Analyse von Frequenz- und Amplitudenschwankungen sowie Turbulenzgeräuschen („Heiserkeitsdiagramm")
- **Aerodynamik:** Bestimmung der maximalen Tonhaltedauer (normal 20–25 s, pathologisch Männer < 8 s, Frauen < 7 s)
- **Stimmumfangsprofil** („Stimmfeld"): computergestützte Erfassung des Tonhöhen- und Lautstärkeumfangs der Stimme
- **subjektive Selbsteinschätzung:** Erfassung der Beeinträchtigung mittels Fragebögen, z. B. dem „Voice Handicap Index" (VHI)

8.3.2 Stroboskopie

Bei der Laryngoskopie mit der 90-Grad-Optik werden die Stimmlippen zusätzlich mit Lichtblitzen beleuchtet, deren Frequenz über ein Mikrofon mit der Grundfrequenz der Stimme synchronisiert wird. Dadurch entsteht ein Zeitlupeneffekt, der eine präzise Beurteilung der mit bloßem Auge nicht sichtbaren **Schwingungen der Stimmlippen** erlaubt.

8.3.3 Elektromyografie (EMG)

Mithilfe von Nadelelektroden werden die **Aktionspotenziale** der inneren und äußeren **Kehlkopfmuskeln** abgeleitet. Diese Untersuchung ist besonders hilfreich für die prognostische Einschätzung von Stimmlippenlähmungen.

8.3.4 Sprech- und Sprachstatus

Bei der Sprachentwicklungsdiagnostik werden die verschiedenen Ebenen des Spracherwerbs (▸ Tab. 8.1) mithilfe altersgemäßer und normierter Testverfahren geprüft (Lautprüfbögen, Wortschatz- und Grammatiktests). Für Kleinkinder bis 2 Jahre eignen sich spezielle Elternfragebögen.

8.4 Klinik

8.4.1 Spezifische Sprachentwicklungsstörung

Umschriebene Störungen der Sprachentwicklung (= spezifische Sprachentwicklungsstörung) liegen dann vor, wenn keine sensorischen (Hörstörung!) oder neurologischen Defizite, keine Intelligenzminderungen oder schweren psychosozialen Ursachen nachweisbar sind. Ist das Sprachverständnis des Kindes altersgemäß, handelt es sich um eine **expressive Störung.** Ist zusätzlich das Sprachverständnis gestört, liegt eine **rezeptive Störung** vor. Auch die **phonologische Störung** zählt zu den Sprachentwicklungsstörungen: Einzelne oder mehrere Sprachlaute werden aufgrund einer Störung der zentralen Wahrnehmung/Verarbeitung nicht altersgemäß gebildet bzw. gebraucht. Phonologische Störungen sind v. a. bei Jungen häufig. Im Schulalter neigen die Kinder zur Entwicklung von Lese- und Rechtschreibstörungen (LRS).

Klinik

▸ Tab. 8.1.

Diagnostik

Anamnese, Hördiagnostik (▸ Kap. 1.3.4), differenzierte Erhebung des Sprachstatus, ggf. sprachfreier Intelligenztest, ggf. Lese-Rechtschreib-Diagnostik.

Therapie

Elternberatung und -schulung, logopädische Therapie ab 3. Lebensjahr möglich.

Praxistipp

Hörstörungen stellen eine häufige Ursache von Sprachentwicklungsstörungen dar und müssen immer ausgeschlossen werden. Da sie in jedem Alter entstehen können, ist ein unauffälliges Neugeborenen-Hörscreening in diesen Fällen ohne Bedeutung.

Klinischer Fall

Ein 2-jähriger Junge wird in der pädaudiologischen Ambulanz vorgestellt, weil er nur Einzelworte spreche. Er sei „verträumt" und reagiere oft nicht sofort auf Ansprache. Ansonsten sei das Kind gesund und altersgemäß entwickelt. Einfache Aufforderungen könne es korrekt ausführen. In den letzten Monaten habe er mehrfach Mittelohrentzündungen durchgemacht.

1. Welche Untersuchungen sind in diesem Fall erforderlich?
2. Welche therapeutischen Maßnahmen halten Sie für sinnvoll?

Antwort: Es handelt sich hierbei um eine häufige und typische Fragestellung aus der pädaudiologischen Sprechstunde. Als erste und wichtigste Untersuchung ist nach Durchführung der Ohrmikroskopie und der Spiegeldiagnostik eine Hörprüfung mit einer Kombination altersgemäßer subjektiver Messungen (Reaktions- oder Spielaudiometrie) und objektiver Verfahren (Tympanometrie, otoakustische Emissionen, ggf. BERA; ► Kap. 1.3.4.3) zu veranlassen. Im geschilderten Fall ergibt sich aus der Anamnese rezidivierender Mittelohrentzündungen der Verdacht auf beidseitige Mittelohrergüsse als Ursache einer Schallleitungsschwerhörigkeit. Typisch wären hier insbesondere flache Tympanogramme. Therapeutisch sind dann eine Ohrinspektion und Parazentese, ggf. Einlage von Paukenröhrchen, in Verbindung mit einer Nasenracheninspektion und Entfernung von Adenoiden als ambulanter Eingriff in Narkose indiziert. Die weitere Sprachentwicklung muss überwacht und ggf. durch eine logopädische Therapie unterstützt werden.

8.4.2 Sprechstörungen

8.4.2.1 Stammeln (Dyslalie)

Beim Stammeln liegt eine **fehlerhafte Artikulation** bei ungestörter Lautwahrnehmung vor (phonetische Störung). Man unterscheidet folgende Formen:

- **isolierte** Dyslalie: nur ein Laut wird fehlerhaft gebildet (z. B. Sigmatismus, „Lispeln")
- **partielle** Dyslalie: zwei bis drei Laute sind fehlerhaft, insgesamt verständliche Sprache
- **multiple** Dyslalie: mehr als drei Laute fehlerhaft, schlecht verständliche Sprache
- **universelle** Dyslalie: praktisch unverständliche Sprache

Innerhalb der ersten 4 Lebensjahre ist eine Dyslalie zumindest teilweise physiologisch. Ab dem 3.–4. Lebensjahr sollte eine phoniatrische oder logopädische Untersuchung erfolgen.

Die Therapie besteht in **logopädischer Übungsbehandlung.**

8.4.2.2 Stottern (Balbuties)

Beim Stottern ist der normale Redefluss gehemmt. Das Stottern beginnt immer im Kindesalter, am häufigsten im 3. und 4. Lebensjahr als sog. **Entwicklungsstottern.** Dieses kann spontan ausheilen oder in ein **manifestes tonisch-klonisches Stottern** übergehen. Neben den typischen Blockierungen (Toni) und Laut- oder Silbenwiederholungen (Kloni) treten zunehmend **Sekundärsymptome** (Mitbewegungen, Erröten etc.) auf.

Ätiologie

Die Ursache des Stotterns ist nicht abschließend geklärt.

Therapie

Die Therapie besteht bei Vorschulkindern i. d. R. zunächst in einer Schulung der Eltern. Für ältere Kinder und Erwachsene existieren unterschiedliche Therapieansätze, wie z. B. die Non-Avoidance-Therapie nach van Riper, bei der die Betroffenen zunächst dazu angeleitet werden, zu ihrem Stottern zu stehen und offensiv damit umzugehen.

8.4.2.3 Poltern

Dem Poltern liegt eine **Sprechschwäche** zugrunde, die dadurch charakterisiert ist, dass die Patienten schnell und undeutlich sprechen und Worte oder Silben auslassen. Im Gegensatz zum Stottern zeigen die Patienten kein Störungsbewusstsein. Entsprechend schwierig gestalten sich logopädische Therapieversuche.

8.4.3 Zentrale Sprach- bzw. Sprechstörungen

8.4.3.1 Aphasie

Unter einer Aphasie versteht man eine **erworbene Sprachstörung infolge einer Läsion des ZNS,** am häufigsten eines Hirninfarkts. Da die linke Hirnhälfte bei Rechtshändern, aber auch bei ca. der Hälfte der Linkshänder, im Hinblick auf die Sprache dominant ist, ist die Aphasie häufig ein Hinweis auf einen **Prozess in der linken Hemisphäre.** Es können die kortikalen Sprachzentren (u. a. Broca- und Wernicke-Region), aber auch subkortikale Strukturen wie Basalganglien und Thalamus betroffen sein.

Klinik

Je nach Schädigungsmuster sind das Sprachverständnis und die Sprachproduktion, aber auch die Schriftsprache in unterschiedlicher Weise gestört (z. B. motorische „Broca-Aphasie", sensorische „Wernicke-Aphasie", globale Aphasie).

Diagnostik

Der **Aachener Aphasie-Test** (AAT) ist der in Deutschland am häufigsten angewandte Test zur Erfassung und Verlaufsdokumentation einer Aphasie auf verschiedenen sprachlichen Ebenen.

Therapie

Neurologische Behandlung der Grunderkrankung. Frühzeitige und langfristige (bis 1 Jahr und länger) logopädische Therapie.

8.4.3.2 Dysarthrie/Dysarthrophonie

Die Dysarthrie ist eine Sprechstörung infolge einer neurologischen Erkrankung mit Schädigung des Gehirns oder der Hirnnerven. Es resultiert eine **motorische Koordinationsstörung der Sprechmuskulatur** und der Stimmgebung bei intakten Artikulations- und Atmungsorganen sowie intaktem Sprachwissen.

Ätiologie

Häufigste Ursachen sind der Morbus Parkinson und die multiple Sklerose, Hirninfarkte und -traumen, Erkrankungen des motorischen Neurons (amyotrophe Lateralsklerose, ALS) und des neuromuskulären Übergangs (Myasthenia gravis).

Klinik

Die Patienten sprechen je nach Ursache verwaschen, teilweise unverständlich, monoton, meist mit leiser, rauer Stimme.

Therapie

Logopädische Übungsbehandlung.

8.4.4 Stimmstörungen

Stimmstörungen resultieren aus einer organisch oder funktionell bedingten **Störung der Stimmgebung.** Eine Stimmstörung kann die Sprechstimme (**Dysphonie**) und/oder die Singstimme (**Dysodie**) betreffen. Organische Ursachen (▸ Kap. 4.4) können sekundäre funktionelle Störungen hervorrufen. Ebenso kann eine primär funktionelle Störung sekundäre organische Veränderungen auslösen. Infolge der Häufigkeit von stimmintensiven Berufen kommt den Stimmstörungen zunehmende klinische Bedeutung zu.

8.4.4.1 Funktionelle Stimmstörungen (Dysphonien)

Unterschieden werden hyper- und hypofunktionelle Dysphonien:

- Bei **hyperfunktionellen** Störungen ist der **Muskeltonus** bei der Stimmgebung **zu hoch.** Die Stimme klingt heiser und gepresst und ist wenig belastbar. Oft kommen Räusperzwang und Globusgefühl dazu. Hyperfunktionelle Störungen sind typisch für Sprechberufe. **Lupenlaryngoskopisch** finden sich gerötete Stimmlippen und einspringende Taschenfalten sowie stroboskopisch reduzierte Schwingungsbewegungen der Stimmlippen. Eine Knötchenbildung als sekundär-organischer Befund ist möglich.
- Bei **hypofunktionellen** Störungen ist die **Larynxmuskulatur schwach,** der Stimmlippenschluss ist unvollständig. Die Stimme ist kraftlos, verhaucht und klangarm. Hypofunktionelle Störungen treten häufig bei allgemeinen Schwächezuständen z. B. durch eine Tumorerkrankung auf, können aber auch infolge einer nur lokalen Kehlkopfschwäche entstehen.

Therapie

Funktionelle Stimmstörungen werden **logopädisch** behandelt. Häufig ist zusätzlich eine Veränderung der Lebensführung oder der beruflichen Stimmbelastung erforderlich.

8.4.4.2 Psychogene Dysphonie/Aphonie

Ist die Stimmstörung überwiegend psychisch verursacht, liegt eine psychogene Dysphonie bzw. Aphonie vor. Frauen sind vorwiegend betroffen. In Zusammenhang mit einer starken psychischen Belastung kann es zu einer plötzlich einsetzenden völligen Stimmlosigkeit (Aphonie) kommen. **Lupenlaryngoskopisch** findet sich ein reizloser Kehlkopf mit aufgehobener Adduktionsbewegung der Stimmlippen beim Phonationsversuch.

Therapie

Sofortige Einleitung einer **logopädischen** Übungsbehandlung, ggf. **Psychotherapie.**

Praxistipp

Patienten mit psychogener Aphonie können sich stimmhaft räuspern bzw. husten. Dies ermöglicht die klinische Abgrenzung gegenüber Stimmlippenparesen und kann auch therapeutisch eingesetzt werden.

8.4.4.3 Mutationsstörungen

In der **Pubertät** sinkt die Stimme durch die Verlängerung der Stimmlippen infolge des Kehlkopfwachstums bei Jungen um ca. eine Oktave, bei Mädchen um ca. eine Terz ab (Mutation).

Mutationsstörungen können infolge endokriner Störungen z. B. als vorzeitiger (Mutatio praecox) oder verspäteter (Mutatio tarda) Stimmwechsel auftreten (s. Lehrbücher der Pädiatrie).

Häufiger sind sie jedoch funktionell bzw. psychisch bedingt und betreffen ganz überwiegend Jungen. Wird der neue, tiefe Stimmklang und die damit verbundene männliche Rolle abgelehnt, kann sich eine **Mutationsfistelstimme** (Phonation im Fal-

sett) ausbilden. Bei übertriebener Aneignung der neuen Stimmlage kann im Gegenzug ein **Mutationsbass** entstehen.
Lupenlaryngoskopisch finden sich gerötete Stimmlippen mit dorsaler Schlussinsuffizienz (**Mutationsdreieck**).

Therapie
Logopädische Übungsbehandlung, ggf. endokrinologische Diagnostik und Therapie.

8.4.4.4 Näseln

- **Rhinophonia clausa (geschlossenes Näseln):** Ursache ist die mechanische Verlegung des Nasopharynx und/oder der Nase. Es besteht meist eine Mundatmung. Die **Therapie** besteht in der Beseitigung der ursächlichen Obstruktion (z. B. Adenotomie).
- **Rhinophonia aperta (offenes Näseln):** Die häufigste organische Ursache stellen angeborene Gaumenspalten dar, weiterhin kommen ursächlich Gaumensegelparesen in Betracht. Funktionell bedingt findet sich ein offenes Näseln nicht selten im Sinne einer „Schonhaltung" des Velums nach Tonsillektomie sowie bei hochgradig schwerhörigen Patienten. Die Stimme klingt hallend mit stark nasaler Resonanz. Die **Therapie** richtet sich nach der Ursache, häufig ist ergänzend zu operativen Maßnahmen eine logopädische Therapie erforderlich.

Annette Limberger

Begutachtung

09

IMPP-Hits

Das IMPP hat in der Vergangenheit nach der Lärmschwerhörigkeit (▶ Kap. 9.2) gefragt.

9.1 Wegweiser

Die Begutachtung ist Teil des Sozialrechts, greift jedoch auf wissenschaftliche Methoden und Erkenntnisse zurück. Dementsprechend muss ein Gutachter über ein hohes Maß an Sachkenntnis und Urteilsvermögen gepaart mit viel Erfahrung verfügen. Darüber hinaus muss er neutral und unabhängig sein.

9.2 Hörschäden

Die häufigste anerkannte Berufskrankheit ist die **Lärmschwerhörigkeit (Nr. 2301),** wobei Lärmschäden auch immer häufiger durch Freizeitlärm entstehen (Spielzeug, Walkman bzw. MP3-Player, Disco etc.). Damit eine Schwerhörigkeit als Berufskrankheit anerkannt werden kann, muss der Bewertungslärmpegel gemessen und dokumentiert werden. Außerdem muss festgehalten werden, ob der Betroffene sein Gehör adäquat geschützt hat.

Der **Lärmpegel** wird gemäß den Richtlinien mit einem sog. **A-Filter** bewertet, d. h. der Filter ist der Empfindlichkeit des menschlichen Ohrs an der Hörschwelle nachempfunden. Ermittelt wird ein sog. **äquivalenter Lärmexpositionspegel,** der auf einen 8-stündigen Arbeitstag bezogen ist.

Der Schaden, der dem Betroffenen entsteht, wird nach der **Minderung der Erwerbstätigkeit (MdE in %)** ermessen. ▶ Tab. 9.1 zeigt Richtlinien für Hörschäden.

Tab. 9.1 MdE-Richtlinien bei Lärmschwerhörigkeit

Grad der Schwerhörigkeit	Hörverlust (%)	MdE einseitig (%)	MdE beidseitig (%)
geringgradig	20–40	0	15
mittelgradig	40–60	10	30
hochgradig	60–80	10	50
an Taubheit grenzend	80–95	15	70
Taubheit	100	20	80

9.3 Schäden der Nase

Der **Verlust des Geruchssinns** wird mit einer MdE von **15 %** bewertet. Wenn der Betroffene beruflich besonders auf seinen Geruchssinn angewiesen ist, z. B. Köche, Chemiker, Weinprüfer, steigt der Wert auf **20 %.** Hierbei kann der Verlust des Geruchssinns auch zur Berufsunfähigkeit führen.

Eine **Stinknase (Ozaena)** kann mit einer MdE von **20–40 %** bewertet werden. Der **Verlust** der Nase wird mit einer MdE von **50 %** bewertet.

9.4 Schäden am Kehlkopf

Der **Kehlkopfverlust** führt zu einer MdE von **100 %** in den ersten 5 Jahren nach Laryngektomie. Tritt nach 5 Jahren kein Rezidiv auf, ist die MdE

nach der entsprechenden Funktionsstörung einzuschätzen.
Heiserkeit sowie eine **einseitige Rekurrensparese** werden mit einer MdE von **0–50 %** je nach Funktionsstörung bewertet.

Assen Koitschev

10 Notfälle und Erstmaßnahmen

IMPP-Hits

Das IMPP fragt nach akuten Erkrankungen im HNO-Bereich und deren notfallmäßiger Behandlung. Zu beachten sind die Epistaxis (▸ Kap. 10.2), die Nachblutung nach Tonsillektomie (▸ Kap. 10.3) und die akute Atemnot durch Obstruktion der oberen Atemwege (Nottracheotomie, Koniotomie; ▸ Kap. 10.4).

10.1 Wegweiser

Notfälle im HNO-Bereich kommen am häufigsten in Form von Blutungen, akuter Obstruktion der oberen Atemwege mit Luftnot oder der Speisewege mit Schluckunfähigkeit, akuter Schmerzzustände (z.B. Mittelohrentzündung) und akuter Ausfälle des Hör- und Gleichgewichtssinns (Hörsturz) vor.

10.2 Nasenbluten (Epistaxis)

Merke

Regeln der **Notfallbehandlung bei Epistaxis:**
- Patienten beruhigen
- Blutaspiration (-ingestion) vermeiden – Kopf vorbeugen
- Blutungsquelle (-seite) identifizieren – abschwellende Nasentropfen
- Blutung durch Koagulation oder Kompression (Tamponade) stoppen
- Komorbiditäten (arterielle Hypertonie, Antikoagulanzien) beachten

In der Hals-Nasen-Ohrenheilkunde ist das Nasenbluten der häufigste Notfall überhaupt. Zur Gefäßversorgung der Nase ▸ Kap. 2.2.1. Die häufigste Quelle ist das vordere Septum (Locus Kiesselbachii). Zur Behandlung der Epistaxis ▸ Kap. 2.4.2.

10.3 Blutung nach Tonsillektomie

Die Entfernung der Gaumenmandeln (Tonsillektomie, ▸ Kap. 3.4.5.2) ist einer der häufigsten operativen Eingriffe überhaupt. Die resultierende Wundfläche bildet zunächst einen Fibrinbelag und wird im Laufe von 2–3 Wochen nach der OP neu epithelialisiert. Während der Abheilung kommt es zur **Abstoßung der Fibrinbeläge**, wobei Gefäße plötzlich wieder bluten können. Statistisch sind solche Nachblutungen am 1.–2. und noch häufiger am 5.–8. Tag nach der OP in bis zu 7 % der Fälle zu erwarten.

Die Blutversorgung der Gaumentonsillen erfolgt durch Äste der A. carotis externa, wobei eine sehr starke Variabilität und Vernetzung der Gefäße

vorliegt. Daher ist die **Lokalisation** der Blutungsquelle häufig problematisch und sollte im Zweifel in Narkose erfolgen. Der blutende Gefäßstumpf muss koaguliert oder unterbunden werden.
Die Patienten müssen auch bei einer leichten Blutung **zwingend stationär** eingewiesen und überwacht werden. Es besteht akute Lebensgefahr durch Aspiration von Blut, sodass ein Notarzt gerufen werden sollte!

Merke

Die größte Gefahr bei einer massiven Nachblutung nach Tonsillektomie ist die Aspiration von eigenem Blut!

Lerntipp

Es gibt zwei **Häufigkeitsgipfel** für die Nachblutung nach Tonsillektomie, die vom IMPP auch schon gefragt wurden. Ein erster Häufigkeitsgipfel besteht am Tag der Operation, bereits am 1. postoperativen Tag sinkt die Wahrscheinlichkeit für eine Nachblutung zunächst, um dann am 5.–8. postoperativen Tag einen zweiten Häufigkeitsgipfel zu erreichen.

10.4 Akute Atemwegsobstruktion

Eine akute Verlegung der oberen Atemwege kann infolge von allergischen Reaktionen, Entzündungen, Traumata, Fremdkörperaspiration oder Blutungen eintreten. In Abhängigkeit von der Ursache müssen die Methoden der Atemwegssicherung gewählt werden. Diese reichen von Medikamenten (z. B. Kortikoide bei anaphylaktischen Reaktionen) über die Intubation bis hin zur Koniotomie bzw. Nottracheotomie (▸ Kap. 4.4.4.1).
Eine Besonderheit stellt die **Luftnot** bei **bereits tracheotomierten** Patienten dar. Bei **Kanülenträgern** kann die Atemnot durch eingedicktes Sekret mit Borkenbildung verursacht sein. Diese Atemhindernisse müssen durch Absaugung beseitigt werden, und die Kanüle muss gereinigt werden. Bei unklaren Situationen muss notfallmäßig eine flexible Tracheo-Bronchoskopie zur Kontrolle der korrekten Kanülenlage vorgenommen werden.

10.5 Fremdkörperaspiration und -ingestion

Fremdkörper können sowohl in die Luft- als auch in die Speisewege gelangen.
Gelangt ein Fremdkörper in die **Luftwege,** so kommt es zu Symptomen wie **Hustenreiz, Atemnot** und **Stridor.** Eine Atelektase des betroffenen Lungenabschnitts kann die Folge sein. Bei Kindern im Alter von 1–4 Jahren handelt es sich bei dem Fremdkörper häufig um Erdnüsse. Eine Aspiration in die rechte Lunge ist häufiger als in die linke Lunge (der rechte Hauptbronchus verläuft steiler). Als Notfallmaßnahme kann der **Heimlich-Handgriff** ausgeführt werden. Falls dies ohne Erfolg bleibt, wird der Fremdkörper mit einem starren (vorzugsweise) oder flexiblen Endoskop entfernt (▸ Kap. 4.4.4.3).
Wird ein Fremdkörper geschluckt, sind die Symptome häufig unspezifisch. Es können **Schluckbeschwerden,** Fremdkörpergefühl und evtl. **Schmerzen** bis zur völligen **Schluckunfähigkeit** (Speicheln) auftreten. Deutliche Symptome sind nur bei im Ösophagus **feststeckenden** Fremdkörpern zu erwarten. Eine konventionelle Röntgenaufnahme des Thorax und des Abdomens kann bei metallischen Fremdkörpern Aufklärung bringen. Je nach Art und Lokalisation des Fremdkörpers kann abgewartet werden oder notfallmäßig die Bergung mittels Endoskopie indiziert sein (▸ Kap. 5.4.1).

10.6 Fremdkörper in der Nase und im Gehörgang

Diese kommen am häufigsten bei Kindern (Spielzeugteile, Perlen) und behinderten Patienten, seltener bei Erwachsenen (z. B. Holz- und Metallsplitter bei Arbeitsunfällen) vor.
Fremdkörper in der **Nase:** Im Kindesalter ist die Anamnese häufig unklar. Eine einseitige eitrige Sekretion und Obstruktion der Nasenatmung ist daher bei Kindern suspekt und unbedingt endoskopisch, ggf. in Narkose, abzuklären. Bleibt der Fremdkörper in der Nase lange unentdeckt, kann er durch Ablagerung von Kalksalzen „versteinern". Er wird zum **Rhinolithen.**
Fremdkörper im **Ohr** werden durch **(Mikro-)Otoskopie** direkt entdeckt und entfernt. Dabei sollte ein Häkchen verwendet werden, um möglichst hinter den Fremdkörper zu gelangen und ihn nach

außen zu ziehen. Greifende Instrumente (z. B. Pinzetten) schieben im ungünstigen Fall den Fremdkörper tiefer und können eine Trommelfellperforation verursachen. Dieses Vorgehen gilt auch für die Nase.

10.7 Verätzungen und Verbrühungen der oberen Speisewege

Symptome und Therapie wurden bereits in ▸ Kap. 5.4.2 sowie in ▸ Kap. 3.4.2.1 behandelt.
Erstmaßnahmen: Kortison i. v., ggf. Intubation. Einweisung (ggf. mit Notarzt) in eine Klinik!

10.8 Akute sensorische Hörminderung (Hörsturz)

Ätiologie

Beim Hörsturz handelt es sich um eine **plötzlich auftretende, ausschließlich einseitige Schallempfindungsschwerhörigkeit ohne erkennbare Ursache.** Pathophysiologisch wird als Ursache eine Mikrozirkulationsstörung durch Gefäßspasmen und eine daraus resultierende Schädigung des Innenohrs durch freie Radikale oder andere schädliche Stoffwechselprodukte vermutet.

Symptome

Das Ausmaß variiert von einer diskreten Hörminderung (mehr als 20 dB über wenige Testfrequenzen) über mittelgradigem Hörverlust bis zur Ertaubung. Ohrgeräusche, Druckgefühl im Ohr, aber auch Schwindel können begleitend auftreten.

Diagnostik

Tonschwellenaudiogramm (▸ Kap. 1.3.4.3), ggf. Schwindeldiagnostik (▸ Kap. 1.3.5).

Differenzialdiagnose

Akustikusneurinom, Morbus Ménière, Ruptur der Rundfenstermembran.

Therapie

Der Hörsturz ist ein **Notfall.** Eine **stationäre Behandlung** ist jedoch nur dann indiziert, wenn es sich um eine **plötzliche vollständige Ertaubung** auf einem Ohr handelt, oder wenn bereits eine Schwerhörigkeit oder Taubheit des Gegenohrs besteht, weiterhin bei starkem Schwindel. Die aktuellen Leitlinien der HNO-Gesellschaft empfehlen aufgrund der fehlenden Erkenntnisse zur Pathogenese des Hörsturzes lediglich unspezifische Therapieansätze:

- **rheologische Therapie** (u. a. Hämodilution, Volumeneffekt, Verbesserung der Fluidität, Senkung der Plasmaviskosität/Fibrinogen)
- **Glukokortikoide** (oral und i. v.)

Bei einer plötzlichen Ertaubung ist die lokale Gabe von **kortikoidhaltigem Gel in das Mittelohr** ein vielversprechender neuer Ansatz, um durch Passage über die **Membran des runden Fensters** eine höhere Konzentration des Medikaments im Innenohr zu erreichen.

10.9 Akuter otogener Schwindel

Ätiologie

Es handelt sich um eine plötzliche und andauernde Gleichgewichtsstörung in der Regel als Drehschwindel. Dieser tritt typischerweise im Rahmen eines **Morbus Ménière** (Ménière-Anfall; ▸ Kap. 1.6.8.3) oder einer **Neuropathia vestibularis** (▸ Kap. 1.6.8.2) auf.
Eine genaue Ursache ist nicht bekannt. Ähnlich wie beim Hörsturz wird eine Mikrozirkulationsstörung vermutet. Es ist von zentraler Bedeutung, einen otogenen Schwindel von anderen Schwindelzuständen (neurologisch/kardiovaskulär) abzugrenzen.

Symptome

Symptome sind ein plötzlich auftretender, heftiger Drehschwindel mit Fallneigung, z. T. Übelkeit und Erbrechen. Das Hörvermögen ist meistens nicht beeinträchtigt. Ein horizontaler **Spontan- oder Provokationsnystagmus** (▸ Kap. 1.3.5.3) ist für die Diagnose eines akuten otogenen Schwindels obligat.

Diagnostik

Vestibularisdiagnostik (▸ Kap. 1.3.5), Tonschwellenaudiometrie (▸ Kap. 1.3.4.3), Bildgebung (CCT und MRT).

Therapie

Die **Akuttherapie** otogener Schwindelzustände ist symptomatisch:

- Bettruhe
- Atropin oder Scopolamin
- Antiemetika, z. B. Dimenhydrinat
- Sedativa, z. B. Diazepam
- Glukokortikoide i. v.

10.10 Akute Otitis

Akute **Ohrenschmerzen** gehören zu den häufigsten Nofällen in der HNO-ärztlichen Praxis. Im Kindesalter ist fast immer eine **akute Mittelohrentzündung** zu finden (► Kap. 1.5.4). Dagegen ist bei Erwachsenen bzw. während der Badesaison eher eine **Otitis externa** (► Kap. 1.4.3.2) zu vermuten. Besonders starke Schmerzen und eine blutige Otorrhö verursachen eine **„Grippe"-Otitis** (Myringitis bullosa haemorrhagica), die viral bedingt ist (► Kap. 1.5.4.1). Hierbei ist zu Beginn häufig die Pauke noch belüftet.

Die notfallmäßige **analgetische Behandlung** (Ibuprofen, Paracetamol) steht in jedem Fall im Vordergrund. Bei Otitis media wird die systemische Antibiotikagabe in Abhängigkeit vom klinischen Gesamtbild indiziert. Bei der Otitis externa ist die topische Therapie mit antibiotikahaltigem Salbenstreifen im Gehörgang die Therapie der Wahl, die in der Regel jedoch nur vom HNO-Arzt angeboten werden kann.

Register

L

M